津沽伤科推拿

王金贵 ◎ 主编

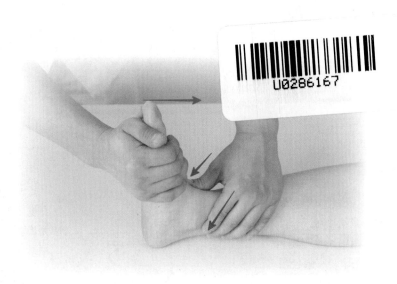

中国健康传媒集团

中国医药科技出版社

内 容 提 要

　　本书共6章，依次介绍了津沽伤科推拿流派的传承、特点、常用部位、常用手法、注意事项、临床应用等，具有一定的学术价值和实用价值。全书图文并茂，并配有部分操作视频，以二维码的形式附于正文相应位置，适合广大中医临床工作者阅读参考。

图书在版编目（CIP）数据

津沽伤科推拿 / 王金贵主编 . — 北京：中国医药科技出版社，2022.5
ISBN 978-7-5214-3152-0

Ⅰ . ①津… 　Ⅱ . ①王… 　Ⅲ . ①中医伤科学—推拿 　Ⅳ . ① R274

中国版本图书馆 CIP 数据核字（2022）第 069230 号

美术编辑 　陈君杞
版式设计 　也　在

出版　**中国健康传媒集团**｜中国医药科技出版社
地址　北京市海淀区文慧园北路甲 22 号
邮编　100082
电话　发行：010-62227427　邮购：010-62236938
网址　www.cmstp.com
规格　787×1092mm $\frac{1}{16}$
印张　13
字数　303 千字
版次　2022 年 5 月第 1 版
印次　2022 年 5 月第 1 次印刷
印刷　三河市万龙印装有限公司
经销　全国各地新华书店
书号　ISBN 978-7-5214-3152-0
定价　**59.00 元**

获取新书信息、投稿、
为图书纠错，请扫码
联系我们。

《《《 编委会 》》》

序

在本书即将付梓出版之际，受金贵之托，在"津沽推拿"系列著作中，再次作序。之前出版的《王金贵津沽脏腑推拿心法》内容精湛，引人入胜，紧扣临床又接地气，把中医学理论的博大精深、理法方药的科学配伍，全都融入到了脏腑推拿的血液里。金贵教授的传承创新精神，使我欣慰感动，昔日破土而出的树苗，已经成长为耸立高直的望天树，树根扎实，树冠丰茂。

津沽是天津的别称，作为近现代中国北方最大的沿海开放城市，这片人杰地灵的土地造就和孕育了一批近代具有深远影响的中医名家，积淀了深厚的中医文化底蕴。近代中医大家张锡纯、施今墨均在天津留下了足迹，这种医学文化汇聚效应，也吸引了大批的推拿名家，为津沽伤科推拿的形成奠定了基础。20世纪50年代初，京、津、冀一批知名的中医名家，胸怀"弘扬中医，报效祖国，为天地立心，为生民立命"的坚定信念，聚集在渤海之滨的津城，扛起了振兴天津中医的鸿鹄使命，建成了天津历史上第一所具有现代意义的中医院天津中医药大学第一附属医院。

我于1983年担任天津中医药大学第一附属医院院长，乘改革开放之春风，科技兴院。医院多年来的发展战略是坚持中医药特色，坚持中西医并重；发挥中医优势，突出针推特色，努力建成国内一流现代化中医医学中心。推拿学科伴随着医院的成长壮大，已经走在国内前沿，并走向国际，这与我们医院推拿人的努力密不可分。

今天，《津沽伤科推拿》书稿摆在我的面前，细翻细读，脑海中不禁浮现津沽伤科推拿全貌。读此书不仅能够领略津沽伤科推拿名家风采和高超的手法技艺，更可窥探津沽伤科推拿的理论方法体系，探寻其中医手法临床应用的真谛。

金贵作为我的学生，有强烈的事业心，不懈的探索钻研精神，深刻独到的见解，精湛的医疗技术，丰硕的科研成果，以及对求医患者的高度负责态度。本书的完稿，他付出了巨大的心血。本书集纳了诸多医学临床经验、真知灼见，集中反映了金贵和他的同仁们共同取得的成果，这对于中医学界尤其是推拿界无疑是一件喜事，对于众多的求医患者也是一个福音。"纸上得来终觉浅，绝知此事要躬行"。希望读者深明其理，勤于磨炼，付诸实践，终有成就。

我以此序，表达对他工作由衷的赞许。

石学敏

2021年9月

前言

　　伤科推拿流派在传统中医学的历史长河中历久不衰，疗效显著。新中国成立后，国家大力扶持中医，使伤科推拿这一特色技术得以保留并继续发扬光大。目前，伤科推拿的传承主要是口耳相传、师承亲授的师徒传授模式，与武术师徒传承有相似之处，这种传统模式使许多伤科推拿名医的手法技能得以代代相传，流传至今。但这种模式存在诸多弊端，一是不能使伤科推拿从业者很好地掌握技能要领，医源性损伤时有发生，造成部分患者对伤科推拿认知的误解，长远来看不利于中医伤科推拿的发展；二是口传心授的技法传承多注重技能操作，缺乏中医学理论指导下的学术思想传承和中医思维模式运用。失去了灵魂的推拿人只能称为匠人，为了改变这一局面，我们在总结老一辈专家经验的同时，汲取古代文献精华，秉承"学古不泥古，发展不离宗"的理念，将流传于华北地区的伤科推拿疗法进行系统的整合与提炼，著成此书，以飨读者。

　　"术由道出，以道论术"，津沽伤科推拿离不开中医传统理论的指导，本书将这一思想贯穿始终，从理论上溯源究本，所选技能效如桴鼓。全书共6章，从津沽伤科推拿的流派传承、理论、手法到临床应用分别做了详细深入的介绍。第一章主要介绍了伤科推拿的发展历史、津沽伤科推拿名家经验以及津沽伤科推拿流派的形成；第二章主要介绍了津沽伤科推拿的流派特点，包括时相性辨证分期的形成、经筋理论以及松筋易骨推拿法的理论基础、手法特点及临床应用；第三章主要介绍了津沽伤科推拿常用的施术部位，包括十二经筋、筋结及常用穴位；第四章介绍了津沽伤科推拿的四大特色手法，包括活络类、舒筋类、理筋类、整复类；第五章结合津沽伤科推拿的历史发展，讲述推拿的适应证和禁忌证；第六章讲述津沽伤科推拿的临床应用，主要介绍了项痹病、腰痛病、肢体痹证三大类别17种肌骨关节疾患的临床诊治思路。本书根据著者日常教学授课及各种讲座的笔记录音整理提炼而成，意在帮助广大医疗工作者以及医学爱好者更好地理解应用推拿技术，使津沽伤科推拿的理论在临床中更好地推广，为广大患者造福。

　　在中医学蓬勃发展的今天，"津沽推拿"的重要分支——津沽伤科推拿，以其浓厚的历史传承背景、完善的理论方法体系、系统的手法操作技巧、丰富的治疗经验、良好的临床疗效，赢得了社会及学术界认可与推崇，在全国各地开花结果。

王金贵

2021 年 8 月

目录

第一章　津沽伤科推拿的流派传承··· 1

第一节　伤科推拿的发展历史 ··· 2

一、伤科推拿的萌芽 ··· 2

二、伤科推拿理论初成 ··· 2

三、伤科推拿第一次繁荣 ··· 3

四、伤科推拿困境中求发展 ··· 4

五、伤科推拿学术争鸣 ··· 4

六、伤科推拿民间发展 ··· 6

七、伤科推拿第二次繁荣 ··· 6

第二节　津沽伤科推拿名家 ··· 7

一、叶希贤 ··· 8

二、李墨林 ··· 10

三、胡秀章 ··· 12

四、陈志华 ··· 14

五、王文义 ··· 16

第三节　津沽伤科推拿守正与创新 ··· 17

一、津沽伤科推拿应用经筋的由来 ··· 17

二、津沽伤科推拿正骨手法的完善 ··· 18

第二章　津沽伤科推拿的流派特点··· 21

第一节　伤科疾病的辨证观 ··· 22

一、溯病之源，审证求因 ··· 22

　　二、谨守病机，各司其属 ···24

　　三、辨病之趋，寻病之势 ···28

第二节　"时相性辨证 - 分期论治"的形成 ·······················29

　　一、伤科疾病的时空概念 ···29

　　二、卫气营血辨证的启示 ···31

　　三、"时相性辨证 - 分期论治"理论体系 ·······················33

第三节　津沽伤科之经筋理论 ···38

　　一、经筋理论的起源与发展 ···39

　　二、经筋的功能 ···39

　　三、经筋的循行分布 ···40

　　四、经筋的循行特点 ···41

　　五、经筋之为病 ···41

　　六、津沽伤科推拿对"筋结"的认识 ·······················42

第四节　津沽伤科之"松筋易骨"推拿法 ·······················44

　　一、"松筋易骨"推拿法形成的理论基础 ·······················44

　　二、"松筋易骨"推拿法的手法特点 ·······················45

　　三、"松筋易骨"推拿法在伤科疾病中的应用 ·······················48

第三章　津沽伤科推拿的部位撷英 ···51

第一节　十二经筋 ···52

　　足三阳经筋 ···52

　　足三阴经筋 ···56

　　手三阳经筋 ···59

　　手三阴经筋 ···62

第二节　筋结 ···63

　　解溪结 ···64

　　太溪结 ···65

　　照海结 ···66

　　丰隆结 ···67

　　承山结 ···68

　　足三里结 ···69

风市结 ·· 70

血海结 ·· 72

伏兔结 ·· 73

环跳结 ·· 74

气冲结 ·· 75

阳谷结 ·· 76

阳溪结 ·· 77

神门结 ·· 78

小海结 ·· 80

中府结 ·· 81

极泉结 ·· 82

缺盆结 ·· 84

肩井结 ·· 85

天鼎结 ·· 86

第三节　其他穴位 ··· 87

委中穴 ·· 87

冲门穴 ·· 89

急脉穴 ·· 90

合谷穴 ·· 91

列缺穴 ·· 92

太渊穴 ·· 93

曲池穴 ·· 94

云门穴 ·· 95

风池穴 ·· 95

附分穴 ·· 96

魄户穴 ·· 97

膏肓穴 ·· 98

第四章　津沽伤科推拿的手法荟萃 ······················· 101

第一节　活络类手法 ··· 102

筋穴捏按法 ·· 102

经筋推擦法 ·· 103

第二节　舒筋类手法 ·· 105

　　舒踝筋 ··· 105

　　舒膝筋 ··· 106

　　舒髋筋 ··· 107

　　舒腕筋 ··· 108

　　舒肘筋 ··· 109

　　舒肩筋 ··· 110

第三节　理筋类手法 ·· 112

　　经筋拨法 ·· 112

　　经筋推按法（小旋推按法、大旋推按法） ············· 112

　　经筋旋卷法 ·· 114

第四节　整复类手法 ·· 115

　　分按法 ·· 115

　　封腰法 ·· 116

　　搬按法 ·· 117

　　斜扳法 ·· 118

　　搋迭法 ·· 118

　　起伏法 ·· 119

　　引腰法 ·· 120

　　拔伸旋转法 ·· 120

　　摇臂法 ·· 121

　　运肩法 ·· 122

　　大旋法 ·· 122

　　双牵法 ·· 123

　　和络法 ·· 124

第五章　津沽伤科推拿的应用注意 ······························ 127

第一节　适应证与禁忌证 ·· 128

第二节　伤科推拿操作的注意事项 ································· 130

　　施术前的准备 ··· 130

　　施术中的要点 ··· 131

　　施术后的措施 ·· 131

第三节　功法训练 ·· 131

第六章　津沽伤科推拿的临床应用·· 133

　第一节　项痹病 ·· 134

　　神经根型颈椎病 ·· 135

　　落枕 ·· 141

　　颈部扭挫伤 ·· 144

　　胸廓出口综合征 ·· 147

　第二节　腰痛病 ·· 150

　　腰椎间盘突出症 ·· 151

　　急性腰扭伤 ·· 157

　　腰肌劳损 ·· 160

　　腰椎管狭窄症 ·· 163

　　腰椎小关节紊乱 ·· 168

　第三节　肢体痹证 ·· 172

　　肩关节周围炎 ·· 172

　　肩部扭挫伤 ·· 176

　　肱骨外上髁炎 ·· 180

　　腕管综合征 ·· 182

　　桡骨茎突狭窄性腱鞘炎 ·· 185

　　梨状肌综合征 ·· 187

　　膝关节骨性关节炎 ·· 190

　　踝关节扭伤 ·· 193

第一章

津沽伤科推拿的流派传承

第一节　伤科推拿的发展历史

中医推拿是中华民族智慧的结晶，是中国古代劳动人民在长期与疾病作斗争的过程中总结和发展起来的，在漫长的历史进程中，为延续中华民族的繁荣、兴盛作出了巨大的贡献。作为推拿的重要分支，伤科推拿因其良好的疗效、科学合理的应用、明确的适用范围被称为绿色疗法，受到医学界的重视。

早在远古时代，人类打猎开荒以充口腹，折枝垒石以筑巢居，缝革连衣以暖躯体，跋涉劳顿以寻生资。为了生存，人类尝试使用各种原始工具进行生产劳动，与自然界抗争，与野兽搏斗，或进行人类间的相互争斗，在这些过程中难免遭受到不同程度的损伤。一旦损伤病痛出现，原始人在本能的支配下会用手去按压抚摸，以求得肿胀消散和疼痛缓解，这种简单的按摩手法，从偶然的发现到有意识的寻找和运用，就是伤科推拿的雏形。经过长期反复实践和总结提高，一些偶然能使伤痛缓解的本能动作，便成为人类的一种体验而随历史沉淀下来。

一、伤科推拿的萌芽

先秦时期，随着中医学理论与实践的逐步发展，伤科推拿已初步形成。从先秦时期的文献记载来看，战国时曾经有不少医书流传于世，后因战火兵灾，大多已经亡佚，百家著述中对医药之论也是凤毛麟角。

先秦时期，伤科推拿成就的体现主要来自于殷墟甲骨卜辞和长沙马王堆汉墓帛书的记载。殷商之时，常以祷告祭祀的方法来治疗疾病。在甲骨卜辞中，有些字与治疗有关。如"拊"字，表示人手在另一个人身上或袒露的腹部抚按。该字隶化后写作"付"即是"拊"字的初文，意为摩也。由此说明除祭祀之外，殷人的主要治病手段是推拿。

出土于湖北省江陵县张家山的简书《引书》，虽是一部导引术专著，但包括了肢体运动与自我按摩，也有不少被动导引按摩手法治疗骨伤疾病的记载。其中以仰卧位颈椎拔伸法治疗颈项疼痛被认为是中国古代推拿按摩史上最早的用以正脊和复位颈项关节的按摩导引手法，如其中提到"项痛不可以雇（顾），引之……令人从前举其头，极之，因徐直之，休。复之十而已。……力拘，毋息，须臾之顷，汗出走（腠）理，极已"，与后世《伤科大成》记载治疗落枕时运用的颈部摇法"缓缓转动伸舒使直"之论类似，可以看出两本书中所述拔伸法是一脉相承的。

二、伤科推拿理论初成

秦汉时期，中医学巨著《黄帝内经》以及中国历史上第一部推拿专著《黄帝岐伯按摩十卷》同时问世。其中，《黄帝岐伯按摩十卷》当为秦汉时期推拿医学的结晶，是伤科推拿理论体系初步形成的一个标志性产物，可惜早已亡佚，书中具体内容无从考证。但从后世可见的历史资料中仍可窥见其对推拿，特别是伤科推拿的影响。据《汉书·艺文志·方技略》收录的《黄帝岐伯按摩十卷》部分内容记载，从分类来看，该书应以记载保健按摩为主；从医学源流看，该书与《黄帝内经》应同出于一个医学流派。在现存的《黄帝内经》中记载有大量与伤科病因病机及推拿相关的内容，如《素问·举痛论》"寒气客于脉外，则脉寒，脉寒则缩踡，缩踡则脉绌急，绌急则外引小络，故卒然而痛……寒气客于经脉之中，与炅气相薄，则脉满，满则痛而不可按也。寒气稽留，炅气从上，则脉充大而血气乱，故痛甚不可按也……寒气客于背俞之脉……故相引而痛。按之则热气至，热气至则痛止矣"，并且从这段文字的描述中，我们还可以看到"寒凝则痛"的基本病理变化，并得出"寒者热之"的治法。可以说，古人在应用推拿疗法的实践中，总结出很多中医学的基础理论，使得推拿成为形成完备中医学的重要基石。与此同时，中医学理论的健全也为推拿的临床实践提供了理论基础，对推拿的发展起到了推动作用，二者相互关系是十分密切的。

《黄帝内经》记载的与推拿有关的篇章共有九篇，纵观全书，可以看出，秦汉时期推拿独特的治疗体系已经形成，这部巨著中许多条文是对殷商以来伤科推拿疗法的理论总结。《素问·异法方宜论》中记载："中央者，其地平以湿……故导引按跷者，亦从中央出也"，指出了中医推拿发源于我国的中央地区，相当于今天的河南洛阳一带，与甲骨卜辞中有关推拿的记载是吻合的。《内经》充分肯定了伤科推拿的治疗作用，认为推拿具有活血行气、止痛散寒、疏经通络等作用，同时提出伤科推拿要注意补泻，注重与针灸、药物等其他方法的协同配合。《内经》中记载的手法也很丰富，有按、摩、切、扪、循、拊、弹、抓、推、压、屈、伸、摇等方法，其中以按、摩二法最为常用，故当时以按摩作为统称。书中还记载了比较早期的推拿工具，包括九针中的圆针和鍉针，并且指出了圆针用于泻法，鍉针用于补法。《内经》对伤科推拿的贡献和影响远远不止上述这些，最重要的是《内经》奠定了中医学的理论基础，其中的经络学说、阴阳五行学说、气血津液学说、诊断方法、治疗原则等，都是中医伤科推拿的重要指导原则。

三、伤科推拿第一次繁荣

魏晋南北朝时期，伤科推拿有了进一步的发展，伤科推拿在当时的医学领域中地位很高，它不仅是医学教育的四大科目之一，而且推拿手法还被应用到伤科和外科疾病的治疗中。《新唐书·百官志·第三十八》记载："按摩博士一人，按摩师四人，并从九品下；掌教导引之法，以除疾损伤，折跌者正之。"隋唐时期，推拿得到了政府的认可，伤科也列入了按摩（推拿）科之列，所以在以后历代均把手法治疗筋伤合入按摩（推拿）科之中，在推拿书籍中也都有治疗筋伤的手法记载。由于推拿与伤科紧密结合，使伤科推拿得到空前的发展，当时的手法包括治疗各种软组织损伤、关节脱位及骨折的整复手法。

晋代医家葛洪著的《抱朴子》载有"……其肿痛所在，以摩之皆手下即愈"，讲的是以摩法治疗外伤肿痛。另外，其在《肘后备急方》中首次记载了下颌关节脱位复位法，目前还被临床广泛应用。"治失欠颔车、蹉开张不合方：一人以指牵其颐，以渐推之则复入。推当疾出指，恐误啮伤人指也"，这是将牵引法、推法按一定程序进行操作的复合手法，开创了复合手法的先河。此外，该书还介绍了捏脊法、捏肩井法和一些检查手法，如指捏法、指按法、捻法等。

南北朝陶弘景总结编撰的《真诰·卷十》中记载了以"北帝曲折法"治疗"手臂不授""举身不授"等病证的内容。有学者研究"北帝曲折法"应当是一种道家秘传的四肢关节被动运动手法，应用时往往与针灸、祝由法相结合，主要用于治疗中风四肢不遂，与《孟子·梁惠王上》中的"折枝"当属一脉相承。书中还有按法止痛的相关记载。

隋代巢元方撰写的《诸病源候论》则记载了用按摩导引的方法治疗手腕皮肉筋骨损伤以及颈椎旋转法治疗颈椎病的内容，该书在金疮、腕伤二类32种病候中较为系统地论述了骨伤病证候治法，尤以综合疗法最为突出，千余年来一直指导着中医治疗骨伤病证的临床实践，对伤科推拿形成、发展都有重大的影响。

时至唐代，孙思邈著的《备急千金要方》中总结了补髓、生肌、坚筋、固骨类药物，并将推拿应用于伤科疾病的治疗。书中记载"腰臀痛导引法：正东坐，收手抱心，一人于前据蹑其两膝，一人后捧其头，徐牵令偃卧，头到地，三起三卧，止便瘥"。腰臀痛指的就是腰扭伤急性疼痛，孙思邈已经认识到被动运动在急性腰扭伤治疗中的重要性，并提出了双人牵引导引法。这一方法在后世宋代郭思的《千金宝要》和元代危亦林的《世医得效方》等伤科著作中都有记载，至今对推拿牵引治疗腰椎间盘突出症仍有实用价值。蔺道人则在《仙授理伤续断秘方》中介绍了揣、摸、捻、捺4种检查诊断手法和拔伸、搏捺、捺正3种治疗手法，对手法诊治骨折的论述可谓系统而完备。这些都是当时伤科推拿空前发展的写照，足见当时手法医学的广阔天地。

四、伤科推拿困境中求发展

手法医学在经历了隋唐时期的高潮后暂时走入低谷，宋太医局取消了隋唐时期以来近400年的按摩科设置，按摩归属于正骨科与金镞科。宋金元时期，由于战乱频繁，因战乱所带来的跌打损伤急剧增多，为了适应社会的医疗需求，此阶段治疗骨折筋伤的方药与手法得到了一定的发展。推拿虽然不受官方重视，但这种情况却使伤科与推拿关系更为密切，许多正骨医生兼作按摩，使推拿在伤科内得到广泛运用，加上当时长期战争，伤科推拿也随着创伤科学的发展，应用范围更加广泛。这一时期的医学著作《圣济总录》《回回药方》等都包含了大量伤科推拿的内容，反映了当时伤科推拿的发展成就，特别是《圣济总录》对伤科推拿理论的总结作出了较大的贡献。

《圣济总录》将膏摩法广泛地运用于伤科疾病的治疗中，一改以往单纯用药物外敷、内服的治疗状况，不但扩大了膏摩的治疗范围，也丰富了伤科推拿的内涵。宋以前的膏摩主要用于内科、皮肤科及五官科的疾患，而《圣济总录》将其运用于跌打损伤中，其要点是"炙手摩令热"或"热手摩之"，透热为度，有利于药物的吸收，并借助手法的透热，达到温经通络的目的，直接在病变局部用药并配合推拿手法，大大提高了临床疗效。现代推拿在临床治疗筋骨闪挫扭伤中，也是在手法治疗的同时，外用适当的推拿介质，其理论盖源于此。

五、伤科推拿学术争鸣

明代伊始，在国家最高医政管理兼医学教育机构太医院的医学分科中，恢复了推拿科的设置。明清是中国古代推拿按摩在唐代以后的又一个高峰期。但是，明代隆庆五年，按摩科被撤消，成人推拿按摩临床疗法进入了低谷，这就是按摩科的"隆庆之变"。"隆庆之变"造成了按摩的"休克"，官方把按摩治病从主流医学中除名，推拿失去了持续发展的环境。按摩科被取消，伤科推拿归入正骨科，因而推拿医生不仅治疗软组织损伤，同时也兼处理一些常见的简单骨折和脱位，这种情况一直延续至今。

在此阶段，明代异远真人创造的跌打点穴法是伤科推拿在临床应用中的代表。他于1523年著成《跌损妙方》，将经络学说的子午流注理论应用于伤科推拿，创立了"血头行走穴道"学说，提出了人身气血运行有一个头，即"血头"，"血头"在十二时辰中，分别经过十二个穴道。这一学说指导下的手法为跌打点穴治伤法，即根据"血头行走穴道"的时辰、穴道而实施手法治疗，现行的点穴疗法等与之同出一源。

到了清代，医学家进一步总结发展了伤科推拿术，正骨科是清代推拿学在临床学科的最后一块根据地，以正骨八法为代表的伤科手法在正骨科里站稳了脚跟。《医宗金鉴》是清政府组织编写的90卷医学丛书，吴谦主编，刊于1742年。伤科推拿相关内容被归入《正骨心法要旨》，共四卷，它采辑《内经》至清代伤科诸书，"分门聚类，删其驳杂，采其精粹，发其余蕴，补其未备"，立论精辟，尤重实用，对伤科推拿的发展起到了承前启后的作用，对后世影响甚大，至今仍是发掘伤科推拿精华的重要专著。该书作为一部集大成之专著，将手法总论及释义列为篇首，阐述其重要性及实施细则，这种编写体例，在推拿著作中尚属首创。书中对手法为"正骨之首务"的论述，确立了手法在伤科推拿的地位。"一旦临证，机触于外，巧生于内，手随心转，法从手出"成为中医推拿的至理名言，至今指导着伤科推拿临床，为推拿、正骨者手法的最高境界。书中对正骨八法，即摸、接、端、提、推、拿、按、摩的操作、功用、适应证等均有诠释，是对正骨手法的首次总结。同时，明确提出了"骨错缝"学说，还强调内外兼治，主张先手法放松软组织，再行按脊复位手法，并配合药物内服外敷，"当先揉筋，令其和软；再按其骨，徐徐合缝，背脊始直。内服正骨紫金丹，再敷定痛散，以烧红铁器烙之，觉热去敷药，再贴混元膏"。《医宗金鉴》对正骨手法理论与方法的总结，对后世伤科推拿的发展有着重要意义。

同时期的《伤科汇纂》《伤科大成》《按摩经》对后世也有深远影响。其中，清代胡廷光的《伤科汇纂》，详述了手法治疗的过程。全书分12卷，卷首绘有人身部位穴位图、外科器械图、正骨科治疗手法图共44幅，尤以治疗手法图16幅生动形象，是中医伤科推拿史上第一套比较完整的复位图谱。清代赵竹泉所著的《伤科大成》，刊于光绪十七年（1891年）。作者积累多年临证经验，又得伤科旧抄，经博采群书，精心校勘，补其缺漏，编辑成著。本书详述摸、接、端、提、按、摩等推拿手法在理伤治疗中的运用，其中"接骨入骱用手巧法"一节论述尤详。《伤科大成》承《医宗金鉴》之说，对按摩、推拿的定义及适应证进行了阐述，明确指出按摩适用于皮肤筋肉损伤而骨未断者。同时指出对于因筋伤拘挛、骨折、脱位的病变局部难以手法复位者，当先推拿通经活络使气血通畅后，再施以手法复位。这对推拿治疗关节脱位及整脊推拿等有很大的指导意义。《按摩经》成书于康熙三年（1664年）以前，作者不详，嘉庆二十三年（1817年）又有人作了整理补充。该书对《黄帝内经》首创的经脉按压法作了系统总结，并丰富、发展了这一独特的推拿术。该书当为现存最早的一部成人推拿专著。

六、伤科推拿民间发展

民国时期中医发展虽然受到了官方的限制，但推拿按摩以分散的形式在民间存在和发展着。这种发展方式，其缺陷是受地域之限，缺乏交流；优势是根植于民间，顺应地域流行病的特点和民间要求，发展成为各具特色的推拿学术流派。影响较大且涵盖伤科推拿疗法的学术流派有一指禅推拿流派、滚法推拿流派、内功推拿流派、正骨推拿流派等，津沽伤科推拿也在此时逐渐形成雏形。

一指禅推拿流派相传由清朝李鉴臣所创，以中医学理论之经络学说为指导，强调审病求因、辨证论治。其特点是取穴准确，强调手法柔和深透，柔中寓刚，刚柔相济，安全舒适。特性为"走经络、推穴道"，沿经筋推按，在开启气血闭塞的穴位同时行气血，又疏通了其上下的经络。

滚法推拿流派是丁季峰先生于 20 世纪 40 年代创立，吸收了一指禅推拿流派和其他流派的长处，并结合了西医学解剖学、生理学、病理学知识，主要用于治疗神经系统、运动系统和软组织损伤方面的疾病。适应证与现代解剖学中的人体骨骼结构和肌肉位置关系密切，在继承经络辨证施治的同时，也很重视脊神经辨证施治，两者结合，相得益彰。

正骨推拿流派是由明清时期正骨科发展而来，流派分支众多。正骨推拿的基本手法为推、拿、按、摩、摸、接、端、提八法，临床应用可分为正骨手法和推拿手法，然两者又可配合运用。《正骨心法要旨》言："手法各有所宜，其愈可之迟速及遗留残疾与否，皆关乎手法之所施得宜。"民国时期，正骨推拿手法的延续大多以祖传或师承为主，全国各地不同流派的学术思想与宝贵的医疗经验借此得以流传下来，民国时期正骨推拿流派主要有宫廷正骨、罗氏正骨、郭氏正骨等。正是由于上述各家学术流派的存在与弘扬，才使得中医伤科推拿队伍不断发展、壮大，伤科推拿的学术水平与技术水平不断提高与精进。

此期，津沽伤科推拿也在历史的长河中应运而生。作为中国近代发展史上的明珠，天津是最早与西方文明接触的中国城市之一。同时，辛亥革命后天津作为直隶省（河北省）政府驻地、北京的后花园，晚清时期清朝的达官显贵，京津、直隶等地的中西名医不断汇聚此地，营造了浓郁的政治、经济、文化氛围。这种汇聚效应，吸引了大批的伤科名医。在民国至解放初期，以李氏按摩疗法（以李墨林为代表）、胡氏古法按摩疗法（以胡秀章为代表）和叶氏正骨疗法（以叶希贤为代表）为代表的津沽伤科推拿逐渐形成了自己的学术特点及传承支脉。

七、伤科推拿第二次繁荣

新中国成立以后，六七十年代，由上海中医学院附属推拿学校编著了全国第一部《推拿学》专著，载有推、拿、滚、擦、按、摩、揉、缠、点、掐、捻、搓、摇、抖、拍、打、抹、弹、分、合 20 种成人推拿手法，以及按、摩、掐、揉、推、运、搓、摇 8 种小儿推拿手法，其中伤科推拿是该专著介绍的主要部分，为后期伤科推拿的教学、临床应用奠定了基础。

20 世纪八九十年代以来，国内和国际相继成立了手法研究会，对手法交流、研究等学术活动起到了良好的促进作用。对于推拿手法的科学研究，以生物力学、生物效应学、生物化学等方面为切入点，取得了一定的研究成果。这一时期出版了大量推拿著作，全国各地区、各流派的伤科推拿手法得到了充分展现，出现了"百花齐放，百家争鸣"的局面。自 20 世纪 80 年代以来，俞大方主编的《推拿学》，一直作为推拿学科主要教材在国内各院校使用。

新世纪以后，伤科推拿进入了一个全面发展的新时期，伤科推拿古籍的整理和出版、新著和译作、科研和教育、医师素质的提高等各方面的工作都使伤科推拿得到了全面发展。《中国按摩大全》《中国推拿》《中华推拿大成》《推拿大成》等相继出版，对推拿实践及临床经验的总结也日趋科学化，大批现代医学设备，诸如 X 线、超声波、肌电图、CT、核磁共振检查等已被临床广泛使用。同时，伤科推拿教学体系日趋完善，特别是"十三五"期间，由长春中医药大学丛德毓教授与天津中医药大学王金贵教授作为总主编组织编写的、科学出版社出版的推拿学专业 10 部系列规划教材，正式将《伤科推拿治疗学》列为其中一门课程，这在推拿学发展史上具有划时代意义。

此期，津沽伤科推拿团队系统挖掘和整理了津沽伤科推拿代表名家李墨林、叶希贤等先贤的学术理论与方法体系，总结归纳了伤科疾病的时相性辨证分期和手法适时应用原则，在此基础上凝练成津沽伤科推拿的"松筋易骨"推拿法，针对筋骨的错位强调"正骨柔筋"，而针对慢性软组织劳损则强调"筋柔骨正"。与此同时，津沽伤科推拿亦强调手法治疗后的整体调养，借鉴《医宗金鉴》中的外治方法，采用熏蒸、热熨、敷贴、牵引、针灸、导引及饮服汤药等方法综合治疗，以疏经活血、调养筋气，使缓急之筋得以复原。另外，津沽伤科推拿进一步深化形成了以推拿手法为君配合多种中医外治方法配伍式应用的理论方法体系。同时，在全国首次提出"时相性辨证 – 分期论治"理论，借助现代科学技术揭示推拿手法干预软组织损伤疾病的最佳介入时机，制定了《腰椎间盘突出症中医综合治疗方案》国家标准，牵头撰写的"多学科一体化诊疗模式规范化应用示范方案"被全国推广。

总之，新中国成立后随着中医药事业发展走上正轨，以及国家对中医药卫生事业的关注与支持，无论是全国推拿学术还是津沽伤科推拿均驶入了快车道。伤科推拿的医疗、教学、科研和相关著作、刊物的出版发行，以及推拿专业队伍的建设和发展，都出现了空前的繁荣。

第二节　津沽伤科推拿名家

天津是近现代武术之乡，武术拳种多，奇功异效，奥妙各异，风格独特。清末著名爱国武术家霍元甲、民国武术宗师韩慕侠等一系列名家的出现，更是近代天津精武文化发展的缩影。而这一精武背景也为津沽伤科推拿的发展孕育了土壤，众多武术行家都在习武的摸爬滚打中练就了"捏胳膊拿环"（旧为伤科脱臼整复代称）的手艺，这也为后期津沽伤科推拿的形成与发展奠定了基础。

同时，作为中国近代发展史上的明珠，天津是最早与西方文明接触的中国城市之一，亦是达官显贵、中西名医汇聚之地。诸如近代中医大家张锡纯、施今墨均在天津留下了足迹，而这种医学文化汇聚效应，也吸引了大批的伤科名医。早在新中国成立初期，津沽地区的李墨林按摩手法、叶希贤正骨手法、胡秀章腹部推拿手法在全国推拿界打响了天津名片。在陈志华、王金贵、王文义、李华南等人的学术传承引领下，津沽伤科推拿得到了进一步整理与完善，最终形成了如今理论体系完备、手法特点突出的津沽伤科推拿流派。在这里就为大家介绍几位流派代表人物。

一、叶希贤

（一）生平简介

叶希贤（1904—1979 年），字楚樵，北京市人。自幼好学，崇尚医术。幼年家庭贫困，父亲早逝。青年时代为了生计先后在北京、张家口做学徒，后到天津谋生。先是跟表兄经营理发店并学习按摩，1921 年于北京市师范附中缀学并在田乃赓组织的国医馆学习中医，师从屈连海老师习正骨，后又随杨桂山老师习按摩，1936 年悬壶津门，专职骨伤科，屡起深疴而名于当时。叶老致力于中医正骨按摩，其论治方法独具特色，形成了自己的风格，在骨伤科方面有一定影响。著有《中医正骨讲义》《中医按摩治疗腰椎间盘突出症十种手法论述》《中医按摩治疗肩凝症九种手法论述》。解放后，叶老历任天津中医学院骨伤科教研室主任、天津中医学院第一附属医院骨科主任、天津中医学会理事、天津中医学会骨伤科分会主任理事、全国中华医学会总会常务理事、第四届市政协委员等职，先后被评为市级中医药先进工作者、市级五好工作者、市劳动模范。1956 年加入中国共产党。曾荣获全国卫生技术革新先锋称号，受到卫生部嘉奖。曾担任叶剑英元帅等国家领导人的保健工作。

叶老以手法治疗伤科疾患为特长，对医术精益求精，他广览群书，不断汲取理论知识，善于总结临床经验，他的治疗方法独特，诊断精确，疗效突出，受到广大患者的欢迎。叶老曾诊治一位 22 岁的女性患者，患者因跌倒时，右掌心在肘关节伸直位触地，随即右肘关节肿胀疼痛，造成右肘关节后脱位，在某医院就诊先后经过 4 次手法复位均未成功，叶老接诊后经查体诊断为右肘关节后陈旧性脱位。治疗中，叶老第一步用松解粘连手法后，在 X 线透视下进行第二步拔伸屈肘整复法，一次复位成功，4 周后患者痊愈出院。这样的事例还有很多，不胜枚举。叶老不仅蜚声津门，而且在全国也有着很高名望。他创立的十步正骨手法、小夹板外固定治疗骨折等，至今仍在中医骨伤科中广泛应用。他总结的中医伤科十问歌诀，也被作为中医骨伤科医师临证问诊的要诀。

（二）主要学术观点与临床特色

1. 手法临证，重视诊断

叶老认为伤科疾患治病易，认病难，治病重在诊断，诊断正确才能对症施术。因此，他在临床上，以望、问、摸、比四诊合参，提倡声色、形态和摸、问结合的诊查方法。在四诊之中，叶老首重望诊，除了望神色、形态、舌象之外，局部望诊中注意形态变化，掌握畸形特点，注重患肢有无残缺短缩以及肿势、皮色、温度、创面、创口大小深浅，以推测其属于骨折、脱臼、伤筋或其他骨外科疾病。叶老根据几十年的临床经验，将其归纳为"屈而不伸病在筋，伸而不屈病在骨"。此外，还注意伤肢的功能，通过其关节功能障碍的表现，印证其伤筋或是骨折以及损伤的严重程度。

同时，叶老强调通过患者主诉，了解致伤原因。通过对患者现病史、既往史、家庭史及自觉症状等的询问，确切掌握病情，为治疗提供依据。叶老总结出伤科十问歌诀："一问损因二问便，三问饮食四问伤（受伤部位），五问周身六问时（受伤时间），七问医治（治疗过程和后果）八问病（肿胀疼痛功能情况），九问寒热孰轻重（受伤后周身有否发热、恶寒），十问家庭全知情"。叶老还十分重视摸诊，通过对骨伤疾病局部的触摸，可以了解骨的形状、性质、移位情况，是诊断和治疗的依据。摸法的要领乃沿着骨骼、筋肉由上至下，沿纵轴去进行对比量诊，与健侧对比，双侧相同者为正常，有差异者为病态，相差越大，病情越重。

2. 伤筋治疗，重在顺理

中医学理论认为，筋的功能主要是连接关节、约束骨骼、支配关节功能活动。《素问》云："宗筋主束骨而利机关也""诸筋者皆属于节"。筋通过对骨骼的约束，附在骨上收缩与张弛，产生屈伸和旋转运动；人体关节之联结，主要依赖筋加以包裹约束。因此，当外界致病因素导致筋伤后，筋束骨无力也可影响骨的正常生理功能。"伤筋"作为伤科临床极为常见的损伤，伤科名家石筱山先生曾指出，"初受之际，当按揉筋络，理其所紊"施以必要的手法，另一方面，"加以节制活动为要"做必要的固定，药物内服外治"则当以化瘀通络"。

在《医宗金鉴·正骨心法要旨》中，吴谦将正骨手法总结为摸、接、端、提、按、摩、推、拿八大法，后世称之为"正骨八法"。叶老在继承传统的基础上，有所创新，尤善于治疗伤科软组织疾患。他对多种按摩手法分别归类，在临床上按部位需要和功能疗法相结合，进行辨证施法。其法以轻巧见长，力求不采用暴力，特别是治疗伤筋一证，运用各种不同手法，达到开通气血、疏通经脉的目的。

叶老根据伤情的不同，要求手法灵活变通，强调受伤早期以疏导气血为主，手法轻松，多用揉、捏、拿、按、摩等法以舒筋活络；中期存在功能障碍或畸形，多用挤、按、端、提、搬等捺正手法，以顺筋归位；后期症状基本消失，为加速其损伤恢复，多用推、揉、抖、擦、拍、打等法，以调和气血、畅通经络。手法虚实轻重，应根据患者体质、年龄、性别、受伤部位和病证随机应变，不拘一格。叶老治筋手法推崇"以痛为腧"，配合循经取穴、点按穴位，结合关节被动活动，强调动静结合，加之辅助疗法，以取得更高疗效。

3. 内服外用，杂合以治

"杂合以治"的思想源自《素问·异法方宜论》："故圣人杂合以治，各得其所宜。故治所以异而病皆愈者，得病之情，知治之大体也"。这句经文指出，掌握了针刺、药物、导引、砭石等多种治疗方法，就能根据天时地域之宜、五方之人的不同体质及具体病情进行治疗，从而获得满意的治疗效果。

在伤科疾病治疗过程中，杂合以治思想同样适用。叶老治疗伤科疾病，尤其强调手法与药物并重。治伤重视方药使用，无论内服外敷，均取其消肿止痛、养筋活血、破瘀通络之功效，以有效弥补手法治疗的不足。在长期临床实践中，叶老对自制药物要求严格，精选药材，一丝不苟。其所创药物能止痛、祛瘀、消肿，对各种骨伤疾病有奇效，如解放后无偿献给国家的延桂酊（搽剂）、腰痛合剂（内服），以及现阶段天津中医一附院仍在大量使用的荣筋片、活血片、接骨灵丹、补肾强身丸等，这些药物在用药及配制方面均极为讲究。此外，叶老还丰富完善了骨折三期辨证用药的特点。

二、李墨林

（一）生平简介

李墨林（1908—1995 年），河北省人。生前历任河北省石家庄市第三医院副院长、按摩科主任，天津医院中医顾问、按摩科主任，兼任中华全国中医学会常务理事。

李老自幼学习祖传按摩技术，后受业于少林支派，随师学习八年之久。据李老弟子王文义教授回忆，李老曾与他提起儿时的一段奇缘。儿时，李老因家中贫困，遂在一地主家打工过活，地主家曾来过一位受伤的少林僧人，由于受伤缘故，僧人日常生活都需要人照顾，而李老平时为人忠厚，尽职负责，地主深谙此事，出于对李老平日待人处事的信任，遂遣李老照顾僧人的日常起居。在僧人疗养时，李老没有辜负地主对他的信任，每日勤勤恳恳地端茶递水，细致入微地照顾寒暖，犹如对待自己亲人一般。僧人对此非常感动，但僧人的伤病却是不容乐观，在一天夜里突然唤李老至身前，将一本记载着独特按摩疗法的书传与李老后便驾鹤西去。无奈当时的李老对于书中许多文字茫然不识，只得潜心钻研书中图谱，并依照图谱不断试验疗效。之后李老开始走上了悬壶济世的道路，而此图谱却在李老多次的辗转中丢失遗佚。

李老早年服务于乡里，备受称颂。解放后，迁至石家庄市工作，继续行医。他一生酷爱正骨推拿，功练诣深；对待患者，无论地位高低一视同仁，和蔼可亲；对待工作，耐心细致，一丝不苟。他用毕生精力，投身我国中医推拿事业，传授中医手法治病的工匠之道。

当时著名西医骨科专家陶甫教授见识到李老按摩手法的神奇之处后，遂拜李老为师，并用现代医学理论对李老的特色疗法进行了解释。通过与陶甫教授的合作，中西医互相学习，取长补短，匠心编撰出《按摩》一书。在中西医结合的道路上，留下独具特色的李墨林按摩疗法，在津沽大地乃至全国享有盛誉，当时连宋庆龄副委员长都慕李老之名前来就诊，病患当中也不乏一些外国朋友，其中最为著名的是柬埔寨国家元首西哈努克亲王。西哈努克亲王长年受慢性腰痛所苦，1972 年来中国参访之时，腰痛病发作，不能行走，当时立即聚集了国内一众顶尖专家为亲王诊治却疗效甚微，可是急坏了众人，而此时李老作为国内著名的按摩专家也受邀前来，经李老首次施以按摩之术诊治后亲王腰痛大有减轻，几次按摩后便能如常人一般下地行走，西哈努克亲王对李老按摩手法啧啧称奇，并诚挚邀请李老合影留念，这张照片流传至今。因其技艺高超，李老在日本、美国等地亦享盛名。

在李老担任医院领导职务后，他还打破"门户之见"，身体力行，向外公开传授手法治病的专门技术，一改过去闭门带徒、口传心授的单一模式，多次在石家庄、天津、阳泉等地开办按摩学习班，传授按摩临床经验，并常年随身带徒四五名，积极培养按摩人才。李老医术高超，生活却极为低调，来津传授手法技术、介绍临床经验时，仅住在一个十多平米的小屋里，这间小屋成了多功能场所，每天吃住、诊疗操作、接待客人、带徒教学、与陶老切磋探讨等，基本就在这个空间。李老的饮食起居非常朴素，每日饭菜从不挑剔，工作时身穿白大衣，暑期天热汗流夹背，往往因为患者怕凉而舍弃开小风扇，就这样每年往返津冀两地，从不懈怠。直至李老80岁高龄依旧亲自来津办李墨林按摩疗法培训班。除此之外，李老还将自己多年的行医经验贡献出来，与他人拍摄了按摩纪录片，并广为流传。李老行医60余载，门生近千，可谓桃李满天下，为我国中医推拿事业作出重要贡献，一直被人们所赞颂。

（二）主要学术观点与临床特色

1. 法施于人，于人无痛

李老手法要求本着"轻""柔""稳"的原则：轻到不加重局部损伤；柔到不加重患者的痛苦；稳到耐心细致不可粗暴。手法操作极其"沉稳"，无论是按、压等静态手法，还是牵引等动态手法，无不表现落手大方而深沉稳妥，力的动作均显现于皮下肉内、筋骨之间、经脉之点线上，而外在无任何轻浮的花架动作，耐心细致，不走过场。

李墨林按摩疗法以经络腧穴理论为指导，以辨证取穴为原则，重视取穴与手法相结合，具有"轻松自然、柔和舒展、稳健有序、取穴准确、透力适度"的特点，强调手法的"指针"效用，整体治疗前后有序，"宣而不泄，通而不燥；留而不滞，轻而不浮"，在众多的推拿手法流派之中独树一帜。其具体操作过程分为准备手法和治疗手法。准备手法是前期操作的适应手法和结束前的调理手法，强调手法轻柔和缓，以上肢和下肢取穴操作为主，具有活血化瘀、舒筋通络、解痉止痛之功；治疗手法依据病情而定，重视取穴的特殊治疗作用，以点穴、指按为主，强调手法力度重透，并辅以弹拨、牵引等手法配合治疗以达散瘀消肿、松解粘连、正骨理筋之效。准备和治疗两种手法先后施加，互为配用，常取的经验用穴有合谷、阳溪、阳谷、曲池、小海、天鼎、缺盆、中府、肩井、极泉、附分、魄户、太溪、解溪、足三里、环跳等，二者相合，往往能使患者在无痛中解除病痛。

2. 大道至简，易于掌握

老子的《道德经》曾言："万物之始，大道至简，衍化至繁。"大道至简，不仅被哲学流派道家、儒家等所重视，也是人生在世的生活境界。李老按摩以指代针，点按经穴，以简洁周密的准备手法，起到舒筋活络、宣通气血、麻醉止痛的作用。点穴在整套手法中地位突出，是手法成败的关键，正确取穴是其重中之重，且要求施术者平时注意加强指力的练习，做到取穴精准，点穴舒适有力，透力适宜。在正确点穴情况下，施术者指下会有明显动脉搏动感且无阻力，每个穴位操作时间大约1分钟。点穴完成后，有些患者自述有热流感向患肢流窜，患肢立刻变得轻松舒适，局部症状有所缓解。运用经络学说分析，通过点穴的补泻手法，扶正祛邪，达到宣通气血、通经止痛的效果。点穴补法轻柔和缓，透力适中，能补气行血、激发精气，主要用于长期劳损，经络不通病证；泻法力重深透，祛邪解痉效果理想，主要用于疾病的急性发作期，但不合理运用可耗气伤血，加重损伤，临床运用应该辨证施治、灵活得当。点穴效果与针刺得气有异曲同工之妙，但其优点是相对于针刺无皮肤损伤，实施补泻手法时更为灵活，不会造成血管破损出血，更容易让患者接受。

3. 术式安全，屡被引用

李老手法的另一特色是术式安全。其中的内容也多次被其他专著引用，如著名骨科专家、北京大学第三医院杨克勤教授在其编写的《颈椎病》一书中，就将李老运用手法治疗颈椎病的内容纳入到保守治疗篇。同时，俞大方教授主编的我国第一部高等医药院校《推拿学》教材也将李氏的第三腰椎横突综合征手法治疗纳入其中。这些足见津沽伤科推拿的价值以及安全性，而李老手法之所以安全，关键在于在施用手法前，首先查明病理，明确诊断，并熟练掌握各种手法的不同作用，始终贯彻辨证施治的原则。

李老在施术过程中，强调要把握患者主症变化和自身体质的整体观。清代医学巨著《医宗金鉴·正骨心法要旨》曰："伤有轻重，而手法各有所宜，其痊可之迟速及遗留残疾与否，皆关乎手法之所施得宜。"可见，切实掌握患者症状的来源及变化规律，是手法运用的前提。李墨林按摩疗法以整体辨证为出发点，结合患者的高矮胖瘦、病程长短、虚实变化以及生活习惯等情况，确立施术手法的轻重缓急。同时，李老在手法应用过程中，还强调推拿手法要根据疾病特点以"虚则补之，实则泻之""急则治其标"作为施术依据，操作过程中的准备手法多柔和，准备手法结束后开始使用力度相对较重的治疗手法，治疗手法是准备手法的深入，两者相辅相成，缺一不可。李老手法运用灵活多变、张弛有度，辨证施治，个体针对性强，疗效颇佳。

三、胡秀章

（一）生平简介

胡秀章（1914—1984年），天津人，全国著名推拿专家。早年胡老拜石汉卿为师，而后受业于河北高阳七代世传推拿大师安纯如先生门下。他学习外伤骨科按摩与古法腹部按摩，并潜心钻研历代小儿推拿论著，撷取众家之长，形成自己别具一格的手法和学术思想，内科、伤科、儿科均疗效卓著。1938年，胡老回津业医，以"手法微妙，着手成春"在津沽一带享有盛名，深受医家、患者推崇。

胡老自1958年进入天津中医学院工作，曾任天津市中医学会理事，天津市政协委员，天津中医学院副教授、按摩教研室主任，天津中医学院第一附属医院推拿科主任等职。编写了《推拿学讲义》《腹部推拿学简编》等专著，发表了多篇学术论文。胡老一生不但工作勤奋，而且积极培养推拿学的后继人才，亲传弟子百余人，遍及全国各地。

胡老行医数十载，救人无数，不分显贵贫穷，有求必应，每起沉疴又不求报谢，医德高尚，自俸甚俭而慷慨济世，外事接物慈祥和让，严于律己，宽以待人，俨然长者之风，为后学之楷模而不矜，堪称一代名医。

（二）主要学术观点及临床特色

1. 筋伤辨治，气血为要

就气血而言，气主动属阳，血主静属阴；气为血之动力，而血为气之根本，互相依附，周流不息，生命得以维持。损伤与气血有着密切的联系，而损伤又有内伤与外损之分，外损可伤及筋骨，而内伤可伤及气血，但不论何种损伤，均必然伤及气血。伤气则气滞，气无形，气滞则疼痛；伤血则出血或血瘀，血有形，血瘀则经脉、经络、血脉不得流通，血瘀则肿胀，由于瘀血的部位和瘀血量的不同、时间长短的不同，故而出现的症状也不同。虽然从理论上认为有伤气、伤血之分，而实则气血是不可能截然分开的。《难经》言"气主煦之，血主濡之"，简要地概括了气跟血在功能上的差别。气与血的形成，都是源于水谷精微与肾精，二者又都是生命活动的基本物质基础，从而决定了它们在生理上相互依存、相互为用。

《素问·举痛论》曰："经脉流行不止，环周不休，寒气入经而稽迟，泣而不行，客于脉外则血少，客于脉中则气不通，故卒然而痛。"胡老认为筋伤引起的疼痛辨治应以气血辨证为主，人体之气血循行全身，内外上下、皮肉筋骨、五脏六腑、四肢百骸，无所不在，故人体损伤无论何处，首当其冲是伤及气血。《杂病源流犀烛·跌仆闪挫源流》指出："跌仆闪挫，卒然身受，由外及内，气血俱伤病也。"临床所见内、外伤，其基本的病机是伤后气血循行失常，由之而发生一系列的病变。外伤局部疼痛、青紫、瘀肿明显，血伤肿、气伤痛症见清晰，而内伤却有形无形、虚实夹杂，或以气伤为主，累及于血，或以血伤为重，损及于气，临证时更需辨证明确，方能有效医治。胡老认为伤科疾患气血俱伤，仅有偏重而已，故在治疗中，强调气血并治。

2. 气行血行，善用冲脉

胡老师承于腹部推拿大师安纯如老先生，他在安老传授经验基础上，根据中医学理论和自身的临床体会，提出了自己的观点。他主张伤科疾病要重视腹部冲脉的重要作用，因此，在临床治疗伤科疾病中，他不但将腹部作为重要施术部位，还往往以伏冲之脉是否气通以及下肢温热感作为伤科疾病预后的评判标准。

胡老认为奇经八脉中冲脉为"十二经脉之海"，在临证治疗中尤以奇经八脉中冲、任、督、带四脉为核心，调节畅通人体一身之经脉气血，治血先行气，气行则血行，从而使经气通顺、气血和畅。腹部推拿可以通过冲脉影响任、督、胃、肾四脉的功能，进而影响十二经脉的气血，调节五脏六腑功能，达到治疗全身的目的。虽然手法只作用于腹部，但却可以帮助经气循行流通，十二经脉流通后即可促进五脏六腑气机的滋生和恢复，所以腹部推拿可以治疗全身性疾患，自然也包括了伤科疾病。

从现代解剖学角度可以看出，在腹部有动静脉两大血管，腹主动脉携带了大量营养物质，主要分支有脏支和壁支。特别是壁支即为腰动脉，其背侧支则分布到背部的肌肉、皮肤及脊柱，因此，被认为是营养腰椎椎体、局部肌肉的最主要血管。同时，腹主动脉向下分支为髂总动脉并逐渐分化为股动脉、腘动脉、胫前（后）动脉、足动脉，这些血管又直接与下肢的运动功能活动直接联系。应用腹部推拿的按、揉手法治疗时，可以直接或间接影响腹主动脉血液流动，同时腹主动脉血流变化会进一步调整腰部及下肢的血液供应，带去了新的营养物质，腰痛引起腰部及下肢疼痛的致痛因子也会在血液流速变化的冲击下，被带走、吸收和分解，所以胡老在施术时特别重视下肢的温热感。

3. 骨正筋柔，轻巧柔和

"筋"与"骨"及其关系是伤科疾病中最为重要的概念，历代诸多医家均强调"筋骨并重"。《素问·生气通天论》说"骨正筋柔，气血以流"，这高度概括了"筋"与"骨"之间的内在联系。推拿手法适时应用是慢性软组织损伤疾病治疗的关键，胡老在传统"筋出槽、骨错缝"理论基础上，强调"骨正筋柔"，先松筋再调骨。因为如若在筋挛、筋僵时强行正骨不仅会加重筋的损伤，而且即使骨的位置调整正常，也会由于筋不束骨，无法维持骨关节位置的稳定。

胡老在继承先师石汉卿学术思想和他自己多年的临床实践经验基础上，运用现代解剖学和病理生理学知识指出，针对筋伤等疾病手法治疗时应遵循因势利导、轻巧柔和的原则，在患者不感到痛苦的情况下，症状得到缓解或痊愈。胡老崇尚《医宗金鉴·正骨心法要旨》中的"机触于外，巧生于内，手随心转，法从手出"，他认为手法施术的巧是用"巧劲"，手法运用不仅要有技巧，而且要巧妙预知患者的心理，使患者在未感知时完成扳法等关节活动类手法的施治。它不仅可以减轻患者的紧张情绪，而且可以减少患者因本能的对抗而引起的不良事故。此外，胡老尤为强调手法的"柔"，柔是指手法力度柔和，即要做到刚柔相济，以患者病情与医生自身功力为基础运用手法力度：对新伤要力轻动缓；对陈旧伤要逐步施力；对体弱病重的患者治疗时，用力要缓，以能耐受为限；对身强病轻的患者治疗时，要使患者患处有沉重感或酸痛，进而达到治愈疾病事半而功倍的效果。

四、陈志华

（一）生平简介

陈志华（1940—2017年），师从于胡秀章，是当代著名推拿专家。陈志华主任自幼好学、崇尚医术，1960年高中毕业后，立志学医，就读于天津中医学院师带徒班。那时他上午系统学习中、西理论，刻苦钻研四部经典，熟读能诵，下午跟随胡老学习临床技能、诊治操作。由于陈主任勤奋好学，颇得胡氏真传，毕业后留在天津中医学院第一附属医院按摩科工作。从医50年来一直致力于骨伤推拿的临床、科研、教学工作，曾任天津中医药大学（原天津中医学院）第一附属医院骨伤推拿科主任、教研室主任，医院最高学术委员会委员，天津市中医杂志编委，天津市高级职称晋评委员，天津市医疗事故鉴定委员会委员，天津市推拿学会主任委员等职务。

陈老先后主持出版《中医学解难》《中华腹部推拿术》《中华推拿奇术》等津沽推拿专著。他于上世纪90年代先后出访加蓬、前南斯拉夫、德国等国，向皇室和国家领导人的保健医生推广推拿技术，最早将津沽推拿带向海外。与此同时，陈老还作为天津市级老中医传承指导老师，借助师承模式，开展津沽推拿技法的抢救与传承工作，以"师带徒"形式，延续了手法的传袭，在津沽推拿发展中起到了承上启下的作用。

（二）主要学术观点及临床特色

1. 尤重经筋，综合施术

"经筋"一词，首见于《灵枢》，《灵枢·经筋》文中详细记载了十二经筋的循行、病候，并对经筋病证诊治进行了指导性的论述，它将各筋病候总括为"经筋之病，寒则反折筋急，热则弛纵不收、阴痿不用"。杨上善在《黄帝内经太素》中指出："十二经脉俱享三阴三阳行于手足，故分为十二，但十二经脉主与血气，内营五脏六腑，外营头身四肢。十二经筋内行胸腹廓中，不入五脏六腑"。十二经筋与经脉并行，但不入内脏，没有经络脏腑的络属关系，没有流注，靠经络气血的濡养。其为全身之筋总括，运行纵横交错，联缀四肢百骸，结聚散落，分布于四肢、头面、躯干等全身各部，具有约束骨骼、主司运动、保护脏腑经络及全身各组织器官的功能。

陈老认为，治疗伤科病证应"从筋论治""理筋为先"。杨上善《黄帝内经太素·经筋》曰："以筋为阴阳气之所资，中无有空，不得通于阴阳之气上下往来，然邪入滕袭筋为病，不能移输，遂以病居痛处为输。"邪结于筋，筋伤络阻，经筋失养，则经筋局部疼痛、拘急、活动受限或弛缓痿废不用。陈老诊治重在调理经筋局部，祛邪外出，使气血通畅，经筋得养，功能得复。临床实践亦证明，经筋病直接在病变部位治疗，收效快，效果好。因此，陈老临床常选择点按合谷、委中、曲池、肩井、足三里、太冲、极泉等经筋要穴，达到治疗筋伤病的目的。此外，陈老还熟读《医宗金鉴》，借鉴古人内外治方法，采用熏蒸、热熨、敷贴、牵引、针灸、导引及饮服汤药等方法综合治疗，以疏经活血、调养筋气，使缓急之筋得以复原。

2. 辨证施治，虚实兼顾

明朝陆师道为薛己《正体类要》作序曾言："肢体损于外，气血伤于内。"损伤之证，有虚实之分。损伤之初，无论内伤外伤，多属气滞血瘀的实证；损伤日久而致气血不足者，则为虚证。所以，治伤往往祛瘀在先，而后调补肝肾，以壮筋骨，兼助脾胃以养气血。但损伤后气滞血瘀的实证，可逐渐转化为虚实夹杂之证，甚至因气散血失而出现虚脱立死之候。故陈老在治伤时十分重视对正气的固护，新伤有出血致虚，损伤有瘀而禀赋素弱者，强调应先调补虚弱之体，然后祛瘀，或予以攻补兼施。在手法施用过程中也注意辨识患者的体质，以及根据疾病发展阶段而适时选用手法，针对实证治疗手法多而重，针对日久的虚证则手法少而轻。

由于伤科病证多数以局部或外在的损伤为主，所以外治法非常重要。但是外部损伤常常伴有内证，所以口服丹药、丸散、汤剂等内治法也常配合应用，如《医宗金鉴》所言"膝盖骨损伤，宜详视其骨如何斜错，按法推拿，以复其位。内服补筋丸，以定痛散灸熨之，熏八仙逍遥汤则愈"。陈老认为，筋骨损伤势必连及气血脏腑，轻则局部肿痛，重则筋断骨折，气滞血瘀，或者脏腑功能失调，甚至内脏损伤。所以陈老强调，医者应辨明伤病，内外兼顾，辨证施治，既治外形之伤，又治内伤之损；另一方面，既用药物辨证施治，又注重以手法接骨理筋，治疗上强调骨折脱位的手法复位，推拿按摩的理筋治伤，内服药物的调理气血，外敷药物的消肿止痛。

五、王文义

（一）名家简介

王文义（1954—），天津人，曾任天津医院按摩科主任，兼任天津市中医药学会推拿专业委员会名誉主任委员、终身学术顾问。师从近代中医按摩大家李墨林和著名骨科先贤陶甫教授，从事中西医结合手法诊治软组织损伤疾病临床工作40余年，系统整理李墨林先生学术思想及理论技法，并参与编写了李墨林、陶甫共同主编的《按摩》一书。在传承发展李墨林按摩疗法、丰富津沽伤科推拿理论体系中，做出了突出的贡献。

作为李墨林老先生的关门弟子，在李老来津工作的近30年间，王老一直伴其左右。他传承了李墨林的按摩手法，用双手救助了很多本已被西医宣判必须手术的骨伤科疾病患者，使他们免于手术之苦，疾病也得以痊愈。很多患者奉他为妙手神医，以至于在天津骨科医院这样一个以手术为主的西医医院里，每当他坐门诊，候诊患者就络绎不绝，这也成了医院的一大特色。王老行医40余年，宅心仁厚，一心为患者服务，他从不争名夺利，默默无闻地传承李墨林按摩手法。曾经有很多社会性的机构邀请他去担任李墨林按摩的学术顾问，他都婉言谢绝，他说他最大的心愿就是能够让更多的人了解、认识李墨林按摩，为更多的患者服务，而不是神话它、将它束之高阁。

（二）主要学术观点及临床特色

1. 临床诊断，中西结合

王老每次在手法操作前，都要求做到对病情充分了解，如骨折的类型和移位方向，关节脱位是全脱或半脱、脱出的方向和有无并发骨折及受伤时间等，软组织损伤之肌腱韧带等有无断裂、粘连和粘连的程度，有了充分的了解，才能做到使用正确的手法和精准的部位。他不排斥西医学，而是强调中西医和谐共生、取长补短，他认为现代影像学能够有效规避临床手法操作的风险，所以针对特殊患者他都建议做影像学检查，以明确诊断。

同时，王老在诊断时善用触诊，手摸心会是诊断伤科的重要手段，也是最见功夫之处。王老认为，要治疗好疾病，必知其体相、识其部位，以明确骨折移位情况、脱臼方位、损伤程度等。《医录·症药之辨》指出："摸触肌肤，察其体相，审理症脉，以明诊断。"伤科诊治通过触摸、压挤、叩击、摇晃、转旋等手法诊断有无骨折脱臼、损伤程度或内损外伤，如：用压挤之法诊断肋骨骨折；以纵向叩击远端传导性压痛，来诊断脊柱实质性病变、胫骨骨折等；以轻度摇晃、轻旋之法诊断长骨骨折；等等。另外，王老在施术时，还强调手法要有计划性，如选用何种方法、何时进行，以及患者的体位、助手如何配合、是否需要麻醉等，都要提前考虑周密，做到心中有数，才能取得好的治疗效果。

2. 观察细微，强调无痛

王老跟随李墨林老先生学艺近30年，传承了其手法"轻""柔""稳"的特点。王老强调手法操作时用力要轻重适当，特别是在整复骨折、关节脱位时，若用力过猛、过重，则易加重周围肌肉、血管、神经损伤，甚至引起休克；用力过轻，则复位不易成功。即所谓"手法不可乱施，过轻则病莫能愈，过重则旧患虽去而又增新患矣"。

王老认为对软组织损伤的按摩推拿法，同样要注意保持适当的强度和适当的量，用力要由轻到重，再逐渐减轻而结束；在手法施术过程中，要随时观察患者的表情，以防意外，并应随时调整手法的强度；操作时动作要熟练、灵活、敏捷，尽量以患者不感到痛苦为原则，力求达到如前人所言的"法使骤然人不觉，患者知痛骨已拢"的手法水平。每次施术完，王老会耐心地询问患者感受，详细介绍病情变化转归规律，使患者能够安心治疗。同时，他还针对患者病情，详细介绍适合患者康复锻炼的养生操，帮助他们复健，深得患者的敬重。

第三节 津沽伤科推拿守正与创新

天津是北方最早开放的城市，具有中西合璧的独特气质，天津的发展可以说是中国近代史发展的"教科书"，"近代中国看天津"就是对当时天津发展的高度评价。天津由于特殊的历史条件和地理环境，既是"五口"通商的北方大港，联通东北、华东的铁路中枢，交通便利、人流广、物流大、经济发达，且有九国租界，中西文化较早融通，又居有清末的遗老遗少、北洋的军阀政客、工商界的巨头富商以及洋行的外商买办。这些富有者云集于津门，凡有病痛小恙，即求医问药，近现代的繁华成为天津医疗卫生发展的沃土。这种汇聚效应也带动天津吸引了大批中医学界的翘楚。河北津沽一带、京津两地的推拿名家也纷纷留住与此，出现了在近现代史上颇具名气的推拿大家，如李墨林、叶希贤、胡秀章等。

与此同时，随着西医学的深入影响，在人体解剖定位方面的理论和实践逐渐深入，加速了传统伤科推拿的规范化。在中西医理论指导下的伤科推拿手法进一步发展，中医伤科推拿人才辈出，不断深化、完善自身的理论体系与诊疗技术，在此时期涌现出大量的专业性的中医伤科人才。后世的伤科医学从事者将前人的临床技术、理论思想用于临床，用于实践，并且不断创新改革，并迅速形成了理论完善、技法清晰、独具津沽特色的伤科推拿流派。

一、津沽伤科推拿应用经筋的由来

津沽伤科推拿治疗伤科疾病是以软组织损伤为主，其中皮下组织、肌肉、肌腱、韧带、关节囊、滑膜囊等软组织损伤就是推拿治疗的优势，即中医学所说的筋伤。推拿治疗筋伤疾病，源于中医经筋理论的指导。津沽伤科推拿理论体系的形成，离不开津沽地区伤科名家对经筋应用的不断探索、在长期筋伤治疗实践中的深化总结，以及言传身教的传授与发展。

津沽伤科推拿在临床治疗中非常重视施术部位的选择，而这其中首先要提到的是李墨林老先生对经筋的临证应用，这些可以被认为是津沽伤科推拿对经筋理论认识的雏形与基础。李老出身贫苦，并未受过正统文化教育，但是他传承的却是"地道的中医"。受限于文化水平，李老在临床治疗中，虽未明确阐释经筋的相关理论，但其在治疗中已对经筋加以应用，认识到经筋理论的重要性，并提出"筋伤"是中医伤科的一大领域，应进一步进行研究和整理。

李老在临证中，强调在经络学说的指导下，重视循经取穴。经筋是附属于十二经脉的筋膜体系，是十二经脉气血濡养筋肉骨节的通道。李老在上肢准备手法时，常用"天鼎""缺盆""中府""极泉"等穴位，下肢准备手法常用"环跳""冲门""委中""承山"等穴位。这些穴位虽与《针灸学》的穴位同名，实际上也是经筋上的关键节点——筋结的位置，即我们所认为的多经筋相交重叠处。这些"穴位"既是经脉上的穴位点又是经筋联络筋肉、筋脉的关键点。就好比疏浚坎儿井的地下水网管道时，要先找到堵水的部位，然后进入坎儿井进行疏通，这个关键点一疏通，则整个地下水网管道就全部疏通了。李老在临证中常以筋结为关键施术部位，视其为打开经筋气血流通的钥匙。

李老总结的这些经典施术位置，在指下多会有明显动脉搏动感且无阻力，在正确点按时患者均会产生以热感为主的得气感，并且流窜明显，施术后患者即觉轻松舒适，局部症状有所缓解，可以起到活血散瘀、舒筋活络的作用。这种"得气"感，蕴含着准备手法中的调理经筋之法，以便于接下来治疗手法的运用。李老重视治疗位置的选取，仔细斟酌不难发现，其常用的施术部位，均为十二经筋结聚交会的特别之处。依李老多年的临床经验来看，这些位置在治疗软组织损伤疾病中确有奇效，在李老对经筋初步应用的基础上，后逐渐发展形成津沽伤科推拿"松筋"理论，松筋手法具有"宣而不泄，通而不燥，留而不滞，轻而不浮"的施术特点。后世在解读时，常将这一朴素的理论比喻为"锁眼与防盗门"的关系，防盗门上锁的时候，是上下左右四方锁，而当你拿钥匙插入锁眼开锁的时候，听到咔哒声，则房门才能打开。因此，我们在理解应用经筋理论治疗软组织损伤疾病时，要重视筋结在经筋理论应用中的关键作用，同时也强调得气感的重要性。

这些朴素而有效的治疗思想为津沽伤科推拿临床治疗软组织损伤疾病，特别是为后期形成的津沽伤科推拿"时相性辨证-分期论治"思想及"松筋易骨推拿法"打下了坚实的基础。

二、津沽伤科推拿正骨手法的完善

《捏骨秘法》言："人身内有脏腑，外缚肌肉为之枢轴，见架者，筋骨也。周身筋骨各有职司，部位一错，运动不灵。该书自头项肩臂，以至脊胁手足，凡属筋骨病证，或专用捏筋正骨，或兼用药疗，因症施术，随时斟酌。"津沽伤科推拿的正骨理论演变及历史发展，与对疾病的认识相关，并伴随历史发展不断演化，其特色手法尤以叶氏正骨最具代表性。早期，叶希贤老先生学习西医，发展中医，他认为伤科医生不仅要刻苦钻研中医经典著作和专著，还要掌握现代医学知识和诊疗手段，并将其整合应用于临床实践。

叶老在治疗骨伤类疾病时认识到动骨必定伤筋，正如《诸病源候论》中对受伤后理筋治疗所述："夫腕伤重者，为断皮肉骨髓、伤筋脉，皆是卒然致损，故血气隔绝，不能周荣，所以须善系缚，按摩导引，令其血气复"。因此叶老在治疗此类疾病时除了理筋外，待到筋柔血复后，才进行骨骼移位的整复。叶老在继承传统正骨八法的基础上，根据自己的临证所得，总结创新出的"十步腰突症手法""九步肩凝症手法"，皆体现了"筋骨并重""动静结合"的伤科治疗理念，他认为伤筋治疗重在顺理，如：在肩凝症早期注重放松肌肉，缓解痉挛的经筋，以使肿胀消退，松解和防止粘连；在腰椎间盘突出症的十步手法中先以揉背、封腰、放通手法以放松肌肉、调理经筋。其对津沽伤科推拿流派的治疗理念与方法产生了深远的影响。叶氏手法主要以运动关节类手法为主，强调西医学的重要性，重视人体的解剖结构分析及手法作用的机制，同时又强调中医学基础不能放松，充分展示了中西结合的思想，更开创了规范化正骨推拿的先河。

但大量的临床实践证实，叶氏正骨手法也存在一定的局限性。以"十步手法"治疗腰椎间盘突出症为例，当时视为腰椎间盘突出症的规范性推拿治疗之代表，但该套手法由于时代背景与医疗器械的缺乏等因素影响存在一定的局限性。如当时医疗行业整体的不足以及相关影像学、放射学等检查的缺乏，只是用造影成像技术来诊断腰椎间盘突出症，缺少对神经根与突出物位置关系的明确认识，特别是神经定位还只是根据临床症状来推测损伤的位置等，由于没有明确诊断或了解内在结构的现象，直接影响手法治疗，随着医疗科技的飞速发展而暴露弊端。同时在治疗腰椎间盘突出症时没有明确区分发病阶段，一律应用整复类手法，在有神经根炎症水肿的急性期，运用"十步手法"中的斜扳、牵抖等法造成了一系列医源性损伤，影响了临床疗效。

所以在此基础上，在津沽伤科推拿后人传承中，通过大量科学研究不断验证与完善，制定了更加科学有效的手法施术策略。根据伤科疾病的发病特点以及手法适时应用原则，结合特色活络舒筋手法，进一步完善了腰椎间盘突出症的治疗方案，不一味追求复位，有机融合了李墨林按摩疗法，以松解肌肉、舒筋活血为最大要旨，强调以通为用。同时，津沽伤科推拿取叶氏正骨所长，形成"易骨"手法，强调对理筋整复手法最佳应用时机的把握，注重手法的快速性、舒适性和有效性。因此，自上世纪90年代开始，根据中医辨证论治原则和软组织损伤疾病不同病理发展特点，津沽伤科推拿充分吸收借鉴中西医治疗的科研成果，打破中医治疗软组织损伤疾病辨证分型不分期的传统理念，建立了"瘀血阻滞期—经络瘀阻期—筋脉挛急期—筋骨错缝期"的分期治疗标准，创新性提出手法适时应用的新观点，在"时相性辨证－分期论治"理论基础上建立了"松筋易骨"推拿法。

总之，津沽伤科推拿并非独门独技，它是以多位津沽伤科推拿医家的经验与理论传承为基础，随着时间的沉淀，有机结合，形成的一套技法清晰、独具津沽特色的伤科推拿手法技艺。同时，津沽伤科推拿在守正精华中，又有创新，它是在中医学理论指导下，通过时相性、空间性辨证将伤科疾病进行分期诊疗，并将"松筋"与"易骨"相结合，使伤科推拿既遵循中医传统的整体观和辨证思路，又将手法特色蕴含其中，从而达到治疗疾病的目的。

第二章

津沽伤科推拿的流派特点

第一节　伤科疾病的辨证观

伤科的医学分科早在周朝时便已经形成，古属"疡医"范畴，又称"接骨""正体""正骨""伤科"等。中医伤科是以人体运动系统的防治为研究范畴，运动系统疾病根据致病因素不同，分为损伤和筋骨关节疾病。损伤是指由外力所致的运动系统损伤性疾患，涵盖了骨折、脱位、筋伤和内伤；筋骨关节疾病则指由于多种非暴力因素或机体自身因素引发的运动系统其他相关疾病，位置多累及骨关节及其周围软组织。而慢性软组织损伤疾病均涉及以上两种因素，也是津沽伤科推拿所诊治的优势范围，其临床表现以疼痛、肿胀、功能障碍、畸形、肌肉萎缩、筋肉痉挛等为主。

中医诊治疾病讲求辨证要"审查病机，勿失气宜"，治病要"谨守病机，各司其属"，伤科作为中医分科之一，自然要遵其道，明病因、辨病位、审病机、依病势，方能临证施治，出神入化。

一、溯病之源，审证求因

中医伤科历来重视病因的研究，黄元御《四圣心源》中说："内伤者，病于人气之偏；外感者，因天地之气偏，而人气感之。"损伤的病因主要包括外因和内因，即六淫外感与七情内伤。但同时，葛洪的《肘后备急方·三因论》认为疾病的发生"一为内疾，二为外发，三为他犯"；《金匮要略》中言："千般疢难，不越三条：一者，经络受邪，入脏腑，为内所因也；二者，四肢九窍，血脉相传，壅塞不通，为外皮肤所中也；三者，房室、金刃、虫兽所伤。"宋代陈无择在《三因极一病证方论·三因论》中说："其如饮食饥饱，叫呼伤气，尽神度量，疲极筋力，阴阳违逆，乃至虎狼毒虫，金疮踒折……等，有悖常理，为不内外因。"他同时也指出，"如欲救疗，就中寻其类例，别其三因，或内外兼并，淫情交错，推其深浅，断其所因为病源，然后配合诸证，随因施治，药石针艾，无施不可"。所以，损伤的病因还包括不内外因，或者是六淫七情交错在一起共同致病。因此，临证时要相互参合，审明病因，循因辨证，从因施治。

（一）外因

伤科疾病，主要涉及皮肉筋骨，多是外因所致。外因无外乎是外感六淫邪气和外力损伤。

外力多指外界暴力，外界暴力作用可以损伤人体的皮肉筋骨，进而导致机体的组织结构、生理功能失常。轻者出现肿痛瘀斑，重者皮肉开裂、损伤出血或筋断骨错，甚则内脏损害危及生命。如跌仆摔倒、高处坠堕、暴力撞击、扭转闪挫、机器压轧、过度负重、刀刃外伤以及风暴、雷电等不可抗力所引起的损伤都与外力作用有关。

临床常见筋骨损伤的主要致病原因是闪挫。所谓闪挫，就是筋骨位置的错动，有的闪挫发生时间短且筋骨位置错动能自我纠正，但易反复发作而引发疼痛；有的闪挫发生后，筋骨位置错动不能自行恢复，从而引发疼痛。基于此，我们通常把闪挫又分为慢性劳损和急性损伤。

慢性劳损是指长时间劳累或姿势不正确，使筋骨受到持续或反复多次的牵拉、摩擦等，导致筋肉、骨关节组织变性甚至断裂所形成的累积性损伤。如长期伏案工作易形成颈项部肌肉劳损、单一姿势的长期弯腰负重可造成慢性腰肌劳损或椎间盘退变、长时间的步行可能引起跖骨疲劳性骨折等。《素问·宣明五气》曰："久视伤血，久卧伤气，久坐伤肉，久立伤骨，久行伤筋，是谓五劳所伤。"说明了劳损可由外而内，伤及气、血、筋、骨、肉。慢性劳损致病多由轻及重、由表及里、由筋及骨、由气血及脏腑，所以病势缠绵，易反复发作。

急性损伤是指突然的外界暴力作用于机体，导致暴力范围内皮肉筋骨的损伤。轻者，承受暴力部位筋肉损伤，气血瘀滞；重者，"筋出槽，骨错缝"；甚者，关节脱位、骨折。若急性损伤没有得到及时有效治疗，迁延不愈，最后会形成慢性劳损。这也是慢性劳损的原因之一，比如腰椎滑膜嵌顿、"岔气"、习惯性踝关节扭伤、习惯性肩关节脱位，都是由于受到外力后，关节与周围韧带、肌肉的位置异常所致，若没有及时纠正，或未进行稳定性康复训练，反复损伤，就会演变为慢性劳损。

津沽伤科推拿还十分重视六淫诸邪对筋骨、关节的影响。《仙授理伤续断秘方》提到"损后中风，手足痿痹，不能举动，筋骨乖张，挛缩不伸"，说明各种损伤之后，风寒湿邪可能乘虚侵袭，阻塞经络，导致气机不得宣通，引起肌肉挛缩或松弛无力，进一步加重脊柱和四肢关节功能障碍。《伤科补要》则直言风寒邪气与颈项的重要关联性："夫人之筋，赖气血充养，寒则筋挛，热则筋纵，筋失营养，伸舒不便，感冒风寒，以患失颈，头不能转"。感受不同风寒湿邪均可致腰痛，正如《诸病源候论·腰背病诸候》所言："凡腰痛病有五……二曰风痹，风寒著腰，是以痛……五曰寝卧湿地，是以痛"。人体四肢百骸遭受外伤后，气血、筋骨、脏腑、经络受损，尤其年老体弱或久病体虚者，六淫邪气常乘虚而入，可引起筋骨、关节痹痛；风寒湿邪杂合一处，最易导致关节疼痛、活动不利，若有陈伤旧患，则易经久不愈。

此外，损伤的发生与职业、工种也有一定的关系，比如手部损伤较多发生在缺乏必要的防护设备下工作的机械工人，肱骨外上髁炎多发生于网球运动员、手工业者等，慢性腰部劳损多发于经常弯腰负重操作的工人，运动员及舞蹈、杂技、武打演员容易发生各种运动损伤，伏案工作的脑力劳动者易患颈椎病等。职业、工种所造成的筋伤的部位和性质不完全相同，从某种意义上来讲，职业、工种也是一种外界致病因素。

（二）内因

"内伤者，病于人气之偏。"内因是指由于人体内部气的运动变化太过或不及而导致损伤的因素。

《素问·评热病论》指出："邪之所凑，其气必虚"，这句经文重点强调的是正气在发病过程中的重要作用和主导地位。正气不足是主要的内在因素，是发病的根本，而邪气的侵入是外部因素，是发病的条件。《灵枢·百病始生》中进一步指出："风雨寒热，不得虚，邪不能独伤人。卒然逢疾风暴雨而不病者，盖无虚，故邪不能独伤人。此必因虚邪之风，与其身形，两虚相得，乃客其形"，具体说明了大部分外界致病因素只有在机体虚弱的情况下，才能伤害人体。比如，《诸病源候论·卒腰痛候》中指出："夫劳伤之人，肾气虚损，而肾主腰脚，其经贯肾络脊，风邪乘虚，卒入肾经，故卒然而患腰痛"，说明肾气虚损是腰痛的基础病机；《伤科补要》有云："下颏者，即牙车相交之骨也，若脱，则饮食言语不便，由肾虚所致"，说明骤然张口过大可以引起颞颌关节脱位，也与肾气亏损而致面部筋肉、关节囊松弛有关；《正体类要·正体主治大法》言："若骨骱接而复脱，肝肾虚也"，说明了肝肾虚损正是习惯性脱位的病理因素之一。

所以，损伤的发生也受先天禀赋的影响，如：第1骶椎的隐性脊柱裂，由于棘突缺如，棘上与棘间韧带失去了依附，降低了腰骶关节的稳定性，容易发生劳损；第5腰椎骶化系腰椎一侧或两侧横突肥大成翼状与骶骨融合成一块，并多与髂骨嵴形成假关节，加重了腰骶部的负担，经常使得患者反复出现局部疼痛。先天禀赋不足，肝肾易虚，则筋骨痿软，承受外界暴力和抵抗风寒湿邪侵袭的能力就弱。正如《诸病源候论·腰背病诸候》所言："夫腰痛，皆由伤肾气所为。肾虚受于风邪，风邪停积于肾经，与血气相击，久而不散，故久腰痛。"

同时，在伤科疾病中，损伤与七情（喜、怒、忧、思、悲、恐、惊）的关系也极为密切。比如，"怒伤肝"，而"肝主筋"，大怒则易筋脉拘急；"恐伤肾"，而"肾主骨"，过度恐惧则易骨软无力。临床观察发现，在慢性的骨关节疾病中，如果患者情志郁结，气机郁滞不能助血行，则易加重病情。而且，在各类骨关节疾病患者中，性格开朗、意志坚强者，有利于创伤修复和疾病的好转；如果意志薄弱、忧虑过度，则加重气血内耗，不利于疾病的康复，甚至加重病情。因此，中医伤科历来重视精神调养。

此外，年龄不同，伤科疾病的好发部位及发生率也不一样，体质的强弱、盛衰与损伤的发生也有着密切的关系。年轻体壮、气血旺盛、肾精充足、筋骨坚固者不易发生损伤；年老体弱、气血虚弱、肝肾亏虚、骨质疏松者容易发生损伤。腰为肾之府，腰腿长期劳累，容易耗伤气血，如扛同一重量的物体，腰肌强壮者，不易发生扭伤，反之，腰肌薄弱者，可发生急性腰扭伤。

综上所述，人是一个内外统一的整体，伤科疾病的发生发展是内外因素综合作用的结果。不同的外因，可以引起不同的损伤，而同一外因作用于不同内因的个体，产生损伤的种类、性质与程度又有所不同。损伤的病因较为复杂，由于社会的发展，致病因素也呈现出不同的时代特点。《证治准绳·疡医》中说："察其所伤，有上下轻重深浅之异，经络气血多少之殊。"伤科疾患的发生，外因固然很重要，但亦不要忽视内因的作用，临证一定要仔细审查，要从"病的人"着手，而非仅仅考虑"人的病"。

二、谨守病机，各司其属

病机，是"病之机要""病之机括"，是疾病发生、发展与变化的机制，是中医对疾病内在、本质、规律性的深刻认识，是临床诊病治病的关键，所以津沽伤科推拿极为重视对疾病病机的分析。

人体是由脏腑、经络、气血、津液、皮肉、筋骨等组成。伤科疾病的发生主要与筋骨的损伤密切相关，即"筋出槽、骨错缝"的病理状态，也是中医对伤科疾患的经典描述，而造成这一病理状态的主要原因就是闪挫。无论何种闪挫，其发病机制是相同的，那就是气滞。外力作用于皮肉筋骨，导致局部气机阻滞，筋脉拘急，从而引发"筋出槽、骨错缝"，进一步瘀阻经络，血瘀不行，不通则痛。正如明代薛己在《正体类要》序文中指出"肢体损于外，则气血伤于内，营卫有所不贯，脏腑由之不和"，说明人体的皮肉筋骨在遭受到外力而损伤时，可进而影响到气血、营卫、脏腑的功能。当然，若脏腑不和，由里达表引起经络、气血、津液的变化，阴阳平衡失调，亦可以导致皮肉筋骨容易受到闪挫而出现损伤。所以说，外伤与内损、局部与整体之间是相互作用、相互影响的。因此，在伤科疾病的辨证论治过程中，均应从整体观念加以分析，既要辨证施治局部皮肉筋骨的外伤，又要对外伤引起的经络脏腑、气血津液功能的病理变化加以综合分析，这样才能正确认识损伤的本质和病理现象的因果关系。这种局部与整体的统一观，是中医伤科治疗损伤疾患的原则之一。

（一）皮肉筋骨

1. 皮肉损伤

损伤的发生以皮肉首当其冲，或利刃割划，皮破肉损，是犹壁之有穴、墙之有窦，外邪容易进入；或气血瘀滞逆于肉理，则营气不从，郁而化热，犹如闭门留寇，以致郁热化腐。皮肉受营卫的濡养尤以津、气的形态为主，《灵枢·决气》云："何谓气？岐伯曰：上焦开发，宣五谷味，熏肤、充身、泽毛，若雾露之溉，是谓气。何谓津？岐伯曰：腠理发泄，汗出溱溱，是谓津。"皮肉受营卫气血的濡养，营卫气血的生理、病理变化关系到皮肉的消长和病变。《灵枢·本神》明确提出脾虚致痿，"脾气虚则四肢不用"是因为伤病之后，肺气不固，脾虚不运，则卫外阳气不能熏泽皮毛，脾不能为胃运行津液，而致皮肉濡养缺乏，引起肢体痿弱或功能障碍的证候。损伤引起血脉受阻，营卫运行不畅，则皮肉得不到气血的濡养，可导致肢体出现麻木不仁、挛缩畸形等缺血性肌挛缩的表现。皮肉组织感染，气血凝滞，郁而化火，酿而成脓，遂出现局部红、肿、热、痛等症状。

2. 筋出槽

《说文解字》对筋的注解是："筋，肉之力也。"现代医学认为筋是筋络、筋膜、肌腱、韧带、肌肉、关节囊、关节软骨等组织的总称。《素问·五脏生成》论述筋的从属关系："诸筋者，皆属于节"，认为筋的功能隶属于关节组织结构。《灵枢·经脉》言"筋为刚"，说明筋的功能坚劲刚强，能约束骨骼。筋骨为人之外壁，凡跌打损伤，筋每首当其冲，最容易受伤。临床常见到的扭伤、挫伤，均可导致筋肉损伤，甚至在骨折的情况下，由于筋附着在骨与关节的周围，联系紧密的筋肉往往会伴随着骨折而出现损伤。慢性劳损中筋的病理变化较为复杂，主要以筋肉的纤维化作为基础，如"久行伤筋"正是说明筋肉使用过度可以造成损伤。

"筋出槽"是中医伤科的习惯性用语，并不直接见于中医古籍当中，但对于筋出槽的病理状态，文献中有多种描述，其中《伤科大成》中有"筋有弛纵、卷挛、翻转、离合各门"的描述，《伤科汇纂》中亦有"筋离出位"的记载。筋出槽是指筋离常道，处于不正常的位置，表现为弛、纵、卷、挛、翻、转、离、合、歪、走等形式。一般来说，筋急则拘挛，筋弛则痿弱不用。筋出槽是伤筋的一类病理状态，《医宗金鉴·正骨心法要旨》言："用手细摸其所伤之处，或……筋强、筋柔、筋歪、筋正、筋断、筋走、筋粗、筋翻、筋寒、筋热，以及表里虚实，并所患之新旧也"，可以间接看出筋的多种病理状态中"筋歪""筋走""筋翻"属于筋出槽的范畴。

3. 骨错缝

伤科疾患的伤骨病证，包括了骨折、脱位。其多因外力导致骨的位置处在不正常的范围，伤后出现肿胀、疼痛、活动功能障碍，并可因骨折断端位置改变而有畸形、骨擦音、异常活动，或因关节脱位而出现弹性固定的情况。骨的损伤往往也存在于日常的过度使用，而这类过度使用造成的疾患正是津沽伤科推拿的施治优势，"久立伤骨"说明过度疲劳能使人筋骨受伤。损骨或伤筋，筋骨的位置错乱必然影响气血周流，致使脉络受损、气血瘀滞，因此治疗伤科疾患时必须要考虑到纠正气血瘀滞的病理状态。

骨错缝是指骨与骨之间的正常关系、关节正常的间隙发生改变。如《医宗金鉴·正骨心法要旨》云："若脊筋陇起，骨缝必错，则成伛偻之形""或因跌仆闪失，以致骨缝开错，气血郁滞"，提示骨错缝状态下筋骨的关系是不正常的，同时间接影响了气血的顺畅通行。关于文献记载中与骨错缝意思相近的术语有很多，如"骨节间微有错落不合缝""骨缝参差""骨缝开错""骨缝叠出""骨缝裂开"等。尽管表述不同，但是其大体意义相同，均指骨关节正常的解剖结构和位置发生了改变。

筋与骨在生理状态下是密切相关的，这里提到的"筋"就包涵了津沽伤科推拿临床应用最多的"经筋"，经筋的作用就是联络四肢百骸、主司关节运动。同时，骨为筋提供支撑和附着，骨通过筋的"束骨"作用，维持稳定，并在筋的引导下完成日常生理活动。因此"骨正筋柔，气血以流"是《黄帝内经》中描述身体健康的重要基础条件。《仙授理伤续断秘方》中就有多处有关筋骨的描述："手足久损，筋骨差交，举动不得""筋骨乖纵，挛缩不舒"等，同样在《医宗金鉴·正骨心法要旨》中也有类似的描述："面仰头不能垂，或筋长骨错，或筋骤，或筋强骨随头低"。由此可见，在临床见到的伤科病患当中，筋出槽、骨错缝两种情况往往同时发生、并存，这些病理变化会演变成伤科疾病的筋骨错缝证。骨错缝发生时往往会伴有不同程度的筋出槽，前文中已有多处关于筋骨共伤的描述，然而筋出槽时并不一定伴随有骨错缝，如《伤科汇纂》中的"筋翻肿结脚跟瞖"和"筋横纵急搦安恬"则是单纯的筋出槽表现。

（二）经络

1. 经脉瘀阻

经脉内联脏腑，外络肢节，布满全身，是营卫气血循行的通路。《灵枢·本脏》提出："经脉者，所以行血气而营阴阳、濡筋骨、利关节者也"，指出经脉有运行气血、营运阴阳、濡养筋骨、滑利关节的作用。《灵枢·经别第十一》指出："夫十二经脉者，人之所以生，病之所以成，人之所以治，病之所以起，学之所始，工之所止也，粗之所易，上之所难也"，说明人体的生命活动、疾病变化和治疗作用，都是通过经脉来实现的。《杂病源流犀烛》言："损伤之患，必由外侵内，而经脉脏腑并与损伤"，所以伤科疾病普遍存在经脉瘀阻之证、不通则痛的症状。《证治准绳》中记载："又察其所伤，有上下轻重深浅之异、经络气血多少之殊，惟宜先逐瘀血、通经络、和血止痛，然后调养气血、补益胃气，无不效也。"

2. 经筋挛急

经筋是十二经脉的附属部分，是十二经脉之气"结、聚、散、络"于筋肉、关节的体系。我们在前面讨论的筋出槽中的"筋"也囊括了"经筋"，可以认为是人体筋肉系统的简称，同经脉名称相对应，属于十二经脉的皮肉筋腱系统组织结构。明代张介宾提出："十二经脉之外而复有经筋者，何也？盖经脉营行表里，故出入脏腑，以次相传；经筋联缀百骸，故维络周身，各有定位。虽经筋所盛之处，则唯四肢溪谷之间为最，以筋会于节也。筋属木，其华在爪，故十二经筋皆起于四肢指爪之间，而后盛于辅骨，结于肘腕，系于关节，联于肌肉，上于颈项，终于头面，此人身经筋之大略也。"十二经筋总括人体全身皮肤、肌肉、肌腱、筋膜、韧带等的有机联动结构，发挥"联缀百骸"、"维络周身"、"着藏经脉"、护脏固腑、保证躯体正常活动的功能。拘挛疼痛是经筋致病的最主要的表现，而由于经筋的生理特性，拘挛痹痛往往会产生横向的延展，由小的关节开始进一步蔓延到主要的大关节，而筋脉挛急证往往也是伤科疾病发生的首要阶段。经筋所结的大关节处多有相应的治疗点，以津沽伤科推拿特有的捏按等手法施术于经筋上的治疗点，活络舒筋、行气活血，治疗效果明显。本书将经筋相关的病机单独拿出来讲述，可见经筋在津沽伤科推拿诊疗体系中的重要地位。

（三）其他

1. 气血津液失和

气血运行于全身，周流不息，外而充养皮肉筋骨，内而灌溉五脏六腑，维持着人体正常生命活动。气血调和能使阳气温煦，阴精滋养；若气血失和，便会百病丛生。《素问·五脏生成》曰："肝受血而能视，足受血而能步，掌受血而能握，指受血而能摄"，说明全身的皮肉、筋骨等都需要得到血液的营养，才能行使各自的生理功能。在人体整个生理活动之中，气血与津液相互为用、联系紧密，津液是血的延续，血液的盈亏与津液的盛衰相互影响。由于重伤久病，常常耗伤阴液，可见口渴、咽燥、大便干结、小便短少等症；津液亏损时，气亦会随之受损，可导致"气随液脱"。

人体气机运行失常即为伤气，一般分为气滞与气虚，气闭和气脱则常见于严重损伤的患者。《素问·阴阳应象大论》曾言及气滞，"气伤痛，形伤肿"，气本无形，故郁滞则气聚，聚则似有形而实无质。气机不通之处，即伤病所在之处，其特点为外无肿形，自觉疼痛范围较广，痛无定处，体表无明显压痛点。气虚主要出现在慢性损伤、急性病的恢复期以及体质虚弱和老年患者，气虚往往伴随着新陈代谢水平的下降，严重者会影响伤科疾患的修复与愈合。临床上伤气与伤血多同时并见，伤科疾患多见瘀血阻滞或气血两虚之证。

2. 五脏六腑失调

脏腑是化生气血、通调经络、濡养皮肉筋骨、主持人体生命活动的主要器官。《素问·至真要大论》言："诸风掉眩，皆属于肝；诸寒收引，皆属于肾……诸湿肿满，皆属于脾"，说明了各种病变与脏腑皆息息相关。脏腑相关病机是探讨疾病发生发展过程中，脏腑功能活动失调的病理变化机制。伤科疾病的发生多与肝、肾、脾密切相关。

肝主筋，肝藏血。《素问·痿论》云："肝主身之筋膜。"《素问·上古天真论》言："七八，肝气衰，筋不能动。""肝主筋"指的是全身筋肉的运动与肝有密切关系。《灵枢·本神》提到："肝藏血，血舍魂。"肝如同"血库"一般，能够贮藏一定的血液，以供人体活动所需，发挥其濡养脏腑组织、维持相应功能的作用。肝血充盈才能使肢体的筋得到充分的濡养，若肝血不足则会出现手足拘挛、肢体麻木、屈伸不利等症。

肾主骨，肾藏精。《素问·阴阳应象大论》言："肾主骨髓。""肾主骨"是因为肾藏精、精生髓、髓养骨，所以骨的生长、发育、修复，均依赖肾脏精气的滋养和推动。《素问·脉要精微论》提出："腰者肾之府，转摇不能，肾将惫矣……骨者髓之府，不能久立，行则振掉，骨将惫矣。得强则生，失强则死"，肾虚者易导致腰部扭闪和劳损，而出现腰背酸痛、俯仰不能的表现。骨能贮藏骨髓，而肾藏精、精生髓，因此肾气的充盈与骨骼的健康存在密切的联系。

脾主肌肉。《素问·痿论》中说："脾主身之肌肉。"即脾气健运，则肌肉丰盈而有活力；如脾有病，则肌肉痿缩不用。《素问·太阴阳明论》云："脾病……筋骨肌肉皆无气以生，故不用焉。"脾胃运化水谷精微，生化气血以充养全身。如果营养好则肌肉壮实，受伤以后容易痊愈。若伤后脾胃功能减退，则化源不足，无以滋养，势将影响气血的生化和筋骨损伤的修复。

三、辨病之趋，寻病之势

病势是指疾病发展演变的趋势，辨病势就是预测病证发展演变的趋势，从而可以进一步推测病证的预后和转归。伤科疾病的发生发展必然要遵循一定的发展演变趋势，无论是外力闪挫，还是外感六淫，首当其冲就是破坏了人体阴阳的相对平衡，那就必然会引起人体生命活动的基本物质——精气血津液的病变，从而产生局部或全身的多种多样的病理变化。随着时间的变化，人体阴阳、经脉气血、病位表里、正邪虚实都在发生变化，病理状态也在发生变化。闪挫发生时，会引起局部气机的突然滞塞，这种气滞的发生会导致局部筋肉出现短暂的应激性拘挛，如果这种情况及时恢复，且人体正气充足，那么经过有效规避和合理预防，这种情况将不再发生。若这种情况反复出现，或闪挫力较大，气滞状态得不到缓解，筋肉拘挛持续发生，产生疼痛，并会导致"筋出槽、骨错缝"的病理状态，关节活动不利，从而影响经气运行，经络瘀阻，疼痛将进一步加重；"气为血之帅"，气滞不能行血，则血液瘀滞不通，不能濡养筋脉，甚至出现肢体麻木等症状。基于这一发病特点以及变化规律，津沽伤科推拿遵循时相性辨证方法，提炼出了伤科疾病发展过程中的4个关键证候病理阶段，同时进一步根据患者就诊时的发病时机总结了伤科疾病的动态演变分期，逐渐形成了津沽伤科推拿的"时相性辨证－分期论治"理论。

综上所述，伤科疾病虽病位在筋骨、肌肉、四肢、脊柱、关节等局部，主要表现为"筋出槽、骨错缝"，但其发病与全身经络脏腑、气血津液亦密切相关。正如《灵枢·本脏》所言："是故血和则经脉流行、营复阴阳、筋骨劲强、关节清利矣。"在医治伤科疾患时，应根据经络、脏腑学说灵活运用，调整其内脏的活动和体表组织、器官的功能。津沽伤科推拿在伤科疾病的诊疗过程中，详查病因，谨守病机，辨明病势，以"时相性辨证 – 分期论治"理论为原则指导辨证施治。

第二节　"时相性辨证 – 分期论治"的形成

一、伤科疾病的时空概念

（一）"时空"中的中医哲学

时间和空间是物质的两种属性，二者缺一不可。时间是物质存在的"持续"，空间是物质存在的"广延"，时间、空间是事件发生的基本要素。同理，定位自然界的各事各物，时间与空间两者俱备，才能事半功倍，疾病也不例外。中医的思维方式不是还原、分解，而是整体观。所谓整体观既非截然分割，也非笼统不分，而是分中有合、合中有分。"整体思维"与"时空合一"是同义的，这意味着在中医领域，人体的形态、结构并非空间意义上静止、固定、简单的几何体，而是"时空合一"意义上的"象"。

阴阳的周期性变化主要指昼夜更替，而五行的周期性变化主要指春、夏、长夏、秋、冬季节的更替。此周期的含义虽包括时间，然而并非撇开空间，而是融合了空间，具有时空合一的特征。以五行为例，春、夏、长夏、秋、冬虽指时间，然而季节的划分确定离不开对自然万物随季节变化而呈现的"象"的观察，而"象"是有形的、实在的，即空间的，因而在周期中的时间融合了空间。正因为融合了空间，此时的时间是有着具体、实在的内涵，即自然万物随时间变化而呈现的自然周期性、节律性：春主生、夏主长、长夏主化、秋主收、冬主藏。显然，这种富有具体、实在内容的时间与抽象空虚的线性时间具有本质的不同。

疾病是一个不断变化的动态演变过程，任何疾病都处于发生、发展、转归的动态变化中，而不同的发展阶段（即"时间性"），疾病自身所具有的病位、病性、病机、证候特点及病势趋向等特征各不相同（即"空间性"）。疾病本身具有时间属性，又存在空间性的特征，其证候不是一成不变的。伤科疾病的发生发展尤其突显此原则，其遵循一定的自然规律。"时相性辨证法"根据疾病在发生发展转归过程中的阶段性和时间性进行辨证。中国古代医学家张仲景将时相性辨证运用到临床，采用时相性辨证有效解决了发病急骤、变化迅速、阶段性明显的外感疾病。其著作《伤寒论》中论述了在运用六经辨证方法诊治外感疾病的过程中，有机地融入了时相性辨证方法，用以分析病机、病性，区别病期、病位，说明发病形式、证候特点，判断病势发展趋向等。

（二）伤科疾病诊治中的"时"与"空"

"时"毋庸置疑是中国古代哲学、政治乃至社会生活中常涉及的重要内容。中国古代哲学十分重视时间，强调时间与物质运动的不可分性和客观性，时间是事物本身的固有属性和生生不息的运动发展过程，其中蕴含与时俱进的发展思想，具有很强的实践意义。《素问·气交变大论》中就曾载文记述："夫道者，上知天文，下知地理，中知人事，可以长久。"古代的天文学家通过观测太阳、月球和其他一些天体及天象，确定了时间、方向和历法，这也表明中医师要掌握患者所在地区的气候变化特点、地区环境特点、人与自然关系等，在治疗中考量气候、地区等的"时"，抓住关键时机，进行顺应"时机"的治疗，融入"时"的观念才能在治疗疾病方面提高疗效。

伤科疾病的诊治关键在于发病时间与治疗时机的把握，要顺其"时"、助其"势"。例如膝关节病变的发生，就是由于膝关节疾病特有的缠绵难愈、易复发的特性，而采取姑息策略的膝关节病患者其病一般在缓解期与炎症期之间反复游走。此类患者往往因疼痛缓解而未及时就医，错失了最佳的治疗窗口期，最终很大可能会在膝关节病后期出现关节变形的症状。明代著名医家张景岳认为："阳动而散，故化气；阴静而凝，故成形。"治疗窗口期内肌肉因制动而萎软，肌肉腠理阳气不敷，脉道经络瘀阻不通，此时应循序渐进地增加关节周围肌肉韧带的耐力、肌肉容量，使得关节周围软组织的阳气条达，以期恢复关节的稳定性，为将来关节功能恢复做好准备。恢复期是关节内部粘连物质生成最迅速的时期，如果得不到充分的生理活动，就会产生阴寒凝滞的现象，可能出现关节变形，而膝关节变形一旦形成，将极大程度上限制患者关节的活动范围，造成生活上的诸多不便，同时关节变形也会降低疗效的预期。可见治疗时机的把握是至关重要的。

中医学理论是建立在阴阳五行哲学基础之上的，阴阳五行是空间的，但并非几何意义上的空间，不是点线面、长宽高，而是方向。在阴阳中，方向指上、下；在五行中，方向指东、南、中、西、北。《素问·金匮真言论》有云："东方青色，人通于肝，开窍于目，藏精于肝，其病发惊骇，其味酸，其类草木，其畜鸡，其谷麦，其应四时，上为岁星，是以春气在头也，其音角，其数八，是以知病之在筋也"；《素问·五脏别论》有云："夫胃、大肠、小肠、三焦、膀胱，此五者，天气之所生也，其气象天，故泻而不藏……所谓五脏者，藏精气而不泻，故满而不能实；六腑者，传化物而不藏，故实而不能满"。以上都是利用"取类比象"思想进行归纳总结，把人体的脏腑、组织、器官等赋予了空间的意义。

司外揣内一直是中医学的一朵奇葩，具有中国传统思想独特的魅力。《灵枢·本脏》提到"视其外应，以知其内脏，则知所病矣"，说明脏腑与体表是内外相应的，观察外部的表现，可以测知内脏的变化，从而了解疾病发生的部位、性质，认清内在的病理本质，便可解释显现于外的证候。《丹溪心法》总结说："欲知其内者，当以观乎外；诊于外者，斯以知其内。该有诸内者形诸外。"因此临床诊察疾病时应注重多维度的中医辨证，在八纲辨证的基础上灵活应用辨证系统，以明确患者在空间层次上的症状与体质因素，以期更好地对症施治。伤科疾病的发展同样具有一定的过程及发病特点，临床中我们要抓住疾病发展中的空间性特征，寻找疾病的本源。所谓空间辨证，即是在某一时刻，以中医基础理论为指导，应用脏腑辨证、六经辨证、经络辨证等思想，根据患者证候进行辨证，总结患者的病证资料，对症治疗。伤科疾病患者的常见症状，如腰痛如刺、痛有定处、痛处拒按、日轻夜重、舌紫暗或有瘀斑、脉涩，通常辨证为瘀血腰痛。这里来讲，即是通过五脏、经络等的抽象定位，将证型归纳总结并锁定其空间辨证的准确位置，进而在遣方用药或手法治疗上更具有针对性。需要注意的是，临床医师应该同时把时间属性与之结合，使得具体证型的施治更具前瞻性。

（三）"时空"在津沽伤科推拿的发展

"应时而变"足以诠释津沽伤科推拿 60 余年的发展历程。津沽伤科推拿科室早期的学术环境专注于手法治疗，其在一定程度上迅速提高了科室内部医务人员的治疗水平。在此之上，通过参阅古代医学典籍以及学习近现代骨伤名家叶希贤的叶氏伤科手法与李墨林的李氏按摩手法，科室建立了标准化的手法模式及临床考核标准。标准化的推行彰显了顶层设计的优越性，既充分地规避了自拟手法带来的盲目性，节省了口传心授耗费的时间成本，增强了临床工作效率，更是保证了疗效的稳定性，从而为中医辨证治疗的开展铺平了道路。

但需要我们正视的一点是，疾病是随着时间的推移而发生发展的，尤其是"筋出槽、骨错缝"一类的伤科疾病。随着科室的不断发展壮大，治疗方法需要与时俱进。先前推崇"手法万能"的学术环境已经无法满足科室的发展需要，单纯依靠解剖学定位指导手法治疗的诊治思路，存在重术轻道的学术盲区，也就是说，医者个体技术娴熟，但面对患者时心中怀着对自身手法的盲目自信，容易生搬硬套，在疾病的不同状态下选择近乎相同的手法施术而疏于辨证施术。我们通过观察发现，如不能做到"随时而动静，因资而立功"，就如同撒网捕鱼一般，网眼大小决定了捕获的种类，如果渔网不换，那么结果往往会一成不变的。忽视患者的需求，何谈发展？凡是存在影响诊疗水平发展的因素，无疑会阻碍患者日益增长的健康生活需要。

若要让法出，须得使心转。对伤科疾患的发展规律进行总结凝练，使其从个人经验总结逐渐过渡到具有一般性、普遍价值的临床诊疗思路，一直是津沽伤科推拿所追求的目标。"时相性辨证 – 分期论治"作为科室的特色诊疗思想，它的出现代表着科室集体智慧之结晶。我们认为，作为临床伤科推拿医师，首先要了解疾病发展的态势，找准时机进行治疗，顺应"时机"高效干预，缩短患者的病程，降低患者的痛苦。若是想找准时机，须得扬弃旧的诊疗思路，创建新的诊疗思路，将病情的发展细致剖析，分条缕析地将病程拆解，并且从中找到关键节点，基于此，"时相性辨证 – 分期论治"应运而生。

二、卫气营血辨证的启示

（一）卫气营血辨证的源流

卫气营血辨证体系是由叶桂整理并最终提出的。叶桂（1667—1746 年），字天士，号香岩，江苏人，清代著名的临床医家，温病学的奠基人之一，《温热论》是其代表性著作。叶桂在温病一门独具慧眼、富于创造。温病属常见病，其发生具有明显的季节性，人体感受温热病邪后，大多起病急骤、传变较快，且多数具有程度不等的传染性、流行性。他所创建的卫气营血辨证体系是其学术思想的精华，在临床防治温热病中发挥着重要作用，时至今日仍然对临床实践具有深刻的指导意义。

卫气营血辨证思想的萌芽源自《黄帝内经》，其中，《灵枢·营卫生会》曾提及"清者为营，浊者为卫，营在脉中，卫在脉外"。营卫二气源于饮食，在五脏六腑之中流转。营行脉内，具有营养作用；卫行脉外，具有捍卫功能。《素问·痹论》云："卫者，水谷之悍气也，其气慓疾滑利，不能入于脉也，故循皮肤之中、分肉之间，熏于肓膜，散于胸腹。"强调卫气温煦、推动的生理特点，概述了卫气的走行，进而于空间位置、走行动态、功能特性等多个维度界定营卫的关系，《素问·痹论》言："营者，水谷之精气也，和调于五脏，洒陈于六腑。"《灵枢·决气》也曾提到："上焦开发，宣五谷味，熏肤，充身，泽毛，若雾露之溉，是谓气。"概述了气的功能包含温煦皮肤、充实形体、滋润毛发，就像雾露雨水滋润万物。李中梓认为营卫二气同出自水谷，洒陈于六腑而气至，和调于五脏而血生。卫气营血代表着生理功能的不同层次，但仅以温热病的病机传变过程来说，卫气营血则代表着温热病的病势深浅的四个阶段。叶桂根据病邪在人体内传变进程中的病机、证候特点，创建了温病辨证体系，提出了由浅而深、由轻到重的卫分、气分、营分、血分四个病机层次及阶段。

（二）卫气营血辨证的特征与启发

1. 卫气营血辨证的规律

辨证论治是中医学的基本特点之一，《温热论》通篇贯穿着辨证论治内容，辨证有纲，纲举目张。叶桂说："大凡看法，卫之后方言气，营之后方言血。"执简驭繁地划分出温病所犯部位的浅深层次，总结出温病发生发展的一般规律。其证候诊断及演变特点如下。

卫分证阶段：病情尚轻，邪犯肌表，肺气失宣。主要有发热、微恶风寒、无汗或少汗、头痛、咳嗽、口渴、脉浮数等肺卫见症。

气分证阶段：病邪在里，病情较重，病邪侵及肺、胃肠、胆等脏腑。主要有身热、汗自出、不恶寒反恶热、口渴欲饮、苔黄燥、脉滑数等里热见症。

营分证阶段：病邪内陷，病情较为深重，病邪内损营阴，扰乱心神。主要有烦躁不安、入夜不寐、斑疹隐现、舌质红绛等热伤营阴和心神被扰的见症。

血分证阶段：病邪深陷，病情最为深重，病邪深入血分，累及心、肝、肾，造成热盛动血、热盛动风、热盛伤阴等病理损害。主要有身热、吐血、衄血、便血、斑疹透发、舌质深绛等热盛动血见症。

由此可见，叶桂的卫气营血辨证方法，完全是从温热病的传变特点出发进行辨证，抓住了温热病发展的几个关键性节点。温病卫气营血不同病理阶段有其特有的证候特征，辨证一目了然，广为临床应用。

2. 卫气营血辨证的特点

（1）坚持方证对应

关于温病的治疗，《温热论》原文详细论述了卫分证、气分证、营分证和血分证四个病理阶段的治疗原则及方法："在表初用辛凉轻剂""若其邪始终在气分流连者，可冀其战汗透邪，法宜益胃，令邪与汗并，热达腠开，邪从汗出。解后胃气空虚，当肤冷一昼夜，待气还自温暖如常矣""辛凉散风，甘淡祛湿，若病仍不解，是渐欲入营也。营分受热，则血液受动，心神不安，夜甚无寐，或斑点隐隐。即撤去气药，如从风热陷入者，用犀角、竹叶之属；如从湿热陷入者，犀角、花露之品，参入凉血清热方中"。最难得的是叶桂把用药后患者的生理反应叙述得较为清楚，如战汗、肤冷、待气还自温暖如常等。说明叶氏在温病的诊治方面临证经验丰富，且十分重视对卫气营血病机转变的预判，同时强调精细化处方原则，灵活选择应用中药，坚持方药对证的诊治原则。

（2）强调料疾机先

"在卫汗之可也，到气才可清气，入营犹可透热转气，如犀角、玄参、羚羊角等物，入血就恐耗血动血，直须凉血散血，如生地、丹皮、阿胶、赤芍等物。否则前后不循缓急之法，虑其动手便错，反之慌张矣"，这是叶桂针对卫气营血不同阶段提出的治法总纲，明确指出不同阶段治法各异，运用不当则变证百出，为后世诸医家奉为圭臬。叶桂强调辨证的重要性，只有辨证准确，了解疾病所处的阶段，运用正确的治则治法，才能药到病除，否则适得其反。这就告诉我们临床要根据疾病病情发展的时相变化特点、时相关系，动态地观察病情变化，分析邪正消长、阴阳盛衰，进而判断病势之进退趋向，对于疾病的治疗具有重要意义，这也给伤科疾病的诊治带来了很大启发。

3. 对津沽伤科推拿思辨的启发

卫气营血辨证体系对津沽伤科推拿的影响，主要体现在诊断和治疗两个方面。津沽伤科推拿在研究应用《温热论》卫气营血辨证理论的过程中深受启发，认为疾病是一个不断变化的动态演变过程，任何疾病都处于发生、发展、转归的动态变化中，而不同的发展阶段，疾病自身所具有的病位、病性、病机、证候特点及病势趋向等特征各不相同，伤科疾病的发生发展同样遵循此原则。而根据疾病在发生发展转归过程中的阶段性和时间性进行辨证，即是时相性辨证法。确切地说"时相性"是以病机为核心，以病程时间为"时"，以不同阶段证候特点为"相"。这种理论体现了疾病的发展规律，而且并不是中医所特有，西医在诊断和治疗的过程中也遵循这种规律，然而它与中医传统"辨证思维"的区别在于："时相"进一步具体诠释了"辨证"，并在此基础上突出了"时间的概念"。这就好比将珍珠串成珍珠项链的过程，其中的每一颗珍珠都好比是证候，而连接它们的线绳就是时间的维度，珠串的整体有序形态则可以类比时相性辨证规律。夏禹铸曾在《推拿代药赋》言及："寒热温平，药之四性。推拿揉掐，性与药同。用推即是用药，不明何可乱推"，说明在运用推拿手法时，不能胡乱推、拿、按、揉，而是必须遵循疾病的病机病程传变规律，把握应用时机，如同遣方用药一般，方能避免医源损伤，达到治病的目的。

三、"时相性辨证－分期论治"理论体系

在辨证思维过程中，以"时相性"作为辨析目标反映了中医学诊治疾病的特色。若只考虑证候的差异，即只考虑疾病的病性和病因，不考虑疾病的阶段性和发展趋势，要想认识疾病的某一阶段或某一类型的病变本质，必定是困难的。只有在辨证过程中兼顾"时间"

与"空间"属性，并将二者紧密结合，才可以时刻把握病机，通过证候了解疾病本质，从而实施有效的治疗。

经过津沽推拿几代人的临床经验积累，在多年伤科疾病临床治疗经验基础上，提出"时相性辨证－分期论治"的临证诊治理论，提炼出伤科疾病发展过程中的 4 个关键证候病理阶段，分别是筋脉拘急证、筋骨错缝证、经络瘀阻证和瘀血阻滞证。这 4 个阶段是伤科疾病不同发展阶段的证型代表，有着极高的临床适用性。依据疾病的这种发病特点以及变化规律，只要抓住伤科软组织损伤患者发病过程中每个阶段的主要矛盾，进行时相性地辨证分期，按照患者就诊时的发病时机，即"瘀血阻滞期—经络瘀阻期—筋脉拘急期—筋骨错缝期"，于不同分期适时选择适宜的治则治法及推拿手法，就可以提高临床治愈率，减少伤科疾病的复发率。

（一）伤科疾病的时相性辨证要点

"万物之始，大道至简，衍化至繁。"津沽伤科推拿基于前期科研成果以及对中医辨证理论的探索，通过多年理论探索及对伤科疾病治疗经验的积淀，提炼出了伤科疾病时相性证候演变特点及证候阶段的辨证要点，执简驭繁地根据空间性辨识病邪所在的浅深层次及临床特征，系统概括总结了伤科疾病发展过程中 4 个关键证候病理阶段，分别是筋脉拘急证、筋骨错缝证、经络瘀阻证、瘀血阻滞证。

筋脉拘急证：为筋脉拘急、浅表邪气收引致痛，多见于患病 1 ～ 7 天。由于风寒湿邪久留经筋，并流注经络、血脉，《素问·调经论》言："寒湿之中人也，皮肤不收，肌肉坚紧，荣血泣，卫气去"，临床表现为筋肉拘挛且疼痛的"不通则痛"。此时辨证要点以疼痛为主，病位尚轻浅，且疼痛范围局限，肢体酸沉，活动欠灵活，受寒或劳累后症状加重，经休息后症状稍可缓解。

筋骨错缝证：为经筋拘急日久，筋骨错缝而致关节活动受限，多见于患病 8 ～ 15 天。张介宾指出："经筋联缀百骸，故维络周身，各有定位。"由于筋脉拘急日久导致肌肉失衡，肌肉两侧的紧张程度出现差异，力学结构的失稳进而出现筋骨错位的情况；从空间上来看病变已从经筋发展至筋骨，此时可见脊柱关节因应力而出现侧弯、旋转，生理曲度变直或反弓等异常改变，表现为躯体活动受限，加之筋脉拘急日久致炎症累积且深在。此时辨证要点为肢体活动明显受限，疼痛程度剧烈，严重者影响正常休息，疼痛持续持久，或呈现规律性发作，疼痛范围沿经筋走向逐步扩散，生理反射减弱，或兼有腹压增高时疼痛加重，且经休息后症状无法缓解。

经络瘀阻证：为患病日久，真阳不足，经脉瘀阻致肢体逐渐痿废不用，多见于发病 16 ～ 25 天。由于无菌性炎症固有的自愈性倾向，疼痛随患者静卧休息而较前缓解，此时筋骨长期错缝导致的神经受损症状逐渐显现。《灵枢·经脉》云："夫十二经脉者，人之所以生，病之所以成，人之所以治，病之所起，学之所始，工之所止也"，明确强调经脉是能够决定生死、处理各种疾病、调整阴阳脏腑的顺逆虚实，所以绝对不能人为地使它不畅通。患者因经脉阻滞以致气血不通，严重者神经等软组织长期处于缺血缺氧状态，此时辨证要点为肢体麻木，浅感觉减退，疼痛时作时止，或呈现昼轻夜重典型疼痛规律，疼痛范围减少但较为固定，活动度较前更为减少，且伴随周围经筋更为广泛的牵扯感。

瘀血阻滞证：为气滞血瘀，久病入络所致，多见于患病 25 天以上。由于关节活动长期受限，神经长期受到压迫，往往伴随神经根水肿、神经感觉异常，且神经对肌肉的支配功能部分缺失。前面三个阶段病变长期未得到缓解，机体逐渐耐受且适应；从空间性上讲病情已从局部迁延至整体，疾病在体质层面有着明显的变异。正不胜邪，缠绵不愈，引起气虚血瘀，气虚推动无力，血瘀滞留不行，"不荣则痛"与"不通则痛"并见。此时辨证要点为疼痛难忍，动辄剧痛，局部关节肌肉粘连明显，关节活动范围进一步缩小，可见部分肌肉萎缩，严重者肌电图可见神经源性损害，伴有周身刺痛，唇、舌色紫暗。

（二）伤科疾病的时相性传变特点

卫气营血证候的常见传变方式，主要有顺传与逆传两种形式。顺传是指病变从卫分开始，按照"卫分—气分—营分—血分"的传变顺序，病邪由表入里、由浅入深，病情由轻转重、由实转虚的过程，是温热病发展演变的一般规律。逆传是指邪入卫分之后，不经气分阶段而直接进入营分、血分，正如《温热轮》所载"温邪上受，首先犯肺，逆传心包，肺主气属卫，心主血属营"，正是温热病邪从卫分直入营分的特殊传变，所以逆传是温热病传变过程中的一种特殊类型，多见于病情急剧、重笃的患者。另外由于病邪的轻重及机体反应的特殊性，温热病的证候传变，其形式并不是固定不变的。如有卫分证候未罢，又兼见气分证候或营分证候者，则称为"卫气同病"或"卫营同病"；若气分证候尚在，又出现营分证候或血分证候者，则称为"气营两燔"或"气血两燔"。甚至有的患者发病之初并无卫分证，而见气分证或营分证候者，但只要掌握了卫气营血的证候表现，就可以做出准确的诊断。

曾经有一例病案，记载了叶桂用三片梧桐叶治疗妇人难产的传奇经历：有一妇人产子久不下，几经诊治，找到叶桂。叶桂查薛雪的前方几近完美，他唯独去掉了"竹叶"，改用"桐叶"，产妇顺利分娩。缘秋分时节瓜熟蒂落，梧桐叶落，顺应天时，方能使诸味药物到达所属的经络。同气相求，所以药物产生了奇效。启发我们为中医者不仅要精通医药典籍，更要精通医理，不但要谨小慎微，更要敢于创新。中医的发展离不开传承，而中医取类比象的归纳方法是中医人认识世界的捷径。《周易·系辞上》曾言："引而伸之，触类而长之，天下之能事毕矣。"津沽伤科推拿"触类"前人卫气营血辨证的思想，推衍到伤科疾病的传变规律，并进一步修缮以适应临床应用。基于以上认识，我们发现虽然"筋脉挛急证——→筋骨错缝证——→经络瘀阻证——→瘀血阻滞证"是伤科疾病的一般发展规律，但是通过对临床大样本数据的分析、归纳、总结，发现伤科疾病的发展演变过程也并不一定遵循一般的传变顺序，与卫气营血的传变方式相似，有着逆传及一些特殊的传变。

伤科某些疾病临床可能直接表现为筋骨错缝证。如关节滑膜嵌顿，也称关节紊乱，一般发病过程较短，多数是猝然发作。没有风寒湿邪久留经筋、流注络脉的经过，也没出现"皮肤不收，肌肉坚紧，荣血泣，卫气去"等症状，当腰部突然闪扭、弯腰前屈和旋转运动时，小关节间隙张开，关节内负压增大，滑膜即可进入关节间隙中。若诊断明确，施行手法后即可得到立竿见影的疗效。

　　筋脉拘急证可与经络瘀阻证同时存在，多数是由于患者旧患迁延不愈或神经受损，关节稳定性较低，身体状态不佳，加之新近感受风寒湿邪或劳累闪挫，所致局部肌肉拘急疼痛。经络瘀阻证与瘀血阻滞证并见的现象常见于一些软组织损伤疾病的中晚期尤其是老年患者群体中，多由于疾病牵涉范围广泛，患者发病部位多、时间间隔较长且旧患迁延未愈所导致。临床表现或存在既往腰部瘀血阻滞证，引起下肢肌肉稳定性下降，进而引起膝关节慢性劳损，最终下肢经络瘀阻证与周身瘀血阻滞证并存。

　　另外，由于影响伤科疾病进程的因素众多，临床中这四种证候的分布与病程的关系往往较为复杂，尚无法实现证候持续时间的绝对量化，但是可以肯定的是证候的分布是与新发、复发时间密切相关。一般认为伤科疾病多由筋脉拘急证逐渐转为经络瘀阻证或瘀血阻滞证，不同的是对于新发病或者复发时间较短的患者，以筋脉拘急证为主，复发时间长者，表现以经络瘀阻证或瘀血阻滞证为多。

（三）伤科疾病的时相性分期论治

　　中医学讲究"三因制宜"，强调因时、因人制宜的重要性。遵循时相性辨证的思路，我们运用时空合一的诊治观，创新性提出了伤科疾病的时相性分期论治。根据患者就诊时的发病时机，系统概括总结了伤科疾病的 4 个动态演变分期，分别是瘀血阻滞期、经络瘀阻期、筋脉拘急期、筋骨错缝期，于不同分期适时选择适宜的治则治法及推拿手法可以显著提高伤科疾病的临床疗效。4 个分期特点如下。

　　瘀血阻滞期：相当于急性发病的早期阶段，由于神经根受压水肿等原因，患者疼痛明显。此时应以治标为主，治疗原则以通为用。《素问·举痛论》云："寒炅之气交争，致气机逆乱，出现脉满，痛而拒按"，气机逆乱时代表体内正邪斗争剧烈，此时施用重手法会引起症状加重，因此推拿手法选择上应慎用手法或者仅施以活络通经手法。

　　经络瘀阻期：相当于病情早期的缓解阶段，此期为患者的主要治疗阶段，患者证候往往在此期停留的时间最长。此期患者疼痛症状较前逐渐减轻，但深层炎症尚未得到缓解，深部肌肉仍然板滞僵硬，手法选择上以松筋类手法为主，在此基础上酌加弹拨法等手法。

　　筋脉拘急期：相当于病情后期的缓解阶段，此阶段患者疼痛症状已不明显，由于炎症的累积导致部分肌肉出现机化与粘连，肌肉动态平衡需要重新建立。故临床多表现为活动功能受限，而深层肌肉的粘连往往通过弹拨、滚法难以渗透，此期宜选用拔伸和理筋等手法。

　　筋骨错缝期：相当于病情后期的恢复阶段，是"筋出槽、骨错缝"的阶段，强调筋骨并重。此阶段在软组织放松类推拿手法的基础上，主要以整复手法为主，常选用斜扳法、旋提、摇法等手法。

　　需要注意的一点是，伤科疾病的时相性辨证分期顺序区别于证候发展顺序，是按照患者就诊时的发病时机，由重到轻的病理状态逐渐阶段性治疗的，因此与前面论述的疾病发病的一般规律在顺序上有所不同。

（四）伤科疾病的空间性证候特点

　　患者于就诊之时，伤科症状被认为是具有一般规律的，即通过时相性辨证规律的分析可以得到患者有关伤科疾患的一般信息，进而可以客观地归纳出疾病发展的特点。但是事物的发展往往具有多个维度，而空间性的证候体现出个体的差异，表现在虽然是患有同一种疾病，但由于个体差异临床上的病机转变并不一致，其中多数与患者自身的体质、居处及生活规律有关。

如果说时相性辨证规律总结的是伤科疾患发展规律，那么空间性辨位则是考虑到了具体的每一个人的证候判断。因为证候反映疾病的本质，不同类型的人群则存在体质上的差异，这种人与人之间证候的差异性，津沽伤科推拿将其总结为证候的空间性特征。如腰痛病可分为血瘀证、寒湿证、湿热证、肝肾亏虚证等几种类型，由于腰痛病的患者基数十分庞大，因此这几种证型临床往往同时并存，不同的证候都可能处在筋骨错位证的同一时间性结点上。这种多种症状并存的情况在二元坐标系上的图像表示更类似于散点图，在这种表述模式下患者的症状会呈现一种类似云团的动态分布状态。因此在临床症状的定位上具有一定的多样性与可重复性，例如，空间性证候可以累及甚至叠加，时间性证候可以反复甚至倒退，在这种基础之上，患者的证候演进初步具备了数字化的可能性，使疾病病程演变的研究推演具有了可操作性。这种二元坐标系下精确定位的诊疗框架，需要临床医师在辨证过程中充分考虑证候的时相性和空间性特征。

血瘀证：《灵枢·痈疽》言："寒邪客于经络之中则血泣，血泣则不通。"血瘀证的特点是刺痛，且伴有舌紫脉涩等典型临床症状。多数由于气血运行受阻，不通则痛，故刺痛、固定、拒按；夜间血行缓慢，瘀阻加重，故夜间疼痛加重；瘀血阻络，血行障碍，全身得不到气血的温煦濡养，故面色黧黑，口唇、舌体、指甲青紫色暗。血瘀证候在伤科疾患中最为常见，属于伤科疾患的基础病理证候，具有一般性与常见性。临床诊治多数以血瘀证的对症治疗作为基础治疗，身痛逐瘀汤中的五灵脂、桃仁、红花等药物临床上常用于血瘀证的治疗。

寒湿证：《素问·调经论》云："寒湿之中人也，皮肤不收，肌肉坚紧，营血泣，卫气去。"寒湿一类的邪气影响人体，会导致皮肤肺卫因湿滞阻碍了降浊之功，肌腠肉理因寒冷而紧张束缚，脉道中通行的营养物质供应会相对减少，而卫外的阳气则趋于消耗殆尽。通常寒湿之邪会进一步停留在经络、关节部位，要用祛风湿通络的药物，藤类中药多具有此种功效，如鸡血藤；还要根据身体上下肢的不同，选用不同的中药，如羌活一般用于上肢、独活多用于下肢。寒湿证往往伴随血瘀证同时存在，由于伤科疾病的诱发特点多以劳损及受寒为主，因此临床治疗时应同时考虑具体的证候分布。

湿热证：湿热的形成主要由于感受外邪、饮食偏嗜、气候居处等，是热与湿同时侵犯人体，或同时存在于体内的病理变化。湿热证于伤科疾患的临床表现通常为身热，头痛而重，身重而痛，口苦，胸痞，尿黄而短，舌质红，舌苔黄腻，脉濡数。湿热流注关节则谓湿热痹证。由于湿热多数源自个人体质，由脏腑功能失衡导致，故通常伴随湿热蕴脾、肝胆湿热、膀胱湿热、肠道湿热等兼症。临床多用四妙丸加减以清利湿热。湿热证往往由于患者的体内湿性重着，湿邪与筋肉相纠结而引起筋肉松懈，然而燥湿有助热之嫌、泻热有存湿之弊，临床应谨慎处方，兼而用之。

肝肾亏虚证：肝肾亏损的病理基础通常是年事渐高，精血不足，形体官窍失养。症见面白无华、唇甲色淡、头晕耳鸣、眼干眼花、心悸失眠、多梦易惊、月经不调、经少经闭、腰酸疲乏、舌红脉细等，代表方是青娥丸以及独活寄生汤。青娥丸出自《太平惠民和剂局方》，功效是补肾强腰，适用于肾虚腰痛、起坐不利、膝软乏力。独活寄生汤出自《备急千金要方》，具有祛风湿、止痹痛、益肝肾、补气血之功效，临床多用于年老体亏的伤科疾病患者，用于治疗慢性关节炎、类风湿关节炎、风湿性坐骨神经痛、腰肌劳损、骨质增生症等属风寒湿痹日久、正气不足者。

津沽伤科推拿理论强调"时相性辨证－分期论治"，根据疾病在发生发展转归过程中的"时相性"和"空间性"进行辨证。时相性辨证相对于空间性辨证，是基于伤科疾病的时间持续属性产生的辨证方法，其是从多个不同侧面、不同维度来揭示疾病之病期、病位、病性、病机以及病势趋向等的方法。时相性辨证类似于数学中的平面直角坐标系，具有清晰的、直观的、稳定可复制的衡量模式。在推拿科早期辨证分期的临床经验指导下，按照慢性软组织损伤疾病证候发展的一般规律，辨证为"筋脉拘急证—筋骨错缝证—经络瘀阻证—瘀血阻滞证"4个病理阶段；结合患者就诊时的发病与论治特点，制定出"瘀血阻滞期—经脉瘀阻期—筋脉拘急期—筋骨错缝期"4个动态演变的分期，从时间维度来看具有明显的连贯性、有序性。

基于以上认识，津沽伤科推拿制定了"时相性辨证－分期论治"的诊疗标准，强调临证既要知晓疾病所处的时间阶段，还要针对疾病的空间状态，将"时相性辨证"与"空间性辨位"理论灵活应用于临床。在临证治疗时，要有"得古人之意而不泥古人之方"的悟性，运用辨病思维来确诊疾病，对某一病的病因、病变规律和转归预后有一个总体的认识，再根据该病当时的临床表现和检查结果来辨析该病目前处于病变的哪一阶段或是哪一类型，从而确定该病当时的"证候"，然后根据"证候"来确定治则治法进行施术。此即通常所说的"以辨证为先，以辨时相为主"的临床诊治原则。对某些难以确诊的病证，可发挥辨证思维的优势，依据患者的临床表现，辨出证候，随证施治。

第三节　津沽伤科之经筋理论

"经筋"一词最早见于《灵枢·经筋》。明代张景岳在《类经·七卷·十二经筋结支别》按语中言："十二经脉之外，而复有经筋者，何也？盖经脉营行表里，故出入脏腑，以次相传；经筋联缀百骸，故维络周身，各有定位。虽经筋所行之部，多与经脉相同，然其所结所盛之处，则惟四肢溪谷之间为最，以筋会于节也。筋属木，其华在爪，故十二经筋皆起于四肢指爪之间，而后盛于辅骨，结于肘腕，系于膝关，联于肌肉，上于颈项，终于头面，此人身经筋之大略也。"说明经筋是庞大的软组织结构平衡体，是一个大系统，其贮藏经络，通行气血，沟通上下内外，应天序，护脏腑，联属关节，主司运动。

关于经筋一词的解释最早见于《说文解字》，《说文解字》中言："筋，肉之力也"，段玉裁注说："筋者其体，力者其用也"。筋字从竹、从力、从月（肉）旁；竹者节也，说明为筋之物可以有竹节样的外形变化；从力，指出了随着筋出现竹节样外形变化的同时，可以产生力量；从月（肉）旁，则更明确了筋是肉性组织。在人体中，筋可随人的意志伸缩变形并产生力量，是牵拉肢体产生相应活动的组织，说明筋是能产生力量的筋肉组织，也就是现代医学所指的骨骼肌。《说文解字》又云："经，织也。从系，劲音。"经即主干和纵长者，系是织品的交线，用经总结筋的分布，是指筋中的纵行主干线。经筋所反映的干线，恰与其"主束骨而利机关"的功能力线和沿力线出现的规律性筋性功能相符合。

可见，十二经筋是古人运用当时解剖学知识以及医学术语，以十二条运动力线为纲，对人体韧带学、肌学及其附属组织生理和病理规律的概括及总结。

一、经筋理论的起源与发展

经筋理论是中医基础理论的重要组成部分，其萌芽于石器时代。我们的祖先居住在山洞或阴暗潮湿的地方，因特殊的气候条件及生活环境，在生活、劳作和与猛兽搏斗过程中，难免发生损伤，以手足四肢损伤多见。据史料记载，出土于商代的甲骨文卜辞中，有"疾手""疾肘""疾胫""疾止"等病名。这些文字记载说明在数千年前，古代医家就已经认识了手、肘、膝、趾等累及四肢关节的各种经筋疾病。

经筋概念成形于战国时期，《阴阳十一脉灸经》《足臂十一脉灸经》首次提出"筋"的概念。《黄帝内经》系统记载了十二经筋的循行、分布、病候，如主干或分支有病，会出现转筋、肿痛、痉挛、脊反折、项筋急、肩不举、颈项不可左右摇、腰背不能俯仰等，并对经筋病证诊治进行了指导性的论述，后世医家多在《黄帝内经》的基础上使之不断完善。晋·皇甫谧在《针灸甲乙经》中对经筋进行了全面论述。隋·巢元方在《诸病源候论》中首次提倡经筋手法治疗，其中言道："夫腕伤重者，为断皮肉骨髓、伤筋脉，皆是卒然致损，故血气隔绝，不能周荣，所以须善系缚，按摩导引，令其血气复"。明清时，张景岳在《类经》中提到十二经筋刺法，李中梓在《病机沙篆》中提及"经筋所过，皆能为痛"。吴谦在《医宗金鉴·正骨心法要旨》中开宗明义："十二经筋罗列序属，又各不同，故必素知其体相，识其部位，一旦临证，机触于外，巧生于内，手随心转，法从手出"，明确提出推拿按摩是治疗经筋为病的有效手段。

近代以来，经筋疗法逐渐淡化，及至近年来，经许多中医学者挖掘整理，经筋手法治疗又重获新生。在当前倡导回归自然、绿色疗法时代的趋势下，经筋理论体系将在现代科学技术的参与下不断完善，以获得更广泛的运用。这对推动我国乃至世界非药物疗法的发展，具有深远的意义。

二、经筋的功能

十二经筋总括全身之筋，它的生理功能主要有以下三个方面。

1.联缀百骸，系结肢节

《素问·五脏生成》中提到"诸筋者皆属于节"，《素问·痿论》中言"宗筋主束骨而利机关也"，所以，经筋的基本功能就是联缀关节。人体的骨骼就像高楼大厦的钢筋，是人体的支柱，而骨与骨之间的连接，依赖于经筋的系结。十二经筋纵横交错，联缀四肢百骸，与骨联结，构成机体的支架。

2. 约束骨骼，主司运动

刘熙《释名》中说："筋，靳也。肉中之力，气之元也。"《医学入门》强调："人身运动，皆筋力所为。"清·沈金鳌《杂病源流犀烛》也说："筋也者，所以束节络骨，绊肉绷皮，为一身之关纽，利全体之运动者也。"十二经筋在全身各关节部位结聚，附着、连属于关节，对骨骼的约束和联缀，使得机体保持一定的形态，在经气的调节下，阴阳经筋刚柔并济，主司关节的正常运动，能支撑人体的坐立行走，相互协同以活动关节。

3. 维络周身，内安脏腑

《灵枢·经脉》说："筋为刚，肉为墙。"《灵枢·刺节真邪云》："身形肢节者，脏腑之盖。"经筋为人之藩篱，以其刚劲柔韧之性充实于体表与四肢，遇无形邪气则拒之于外，遇有形外伤则顺势缓冲，形成了抗御外邪和保护机体各组织器官及脏腑经络的外周组织体系。十二经筋中的足太阴经筋分布于胸腔、腹腔，并附着于脊，对于体内脏腑，具有保持固定位置的作用。

三、经筋的循行分布

经筋的循行分布，也为其功能而服务。《灵枢·经筋》记载十二经筋向心循行，带状分布，起于四末，终于头身。经筋循行起止与其同名经脉的体表循行分布基本一致，与经络功能联系密切相关。如张介宾言："凡十二经筋所起所行之次，与十二经脉多相合""各经皆有筋"，十二经筋是十二经脉之气结聚散络于筋肉关节的体系，其连属于经络系统的肢体外周，包括肌肉、筋腱、筋膜、系膜等。

早在隋代的杨上善就在《黄帝内经太素·经筋》中注释道："但十二经脉主于血气，内营五脏六腑，外营头身四肢。十二经筋内行胸腹郭中，不入五脏六腑""以筋为阴阳气之所资，中无有空，不得通于阴阳之气上下往来"，明确指出经筋与经脉的不同之处。汉代张仲景首次将经筋与经脉进行区别，"故《灵枢》'经脉''经筋'两篇并冠以经者，以筋之与脉，皆分经而行，非筋脉之外，别有所为经也"，说明经筋循行又不完全受经脉约束，亦有部分经筋超出同名经脉走行范围，而且经筋不像经脉那样呈线状分布，而是与经脉相伴成面状分布。正如张介宾《类经·卷七·十二经筋结支别》中记载"十二经脉之外，而复有所谓经筋者，何也？盖经脉营行表里，故出入脏腑，以次相传；经筋联缀百骸，故维络周身，各有定位。虽经筋所行之部，多与经脉相同；然其所结所盛之处，则惟四肢溪谷之间为最，以筋会于节也"，张介宾解释道："筋属木，其华在爪，故十二经筋皆起于四肢指爪之间，而后盛于辅骨，结于肘腕，系于关节，联于肌肉，上于颈项，终于头面，此人身经筋之大略也。"强调了经筋的分布，结聚筋骨关节，网络其联系而发挥快速联动的生理功能。

经筋结聚于骨节突出部多呈点状，大者成束状，散胸腹中者多呈片状，走行过程多呈束条状，部分呈柱状。如足太阴经筋"其内者着于脊"，附着于脊柱上，呈条束状；手厥阴经筋"散胸中，结于贲"，止于膈部，呈片状。经筋具有片、面状的分布特点，一来面积上比经脉宽，这就补充了十二经脉未至之处，可更为广泛地维络周身，主束骨利关节；二来经筋是靠营卫气血的濡养而发挥其生理功能的。卫气充实布满肌腠之间，受十二经脉以及相关络脉气血渗灌，正如《素问集注》所言："阳明为水谷之海，主润宗筋。阳明虚则宗筋纵，宗筋纵弛，不能束骨而利机关，则成痿病矣"。经筋受十二经脉气血之濡养，又反过来将十二经脉之气血更完全输布于周身，使周身得以濡养。

四、经筋的循行特点

十二经筋在循行过程中，还呈现出手足三阳经筋与手足三阴经筋之间没有十二经脉的表里关系，也没有与脏腑的络属关系，而主要表现在一定部位不断地进行"结""聚""交""合"，使经筋间产生相互联系，以加强彼此间的协同作用。

结：指经筋的结合、联结。张介宾曰："以筋会于节。"《素问·五脏生成论》言："诸筋者皆属于节。"十二经筋在循行分布过程中多结聚于四肢关节骨突部：手六经之经筋均结于腕、肘、肩等关节处；足六经之经筋多结于踝、膝、踵、腘、髀等部位。

聚：指手足阴阳经筋呈现集中结聚的分布特点，主要聚于肌肉、骨关节部位。多条经筋结聚于同一部位，如：足三阳、手阳明之经筋皆结聚于面颧部；足三阴、足阳明之经筋皆结聚于生殖器；手三阴之经筋结聚于胸膈部；手三阳之经筋结聚于侧头角；足太阳、足阳明、足太阴、足少阴、手阳明之经筋与脊柱相联系；足六经之经筋结聚于踝、膝、髋关节；手六经之经筋除结聚于腕、肘关节外，还与足太阳、足少阳之经筋共同环聚绕结于肩关节周围，为相应经络提供通道，联属肩周骨骼，共同完成肩关节的生理活动。

交、合：指经筋间所呈现的联系特点。十二经筋间通过循行分布过程中之相交、相合，以加强经筋之间的生理联系，如足阳明之经筋"合少阳""上合于太阳"、足少阴之经筋连续两次"并足太阴之筋""与太阳之筋合"、手少阳之经筋"合手太阳"以及手少阴之经筋"交太阴"等。

综上所述，经筋的循行分布特点有利于其生理功能的发挥，即"宗筋主束骨而利机关也""按人身之筋，到处皆有，纵横无算"，可见施术于经筋有利于恢复运动功能，也利于指导临床推拿疗法。津沽伤科推拿的活络、舒筋手法所施术的部位正是利用经筋聚合的节点，起到"牵一发而动全身"的效果，如同在平静的湖面投入一粒石子，产生的涟漪由近及远向周围播散。

五、经筋之为病

经筋病的认识和发展源于古代医家对人体疼痛"点"的规律性总结。石器时代后人类经历原始社会，在此期间生产力严重不足，每个人几乎都要超负荷劳作，以此来满足基本的生活需要。出土于商代的甲骨文卜辞中就载有"疾手""疾肘""疾胫""疾止"等病名，这些过度劳作造成了从手肘到膝趾的外周筋肉疼痛现象，且多体现在疼痛"点"上，《素问·长刺节》言"病在筋，筋挛节痛，不可以行，名曰筋痹"，这应当是引起古人注意，并设法解释总结的最初缘由，也是古代医家最早、最直观、最深刻的认识。

经筋病的现代概念是指沿十二经筋分布的肌肉筋骨系统的病变，主要发生在人体的筋骨、肌肉、关节等部位。《灵枢》中的"天年""刺骨真邪"等篇章指出"肌肉解利"是经筋的生理表现，而"聚结""筋挛"等则是经筋的病理表现。

由于经筋主要对其所联缀的关节屈伸和肌肉运动起作用，且不联属于内脏，所以其病证与相应的经脉脏腑病证不同，多表现为各条经筋所过部位的筋肉、关节的症状。正如《灵枢·经筋》记载概括的经筋病候"其病当所过者，支痛及转筋"，以及《素问·痹论》所言"痹……在于筋，则屈不伸"，经筋病的主要表现是疼痛，其次是拘急转筋，以及强直、弛缓等不适感，并伴有不同程度的关节屈伸活动不利，或肢体痿废不用等运动功能障碍。其表现多与相并行的神经损伤、血管缺血有关，这也是本书所记录的伤科疾病的病理基础。

临床上基本可将经筋病分为两种，即"筋急"和"筋痿"。《灵枢·经筋》中论述"经筋之病，寒则反折筋急；热则筋弛纵不收，阴痿不用；阳急则反折，阴急则俯不伸"；《素问·生气通天论》则提到"湿热不攘，大筋缩短，小筋弛长，缩短为拘，弛长为痿"。可以看出，筋急主要表现为疼痛、痉挛、拘急、强直等，并伴有结节、条索等病理产物，甚者发生"痫、瘛及疭"，以及五官及阴器病证，如足少阴经筋病可发生"痫、瘛及疭""引颊移口""舌卷""阴缩入"等一系列病变；筋痿则主要表现为人体筋肉组织弛缓纵软不收，或是肢体痿软和痿废不用，如足阳明经筋病"热则筋纵，目不开……有热，则筋弛纵缓不胜收，故僻"、足少阳经筋病"右足不用"和足厥阴经筋病"阴器不用"等。

六、津沽伤科推拿对"筋结"的认识

手三阴三阳经筋大多分布在上半身及上肢，足三阴三阳经筋大多分布在头面、躯干以及下肢。其所过之处必然会对相应的部位或组织产生正或负的影响，而正是由于经筋的结聚特性，使经筋在循行中可能会出现相交或相合的现象。这些相交或相合点在《灵枢》中称为"尽筋"处，我们称其为"筋结"。所谓"筋结"，即十二经筋的"结""聚"之处，是发生劳损并引起关节痹痛的重要部位。津沽伤科推拿根据其所处经脉的穴位名称，将其命名为"结"。"筋结"之于经筋，恰如经穴之于经脉、激痛点之于肌筋膜理论，呈现出"以筋会于节"的基本特征。

我们在临床实践中发现，针灸学中有些禁忌穴位所处解剖位置正是津沽伤科推拿的特色施术部位"筋结"所在之处。以"缺盆结"为例，《针灸甲乙经》载："缺盆……刺太深，令人逆息。"可见针刺缺盆穴时要严格把握深度，否则会导致医源性气胸的发生。而在临床上针对颈部肌肉僵紧为主症的患者，津沽伤科推拿常"以指代针"捏按缺盆穴位处，准确地说是"缺盆结"处，向颈椎横突方向按压，可调节交感神经，改善颈部及上肢血液循环，按压片刻后松开，患者会出现相应部位的酸胀、放电、热流放射等感觉，颈部肌肉僵紧感得到明显缓解。"筋结"之于经筋，就好比皮带轮与皮带的关系，只有皮带轮正常转动，才能有效带动皮带运转，所以我们必须保证"筋结"功能的正常，才能实现经筋主司关节运动的作用，因此"筋结"是津沽伤科推拿的重要施术部位之一。

"筋结"多在经筋相交之间、筋与骨之间、骨与骨之间的连接处。这些连接处多在肘、腋、髀、胸，《灵枢·邪客》称之"八虚"，《素问·五脏生成》称之"八溪"。颈、肩、腰、股、膝、踝等关节处因此被当作"机关要地"，其易损程度与经筋"司运动"的功能分不开。如要产生颈部活动，不仅需要借助手阳明、手少阳、手太阳、足阳明、足少阳、足太阳等颈部经筋群的刚柔并济，还需要依赖上述六条经筋相关的头、项、肩、腰，甚至腹部等其他部位经筋群的伸缩有常。反之，任何一个其他经筋部位的损伤，都会导致颈部经筋所处局部环境力线失衡，导致颈部挛缩、拘急、活动障碍，甚至被动姿态的出现。经筋体系不单纯强调"八溪"，其他微关节、"筋结"点一起作为经筋实现"束骨利机关"联接功能的基础元素，而点与线、面与体之间应力或牵张力的最优化分布，产生"一夫当关、万夫莫开"的联动效果，是经筋实现保护功能的基本保障。

当"筋结"处反复损伤，尤其有"横络"形成时，则称之为"筋结"病灶点。神经纤维管、骨性纤维管、腱鞘、滑液囊、滑车、籽骨、脂肪垫等作为保护"筋结"的附属组织，是更容易出现"筋结"病灶点的部位，是劳损最早发生的部位。我们认为"筋结"病灶点的出现很大程度上是为了减少经筋病的损害，而形成的自我保护机制，如长期伏案者由于颈部的经筋长时间劳损而易形成"筋结"病灶点，正是由于这些病灶点的形成，而避免头颈部过伸造成更严重的损伤，对于减少经筋病的损害有很大的自我保护作用。

关节是经筋结聚的地方，同时也是经脉行进于经筋之中的必经之地，是发挥经筋功能、运动功能的重要部位。《素问·五脏生成》称"诸筋者皆属于节"，四肢百骸各大关节，多是诸条经筋反复结聚缠绕之所，乃至脊柱、指掌等小关节，各经筋也都逐节循行和包绕。经气流行、正邪进退于其中，故《灵枢·九针十二原》指出："所言节者，神气之所游行出入也，非皮肉筋骨也。"经筋在循行过程中，不断与邻近部位相"结"，这种"边行边结"的交接方式，使十二经脉之气不断散布于经筋所过之处的筋肉组织、关节骨骼等，故十二经筋的交接方式以"结"为用。

在生理上，经脉之"通"与经筋之"结"有着本质的区别。经筋之"结"不仅是经筋的聚拢之处，亦是经筋密布或散布之处。其中刚为肌腱，柔为肌束，如足少阳经筋"起于小指次指，上结于踝"，此处之"结"是肌腱所在处，但其"……上走髀，前者结于伏兔之上"，则是指股四头肌束。其次从功能上讲，"结"为经筋将十二经脉经气集中布散之处，多为关节、肌腱、肌束（群）所在，亦可是胸中、缺盆、贲等部位。如足太阳经筋"结于踝，邪上结于膝，其下循足外侧，结于踵，上循跟，结于腘；其别者，结于踹外……并上结于臀"等，多是肌筋的受力点。此外，十二经筋之间也通过在人体特定部位结、聚而发生联系，以加强彼此间的协同作用，如足三阳、手阳明经筋皆结于"鼻旁"，足三阴结聚于"阴器"，手三阴经筋合结于"贲"（胸部）等。津沽伤科推拿正是抓住了十二经筋这种"尽筋头"以"结"的交接特点，通过手触"摸结诊病"以及活络、舒筋手法来"解结治病"。

经筋的发病部位，多为所结之处即肌肉在骨骼上的附着点或神经容易被卡压的部位，主要表现为麻木、痉挛、疼痛、弛缓无力等神经肌肉症状。经筋主人体百骸的联接与关节运动，而超出生理范围的运动又可以造成肌肉及其相关组织的损伤。反复、长期的非生理的肌收缩，必然会使两端受力点处组织受伤，将这两点相连，则形成一条痛点联线，而这一联线，也恰恰是该肌肉的运动力线。在肌组织中，肌肉收缩牵拉关节而运动，受到主动收缩力或被动牵拉力影响，其应力点基本在肌的起止点，即肌在骨骼的附着点，也可以说是肌腱与骨的结合部。在临床上，当经筋受到损伤疼痛时，该经筋必然会出现保护性痉挛，这是机体趋利避害的一种本能。而随着损伤刺激的存在，也会迫使经筋处于长期痉挛的状态。长期痉挛会使肌肉间血液的循环受阻，造成血液回流障碍，并使血管通透性增加，血液内大量的致痛物质渗出，形成"迫切为沫""津液涩渗"，出现"排分肉""肉裂而痛"。此时，不但病变的经筋可触及"筋结"点，与其拮抗的经筋也有挛缩、疼痛的出现。从经筋病候的表现看，除了经筋上下跨"结"的"支痛转筋""引髀而痛"等之外，阳部的经筋继而影响到阴部的经筋，发生阴阳筋同病，即《灵枢·经筋》所言"阳急则反折，阴急则俯不能伸"。基于此，津沽伤科推拿的循经推揉、捏按等特色手法逐步作为"从阴引阳、从阳引阴"治疗思想的实现形式而发挥临床疗效。

第四节　津沽伤科之"松筋易骨"推拿法

历经多年，津沽伤科推拿在天津地区推拿名家经验基础上，结合自身临床经验提出了"松筋易骨"推拿法。其是以解决伤科疾病病机纷繁杂乱同时治疗手段缺乏系统性的现状为目的而建立的理论体系，是基于对时相性辨证 – 分期论治与手法适时应用理念的深刻认识，总结出的具有地方区域特色的、临床行之有效的、可习得并掌握的推拿学科方法论。"松筋易骨"推拿法是推拿学科发展中建立从"原理层"跃升到"应用层"的实用性工具，原理层即是"道"，认知层即是"法"，应用层即是"术"。

一、"松筋易骨"推拿法形成的理论基础

（一）基于推拿临床现状

纵观推拿临床，纵使治疗筋伤病疗效肯定，但缺乏对中医整体观指导下的"筋骨并重"治疗法则的重视，忽视了筋骨的内在联系，往往存在治筋不正骨或正骨不柔筋等偏颇。传统推拿治疗多不见分期，手法及其时机的不当使用，可能会使一部分患者的神经根受损，抑或造成医源性损伤，以及病情的易反复发作，这都为临床治疗带来难度。如果不熟悉伤科疾病的发展规律，不探查疾病当前所处的时机，治疗手法没有选择性，临床疗效可想可知。津沽伤科推拿团队总结出的伤科疾病特有的"时相性"诊断体系及"松筋易骨"推拿治疗方法，推动了推拿治疗伤科疾病的规范化，很大程度上提高了临床疗效，起到改善患者临床症状、提高患者生活质量的显著功效。

（二）基于对名家经验的传承

叶氏伤科临证注重根据疾病的病理变化，结合现代医学解剖学知识和诊疗手段，以辨证与分期的思维诊治疾病。李氏按摩强调操作时手法沉稳有力，医者的气力通过双手的拇指传达到患者的特定穴位上，力的动作均显现于皮下肉内、筋骨之间、经脉之点线上。津沽伤科推拿深度挖掘二者的临证精华，合理创新，将二者有机融合于"松筋易骨"推拿法之中。与此同时，通过对叶桂卫气营血辨证理论体系的深入理解及认识，进而取类比象，从卫气营血的证候表现特征、传变规律、治疗特色中获得灵感，从而为伤科软组织损伤疾病的临床诊断、手法的适时应用提供参考。

（三）基于时相性辨证 - 分期论治的理念

津沽伤科推拿遵循时相性辨证 - 分期论治的理念，创新性提出了手法适时应用理论，根据中医整体观念、辨证论治原则，将慢性软组织损伤疾病分为筋脉挛急证、筋骨错缝证、经络瘀阻证、瘀血阻滞证 4 个证候病理阶段；根据患者就诊时的发病时机，进行时相性辨证分期，将伤科疾病分为瘀血阻滞期、经络瘀阻期、筋脉挛急期、筋骨错缝期 4 个分期阶段。在此基础上将伤科疾病时相性辨证分期与推拿手法中活络、舒筋、理筋、整复的不同空间层次的手法适证遣术，根据疾病发展时期及证候的特点分别予以活络、舒筋、理筋、整复手法，旨在选取最为契合疾病当前阶段病理特点的治疗方法。

（四）基于筋骨并重的临床共识

《灵枢·经脉》云："人始生，先成精，精成而脑髓生，骨为干，脉为营，筋为刚，肉为墙，皮肤坚而毛发长，谷入于胃，脉道以通，血气乃行。"骨骼质地刚强坚韧，统领全身肌腱韧带，即"骨能张筋"；筋肉位于腠理之下，起止于周身大小诸关节；筋附着于骨上，能连接关节，络缀形体，主司关节运动，即"筋能束骨""筋柔才骨正，骨正才筋柔"，所以"筋""骨"在生理上紧密联系。"筋骨并重"是中医推拿学科治疗软组织损伤疾病的核心思想，同时也是中医伤科疾病的治疗原则之一。

"松筋易骨"推拿法包括"松筋"和"易骨"两部分，就是基于"筋骨并重"的思想指导下提出的。"松筋"源于中医"经筋"理论，指运用按压"筋结"、局部放松类等手法松解筋肉系统，达到活络、舒筋的作用；"易骨"源于"筋出槽、骨错缝"理论，指运用运动关节类手法松解粘连、纠正异常的解剖位置，达到理筋、整复的作用。津沽伤科推拿的"松筋易骨"推拿法正是"筋骨并重"思想的体现，同时也是对中医整体观的深入挖掘。

"杂合以治"的诊疗策略为手法强度选择及手法应用时机选择提供了理论依据支持与临床可行性基础，其灵感来源于徐灵胎《洄溪医案》中所论"针灸熨拓煎丸之法，无所不备"。根据不同阶段伤科疾病的发病特点，以及熏蒸、湿敷、穴位敷贴、牵引等外治法的作用特征，提出了处方配伍式的中医综合治疗理念，最终形成了以时相性辨证为核心，以推拿手法治疗为主要手段，多种外治法配伍应用的中医综合治疗方案。

二、"松筋易骨"推拿法的手法特点

（一）松筋——活络、舒筋

1. 何谓松筋

（1）松则"肌肉解利"

《说文解字》有云："筋者，肉之力也。"筋连接骨骼，主司关节。筋系肌腱、肌肉、神经、血管、韧带、骨膜等一切软组织的统称。其中，骨骼肌是人体最大的运动器官，人体骨骼肌共有 600 多块，约占体重的 40%，是"筋"概念内的重要组成部分。《内经》言："五脏坚固，血脉和调，肌肉解利，皮肤致密，营卫之行，不失其常，呼吸微徐，气以度行，六腑化谷，津液布扬，各如其常，故能长久。"可见五脏功能各司其属，气血脉道调和畅达是生理基础。所谓"解利"，是指肌肉分理润滑，气道通利。"解"就是松解，特指在静息状态下肌肉应处在松弛柔软状态，而不是长期处在筋肉挛急的状态，肌肉的放松有助于津液的调达布畅。"利"就是滑利，这里的利是涵盖了肌肉的基本生理功能，一为肌肉的耐力与爆发力，表现为肌肉坚强有力与协调性；二为神经支配的完整性，表现为肌肉的反应速度与募集率；三为肌肉的病理改变，也就是不应该存在不利于肌肉收缩的"死肉"，肌肉的纤维化、条索化都会直接影响肌肉的"解利"。从经筋学来说，"肌肉解利"是经筋的生理常态。"松筋"以放松类手法作用于人体局部肌肉系统，故能使紧张痉挛的肌肉松解、滑利，从而恢复其正常功能。

（2）通则解除"筋结"

"筋"，亦指中医经络系统的"十二经筋"，经筋与经脉同源共流。明代著名医家张介宾指出："十二经脉之外而复有经筋者，何也？经脉营行表里，故出入脏腑，以次相传；经筋联缀百骸，故维络周身，各有定位。"经筋是十二经脉散布经气于全身筋肉关节的系统。经筋循行虽以经脉为纪，但其分布远不受经脉拘制，且更为复杂。经筋在循行过程中，不断与邻近部位相"结"。这种"边行边结"的交接方式，使十二经脉之气不断散布于经筋所过之处的筋肉组织、关节骨骼等，故十二经筋的交接方式以"结"为用，通称"筋结"。

《灵枢·刺节真邪》指出："一经上实下虚，而不通者，此必有横络盛加于经，令之不通。视而泻之，此所谓解结也"，此"横络"系指肌肉组织经过肌筋劳损、复感风寒等诱因，产生劳损后修复和再生过程产生的条索状物。此种横络即纤维化改变，可导致肌肉内部长期拘挛紧缩，自身压力增高因而触按时疼痛异常；横络过于强盛压迫经脉，经脉不通，不通则痛，而产生病痛。在临床上，要解决"横络盛加"使经脉不通者，"筋结"是治疗的关键点。

津沽伤科推拿的"松筋"手法包括活络手法和舒筋手法，强调以通为用，通则不痛。推拿手法操作时应轻柔、和缓，配合捏按"筋结"，可以使紧张痉挛的肌肉充分松解并得以拉伸，解除其痉挛，进而改善局部水肿，促进神经根损伤修复。"松筋"以疏通气血、散瘀通络为目的，整体论治可以有效调节运动系统痉挛紧张的状态，进一步减轻疼痛。

2. 松筋手法特点

（1）活络类手法

活络类手法，以筋穴捏按法、经筋推揉法为主要手法。以指代针，选择经筋循行部位的"特殊作用点"，其中多经筋汇聚处之"筋结"、穴位、经筋是手法治疗的主要部位，以活血通络止痛为目的。如颈肩、上肢部疾病常选用的"极泉结"，位于腋下，在腋下动脉搏动处，为手太阴经筋、手少阴经筋、手厥阴经筋、手太阳经筋、足太阳经筋、足少阳经筋六条经筋汇集之处，此六条经筋循行均经过腋下，故"极泉结"为人体经筋系统的关键点，为"松筋"中活络手法的重点施术部位。此外还有缺盆、天鼎、天宗、小海、合谷、气冲等位置的一些关键"筋结"，乃捏按手法的重点施术部位。

（2）舒筋类手法

舒筋类手法，以放松类手法为主，如摆动类手法、摩擦类手法、挤压类手法、叩击类手法、振动类手法等，主要包括舒踝筋、舒膝筋、舒髋筋、舒腕筋、舒肘筋、舒肩筋。舒筋手法主要作用于人体四肢关节局部筋肉系统，通过按揉局部筋肉，适当活动关节，以动态操作配合捏按筋结，从而舒筋解结，强调从治筋着手，以软组织平衡为目的，恢复正常的关节负重力线。

（二）易骨——理筋、整复

1. 何谓易骨

（1）筋出槽、骨错缝

筋都有其相对固定的解剖位置，由于损伤或体位改变的关系，筋的位置（槽）发生改变，并出现相应的局部症状，甚至影响到全身活动功能的协调，称之为筋出槽。筋出槽导致机关不利，以致经脉瘀阻、筋肉疼挛、气血凝滞，不通则痛。

骨与骨之间靠臼或缝隙相连，通过软组织（肌腱、韧带、软骨、关节囊、肌肉及滑液囊）的维系而稳定有序，由于外力损伤或体位改变、肌肉强烈收缩、持续劳损等原因使骨缝发生错乱、绞杂从而出现功能异常者称为"骨错缝"。骨错缝一般需要手法纠正才能整复。

（2）易骨

《医宗金鉴》明确提出了"骨缝开错"理论，其言到："按者，谓以手往下抑之也。摩者，谓徐徐揉摩之也。此法盖为皮肤筋肉受伤，但肿硬麻木，而骨未断折者设也。或因跌仆闪失，以致骨缝开错，气血郁滞，为肿为痛，宜用按摩法，按其经络，以通郁闭之气，摩其壅聚，以散瘀结之肿，其患可愈"。故对骨错缝的治疗，采取先"松筋"后"易骨"之法，当然在少部分急性骨错缝情况下，应先正骨复位纠正异常。

"易骨"，以顺为纲，运用运动关节类推拿手法，达到祛瘀、理筋、整复的目的，可以实现"动则通""顺则通"，纠正关节解剖位置的异常，加大关节间隙，调整关节力学平衡，进一步改善关节骨性结构。临床治疗原则上，除非脱臼、急性嵌顿错位等情况，都要先理筋、后整复。

2. 易骨手法特点

（1）理筋类手法

理筋类手法，以复合手法为主，相较于松筋类手法，施治范围广，受力面积大，刺激强度高，施力于经筋循行或相交部位，目的是通过重手法重塑经筋的解剖形态，梳理筋脉，以期使其更适应关节的运动。临床常用经筋拨法、经筋推按法、经筋旋卷法等。

（2）整复类手法

整复类手法，以运动关节类手法解决关节解剖位置异常，手法施治存在一定技巧，不能使用蛮力。在叶希贤腰椎间盘突出症"十步手法"、肩凝症"九步手法"以及李墨林按摩手法等津沽伤科诸位名家手法的基础上进行归纳总结、继承创新，创立的独具特色的津沽伤科推拿整复手法，主要包括分按法、封腰法、搬按法、斜扳法、滚迭法、起伏法、引腰法、拔伸旋转法、摇臂法、运肩法、大旋法、双牵法、和络法等。

三、"松筋易骨"推拿法在伤科疾病中的应用

（一）手法的临床应用理念

"松筋易骨"推拿法在"以通为用"的思想指导下，同时也继承吸收了推拿学科中经典的"松""顺""动"学说。"松筋"手法，以舒解筋肉、活血通络为目的，以"松"为特点，起到"松则通"的作用。"易骨"手法以恢复关节的功能活动为目的，以"顺""动"为特点，起到"顺则通""动则通"的作用。"松"中有"顺"，"顺"中有"动"，"松"是"动"的基础，三者结合好，才能达到"通则不痛"的目的。临床上三者应紧密配合，切不可顾此失彼。"易骨"手法只在完全"松"的基础上施行，"动静结合"才能更好地纠正人体关节解剖位置的异常。"松筋易骨"手法的临床应用离不开"时相性辨证–分期论治"理念的指导，手法的适时应用对伤科疾病的疗效、预后有着很大的影响。根据软组织损伤疾患的病理特点可以将其自然病程进展划分为"筋脉挛急证—筋骨错缝证—经络瘀阻证—瘀血阻滞证"4个证候病理阶段，津沽伤科推拿的"松筋易骨"推拿法则是根据病患就诊时所患伤科疾病的具体病程分期阶段进行治疗，即按"瘀血阻滞期—经络瘀阻期—筋脉挛急期—筋骨错缝期"进行分期论治。

（二）手法应用的临床思维认知

经筋均起于四肢末端，结聚关节和骨骼，故临床捏按操作也要按照经筋的循行方向，如从四肢末端开始向心性操作。现代医学认为，经筋系统是人体沿运动力线规律方向的筋肉，它更集中地体现着人体筋肉的功能与作用。经筋有大小，或散布成片，其范围比经脉更广。捏按手法以手指作用于穴位或筋结处，刺激范围比针刺更大，更加符合经筋系统的治疗法则，且捏按手法尤其适用于针刺禁刺的穴位，安全性高，是其优势。因此，津沽伤科推拿"松筋"手法以人体经脉、经筋的循行为依据，通过捏按经筋循行过程中的某些关键穴位，以及多经筋交会之处，即"筋结"所在，起到疏通经脉、活血通络的作用。

举一个生活中最常见的例子：家里的防盗门，一般会有好几道锁芯，但是只需要一把钥匙，也仅仅需要插入一个锁眼，就能把门所有的锁打开，为什么呢？关键就在于开门的那个锁眼是所有锁芯的关键、枢纽，起到中间联系作用，才会产生"牵一发而动全身"的效果。同理，"松筋"手法选择多经筋交会的"筋结"或穴位进行捏按、点按等操作，目的就是找到经筋系统中的关键点，找准"锁眼"进行治疗，从而达到疏通全身多条经筋的效果，力专而效宏。

（三）手法的适时应用特点

"松筋"推拿法适用于软组织损伤疾病的早期，见于急性期、缓解期，处于"时相性辨证分期"的瘀血阻滞期及经络瘀阻期。"易骨"推拿法适用于软组织损伤疾病的后期，见于缓解期、恢复期，处于"时相性辨证分期"的筋脉挛急期及筋骨错缝期。适时选择最佳手法，"有其时用其手法"，以期达到最大疗效，是津沽伤科推拿一直秉承的治疗理念。然而不考虑辨证分期，盲目推崇某种手法万能，可能引起临床症状的反复或加重。例如在神经根水肿尚未消失的急性期，应严格限制甚至禁止选择运动关节类手法。因为此时病势较

盛而正气亏耗，治疗上应该采取"怀柔政策"，待病势消减后方可进一步施用运动关节类手法。如盲目施用整复手法有可能激惹刺激神经，使急性期症状加重，进而呈现爆发态势；或由于搬按骨关节后正气虚弱，而出现关节稳定性减弱等不良后果。

瘀血阻滞期是神经缺血、水肿及炎症阶段，相当于急性发病的早期阶段，由于神经根受压水肿等原因，患者疼痛明显。此期实证居多，乃外邪阻滞，筋脉瘀阻，气血运行不畅。以"活络"为治法，多施用筋穴捏按法同时配合轻柔的揉、摩等手法，通过此类针对局部浅表络脉的手法刺激，可以加快疼痛部位周围组织的血液循环，促进炎症因子的代谢，减轻神经缺血、水肿、炎症，从而起到疏通气血、活血化瘀、温阳散寒止痛的作用。

经络瘀阻期神经根充血、水肿正在逐步缓解，相当于病情早期的缓解阶段，此期患者疼痛症状较前逐渐减轻，但深层炎症尚未得到缓解，深部肌肉仍然板滞僵硬。此期虚实夹杂。手法治疗以"舒筋"手法为主，在筋穴捏按法配合揉法等放松类手法基础上逐渐增加舒筋手法的应用，以四肢关节处为主要施术部位，舒筋活络，进一步解除局部肌肉韧带的紧张度和深层部位的拘挛，改善局部水肿，促进神经根损伤修复。

筋脉挛急期神经根充血、水肿基本消失，神经损伤逐渐恢复，相当于病情后期的缓解阶段，此阶段患者疼痛症状已不明显，多表现为活动功能受限。此期筋骨功能尚未完全恢复正常，肌肉出现局部拘挛、粘连。故此期治疗以"理筋"手法为主，同时手法层次应更深一步，通过被动拉伸肌肉与韧带，松解局部拘挛、粘连的组织，有效调节肌肉痉挛紧张状态，起到调和营卫、理顺经筋、分离粘连的作用，以期利于后期功能康复。

筋骨错缝期神经损伤基本恢复，但发病日久，关节位置由于前期软组织损伤过程产生的应力改变而发生变化，往往出现小关节错缝并紊乱，相当于病情后期的恢复阶段。故此期治疗以"整复"手法为主，主要运用斜扳法、旋提法等整复小关节移位，并配合摇法等恢复关节活动度，辅以牵引疗法、导引疗法以调整、纠正关节紊乱，以期达到骨正筋柔、长期缓解的目的，并可在一定的程度上预防疾病的复发。

综上所述，"松筋易骨"推拿法规范了推拿手法应用在伤科疾病中的时机选择准则，严格遵循中医"急则治其标，缓则治其本"的治疗原则。同时，在"时相性辨证－分期论治"理念指导下适时选择适宜手法，激发或调整患处周围的经气通行，消除局部及深层部位的致痛性炎症状态，表现为减轻或消除持续性肌肉拘挛以及骨缝开错导致的部位血液供应的不足，解除中医认知观下的经筋——骨骼运动系统张力失衡的病理状态，共达活络舒筋、理筋整复之功。

近几十年来，津沽伤科推拿团队充分发挥创造能力、执行能力和可塑性，伤科推拿科室的体量在不断发展壮大，社会影响力逐年增加，目前正担负着华北地区中医推拿国家区域诊疗中心的重要职能。在不断自我完善中，使得"时相性辨证－分期论治"理论与"松筋易骨"推拿法不断更新迭代，使之更适应现代人群的病生理特点，与时俱进。

此外，津沽伤科推拿在"杂合以治"思想指导下，依据手法适时应用原则，综合应用推拿、针灸、药物熏蒸、中药湿敷、穴位敷贴、牵引、蜡疗等外治法，真正做到诊治疾病的"一理以贯之"，将中医学理论、中西医结合方法融会贯穿于伤科疾患的诊治全过程，正如徐灵胎所言"针灸熨拓煎丸之法，无所不备"。在诊疗手段极大丰富的同时，将更多的关注力集中到病患对疗法的适应性与疾病个体化的诊断上面来，进而有助于催生更为精准的诊疗方案。

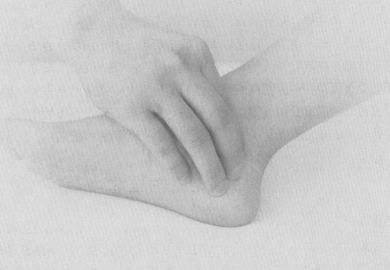

第三章

津沽伤科推拿的
部位撷英

第一节　十二经筋

十二经筋，是指与十二经脉相应的筋肉部分。《黄帝内经》之《灵枢》分立经脉、经筋两篇，均从循行、主病、治则等方面进行描述，充分体现了"经脉""经筋"独立的学术地位。二者既有联系，更有区别，《灵枢·经脉》记载十二经脉始于肺手太阴之脉，而《灵枢·经筋》记载十二经筋则始于足太阳之筋。后世医家多重经脉、轻经筋，使经筋理论对临床的指导意义明显受限。

明代张介宾言："十二经脉之外，而复有所谓经筋者何也？盖经脉营行表里，故出入脏腑，以次相传；经筋联缀百骸，故维络周身，各有定位。虽经筋所行之部，多与经脉相同；然其所结所盛之处，则惟四肢溪谷之间为最，以筋会于节也……此经脉经筋之所以异也。"从原文论述可知，经脉属里，运行营血、联系脏腑，以治疗脏腑失调等内科病为主；经筋属表，络属于人体局部的四肢百骸、筋骨关节，对人体有卫外的保护作用，以治疗软组织损伤等经筋病证为主。津沽伤科推拿深度挖掘经筋理论，用以指导临床施治伤科疾患。

与十二经脉相似，十二经筋亦有其特定的循行次序，《灵枢·经筋》记载十二经筋，始于足太阳之筋，依次为足少阳、足阳明、足太阴、足少阴、足厥阴、手太阳、手少阳、手阳明、手太阴、手厥阴、手少阴之筋。足、手三阳、三阴之筋并行向上（心）分布，且手、足三阳之筋分布于躯干背部与四肢外侧，多与肢体的伸展活动相关；手、足三阴之筋分布于躯干腹部与四肢内侧，多与肢体的屈收活动有关。临床以此分辨阴阳经筋病变。

经筋的带状分布，具有联络肌肉关节的特点，充分发挥肢体联动、阴阳协调之"主束骨而利机关"的功能。张介宾道："筋属木，其华在爪，故十二经筋皆起于四肢指爪之间，而后盛于辅骨，结于肘腕，系于膝关，联于肌肉，上于颈项，终于头面，此人身经筋之大略也。"《灵枢·终始》曰："阳受气于四末，阴受气于五脏。"经筋在表属阳，经脉在里属阴，经筋受气而动，经脉受血而营。经筋要实现"主束骨而利机关"的生理功能，有赖于阳气的充养，经筋禀受阳气于四末，数筋并发，向心分布，布散阳气，柔则养筋，三阳三阴之经筋联动，方能适应人体坐、立、行、跑、跳等静动瞬变的复杂运动。

足三阳经筋

〔循行〕

足太阳之筋，起于足小趾，上结于踝，邪上结于膝，其下循足外侧，结于踵，上循跟，结于腘；其别者，结于腨外，上腘中内廉，与腘中并上结于臀，上夹脊上项；其支者，别入结于舌本；其直者，结于枕骨，上头，下颜，结于鼻；其支者，为目上网，下结于頄；其支者，从腋后外廉，结于肩髃；其支者，入腋下，上出缺盆，上结于完骨；其支者，出缺盆，邪上出于顽。

足少阳之筋，起于小趾次趾，上结外踝，上循胫外廉，结于膝外廉；其支者，别起外辅骨，上走髀，前者结于伏兔之上，后者结于尻；其直者，上乘䏚季胁，上走腋前廉，系于膺乳，结于缺盆；直者，上出腋，贯缺盆，出太阳之前，循耳后，上额角，交巅上，下走颔，上结于顽；支者，结于目眦为外维。

足阳明之筋，起于中三趾，结于跗上，邪外上加于辅骨，上结于膝外廉，直上结于髀枢，上循胁，属脊；其直者，上循骭，结于膝；其支者，结于外辅骨，合少阳；其直者，上循伏兔，上结于髀，聚于阴器，上腹而布，至缺盆而结，上颈，上夹口，合于顽，下结于鼻，上合于太阳，太阳为目上网，阳明为目下网；其支者，从颊结于耳前。

〔主病〕

足太阳之筋，其病小趾支跟肿痛，腘挛，脊反折，项筋急，肩不举，腋支缺盆中纽痛，不可左右摇。

足少阳之筋，其病小趾次趾支转筋，引膝外转筋，膝不可屈伸，腘筋急，前引髀，后引尻，即上乘䏚季胁痛，上引缺盆、膺乳、颈维筋急。从左之右，右目不开，上过右角，并跷脉而行，左络于右，故伤左角，右足不用，命曰维筋相交。

足阳明之筋，其病足中趾支胫转筋，脚跳坚，伏兔转筋，髀前肿，㿉疝，腹筋急，引缺盆及颊，卒口僻；急者目不合，热则筋纵，目不开。颊筋有寒，则急引颊移口；有热，则筋弛纵缓不胜收，故僻。

〔津沽释义〕

足三阳经筋分布于人体的前侧、外侧、后侧，与其他手足三阴阳经筋相比较，足三阳经筋的覆盖面更广，循行轨迹更长，经筋交会也相对更频繁。三者都起始于人体足部末端，足太阳经筋起于足小趾，足少阳经筋起于足第四趾趾端，足阳明经筋起于足次趾与中趾之间。三条经筋的循行方向都是由下肢向上循行，但由于起始与分布位置均具有一定的差异，就产生了不同经筋与疾病发生位置的不同，出现不同的治疗效果以及手法选择上的区别。

从经筋循行原文中可以看出，经筋的走行并非都仅限于一条直线，多数经筋都存在分支的情况，而且分支多出现在关节部位，这就形成了经筋交会的生理基础。思考经筋走行的规律，需要从经筋在人体运动功能上的定位入手。阳主动而阴主静，足三阳经在下肢部分的走行几乎覆盖了下肢屈曲、伸展、外展等重要运动方向上的功能，可以认为阳经之经筋是主要负责活动的经筋。足三阳经筋的走行虽然出发点是相同的，但是走行却略有差异，最终导致生理功能上的差异，而且多数在足部就产生经筋的分支，这种分布上的特点是源于身体运动的需要。从生活的事物中得到启发，这种特异的分布其实在自然界中也能找得到，通常在热带植物园或者热带雨林中，其中高大的雨林乔木由于其自身重量的限制，往往会产生许多侧生根，多是高大乔木的一种附加的支撑结构，通常辐射生出，并以最为负重的一侧发达，一些巨树较大的侧根可达 10 米高、10 米宽，形成巨大的侧翼。这些侧根作用广泛，可以增强并支持地上部分，这样可以很好地解决头重脚轻立不稳的问题，同时可以抵抗大风以及暴雨的冲击，不被轻易吹倒或者冲倒，还能更好地保存水分和养分。此外，热带雨林中的一些树木为了支撑高大的地上部分则另辟蹊径，将根系尽量向土表延伸、扩张，形成地面根。这些地面根能相互联合，长到一起，结成网状，这样做的目的不仅是占领地面，而且能够有效地阻止其他植物对其领地的入侵。取类比象，这种网状根的结构，应用在经筋系统之中是怎样的形态？考虑到网状树根的连接部位往往也是力学结构上较为薄弱的地方，两条经筋相互分支的部位恰恰是躯体主要力线的间隙，经筋的相互联系正是为了弥补这种功能上的薄弱区域。通过对这类植物根系变态生长原理的认知，我们得到启发，可以借此进一步深入地思考经筋系统内部走行分布的相互关系。

足太阳经筋起于足小趾，向上结于外踝，斜上结于膝部，在下者沿外踝结于足跟，向上沿跟腱结于腘部，其别支结于小腿肚，上向腘内侧，与腘部另支合并上行结于臀部，向上夹脊到达项部；其分支从项部分出，支筋于天庭（额头），上眼睑、鼻、舌根，从腋后外侧与肩相连。足太阳的经筋发病，主要表现为由足小趾分出的一支的症状，其治疗适应范围侧重于其分布位置所产生的病证，如足小趾牵引致足跟的疼痛、膝腘窝拘挛、脊椎部位生理曲度异常、项背部肌肉拘挛收紧等。由于其具有支筋的特异性，故腋下牵引至缺盆的疼痛，以及颈肩部肌腱的粘连、关节活动度受限等症的病理基础都可以归结为足太阳经筋的病变所产生的变化。由于足太阳经筋分布位置的特异性、肌肉丰厚程度与经筋展开的面积不同，导致经筋的三维结构具有明显的差异，进而对力的耐受程度有所差异，因此津沽伤科推拿针对不同结构的经筋所采用的手法也不同。例如，结于踝部前分布在足部外侧，其中的腓骨短肌、腓骨长肌、腓骨肌多为肌肉不丰厚的区域，面积也较小，故多采用点揉法、推按法等多种聚力集中、婉转柔和的复合式手法作为首选，以免力道过于分散失去治疗效果，或力道过于刚强，损伤筋骨及内部结构。结于腘窝前为腓肠肌，与结于臀前的腘绳肌、臀大肌等肌肉，都属于中等面积且肌肉较丰厚之处，故可以依据病证不同选择滚揉、推揉、掌揉等多种手法，使其在相对宽阔区域走行的经筋可得到充分的舒缓，进而有效地缓解症状，在必要的强刺激时也可选择聚力集中的手法达到效果。颈项肩背部的多块肌肉如竖脊肌等肌肉都属于长条形肌肉，且为肌肉丰厚之处，故此处多可应用大面积放松类手法，如拨按、滚揉等多种复合式手法，使肌肉纤维得到充分松解。在其分支的地方，腋下与肩部可使用运动关节类手法，使病理状态下粘连的关节充分得到活动，而天庭等颜面部肌肉浅薄，则以拇指推揉等轻柔手法为主达到疏经活络的效果。在结于踝、膝、踵、臀、枕骨、鼻、颃、肩髃、完骨等经筋汇聚之处，经筋多数纵横交错，病理改变的层次较为深入，操作时则应以持久、渗透的手法起到散结开络的作用。

足少阳经筋起于第四趾，向上结于外踝，上行沿胫外侧缘，结于膝外侧；直行者，经季胁，上走腋前缘，系于胸侧和乳部，结于缺盆；直行者，上出腋部，通过缺盆，行于足太阳经筋的前方，沿耳后，上额角，交会于头顶，向下走向下颌，上结于鼻旁；其分支络于髀部（大腿）、伏兔部（臀部下方）、尻部（脊骨末端）、外眼角。故足第四趾筋脉出现牵引性拘急抽搐，膝外侧筋脉拘急，膝关节拘挛牵引至髀部、伏兔部、尻部的拘急性疼痛，季胁部的牵扯性疼痛，缺盆至胸前的筋脉拘急，颈部左右的筋经拘急导致的眼睑无法睁开，维筋相交所导致的下肢活动受限等病证，都与足少阳经筋的病变有关。在足少阳经筋结于外踝前，分布以趾长屈肌为主，肌肉较为浅薄，适合点揉法、推按法等轻柔的手法做浅刺激。而后结于膝外廉，是沿着胫骨外侧胫骨侧肌向上循行，肌肉形态较为长以及丰厚，适合做长距离推法如推揉等手法。之后再结于尻部之前，多为股外肌、股中肌、梨状肌等肌肉丰厚分布较大处，此处可随症状选择刺激性较强的手法，深度刺激可促使其局部经络疏通、局部血气通畅充沛而起到增强局部神经营养的作用。之后沿着人体外侧抵达季胁部，此段肌肉多由腹外斜肌、腹内斜肌、腹横肌、肋间外肌等肌肉所构成，肌肉分布面积较大且较为敏感，多以大面积放松而非重刺激手法为主要选择，使其在分布范围内能充分放松。最后直行穿过缺盆穴上行至额角，继续至头顶上，再向下走入腮下，此处颜面部肌肉较薄、腠理疏松，则以拇指推揉等轻柔手法为主，起到疏经活络的作用。

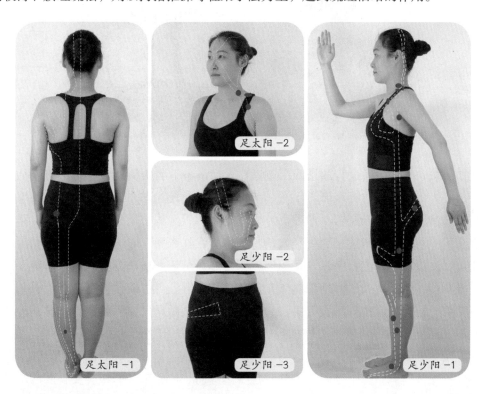

足阳明经筋实则分两条走行，一条起于第二、三、四趾，结于足背，斜向外上盖于腓骨，上结于膝外侧，直上结于髀枢（大转子部），向上沿胁肋，连属脊椎；而另一条则上沿胫骨，结于膝部，沿伏兔向上，结于股骨前，聚集于阴部，向上分布于腹部，结于缺盆，上颈部，夹口旁，会合于鼻旁；其支筋络于外辅骨、上眼睑、下眼睑、颊部、耳前。故中三趾牵引僵直以至腿胫部抽筋、小腿有跳动感并突然痉挛、大腿前面肌肉隆起的伏兔部位筋脉抽搐、髀骨前侧肿痛、疝气、阴囊肿痛坠胀、腹部经脉拘急并牵引至缺盆与面颊、突然发作的口唇歪斜、眼睑不能闭合等症都与足阳明经筋的病变有关。结于跗上之前，肌肉分布为趾长伸肌，较为浅薄，适合轻柔的手法做浅刺激。而后是沿着胫骨双侧，胫骨前肌向上循行，肌肉不甚丰厚，并与胫骨相连较近，适合做集中、小面积的推、按、拨等手法。之后分于大腿股外肌、股中肌两段，肌肉较为丰厚，应选择力量较重与刺激面较广的

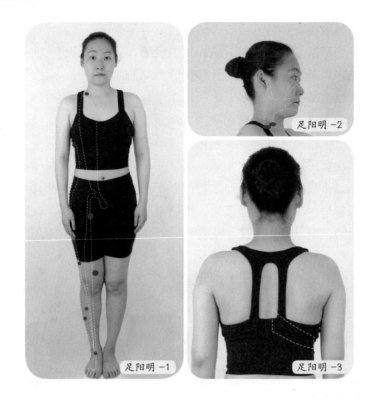

足阳明-1　足阳明-2　足阳明-3

手法，如肘按、𣸣揉手法进行放松或深刺激。再后一条沿着腰侧面转向背部交于足少阳经筋，腰部较为敏感，应选择浅刺激手法，背部一段肌肉较为丰厚，可采用深刺激手法。另一条则沿着髀部向上结于阴器，此处为冲脉与足阳明胃经相交之处，在《王金贵津沽脏腑推拿心法》一书中详尽阐述了该处经穴的特异性，在临床操作时通常选择气冲做深刺激以调冲调血。后沿着腹部上行至缺盆，肌肉较为丰厚，可依病证应用揉、按、捏等手法，但此段内藏脏器，故不宜长时间地深刺激，以免损伤脏器。再过缺盆循行于喉部，此处于气管分布支处，故施术应选择推按等手法，不宜过深。最后通过口两侧至颧骨再下连结于鼻部，颜面部肌肉薄嫩，则以指腹推揉等以疏经活络。结于跗上、膝外廉、髀枢、外辅骨、缺盆等汇聚之处则应选用持久稳定、力度渗透的深达肌层的手法。而由于阴器的生理特异性则不建议做任何刺激。于足阳明经筋与足少阳经筋、足太阳经筋相会交合的筋结处施以相宜手法，能起到交通联络、画龙点睛的作用，而于经筋走行上施以循经推按手法在治疗伤科疾病中也是举足轻重的步骤之一。

足三阴经筋

〔循行〕

足太阴之筋，起于大趾之端内侧，上结于内踝；其直者，络于膝内辅骨，上循阴股，结于髀，聚于阴器，上腹，结于脐，循腹里，结于肋，散于胸中；其内者，着于脊。

足少阴之筋，起于小趾之下，并足太阴之筋，邪走内踝之下，结于踵，与太阳之筋合而上结于内辅之下，并太阴之筋而上循阴股，结于阴器，循脊内，夹膂，上至项，结于枕骨，与足太阳之筋合。

足厥阴之筋，起于大趾之上，上结于内踝之前，上循胫，上结内辅之下，上循阴股，结于阴器，络诸筋。

[主病]

足太阴之筋，其病足大趾支内踝痛，转筋痛，膝内辅骨痛，阴股引髀而痛，阴器纽痛，下引脐两胁痛，引膺中脊内痛。

足少阴之筋，其病足下转筋，及所过而结者皆痛及转筋。病在此者，主痫、瘛及痉，在外者不能俯，在内者不能仰。

足厥阴之筋，其病足大趾支内踝之前痛，内辅痛，阴股痛转筋；阴器不用，伤于内则不起，伤于寒则阴缩入，伤于热则纵挺不收。

[津沽释义]

足三阴经筋皆起于足趾之端，结于内踝，上循下肢内侧，结于阴器，行于腹内，只有足少阴经筋上至项，结于枕骨。经筋在循行过程中有"结""聚"等特点，如足三阴之筋结于"内踝""阴器""腹"，三条经筋之间通过结聚，在结构上相互联系，在功能上相互配合，协调着人体的运动，尤其是下肢的功能活动。足三阴之筋主要分布在下肢内侧，从足趾末端发出向上经内踝、小腿内侧、膝内侧、大腿内侧，走向躯干，最终布散于下腹部，并在循行过程中结聚于大关节和肌肉丰盛处，由此判断足三阴经筋主司下肢尤其下肢内侧的关节筋肉运动，如《素问》所言"宗筋主束骨而利机关"，三筋所过之足踝内侧髁、胫骨内侧髁、股骨内侧等，先后经过踝关节、膝关节，主司关节活动。

经筋病候多是以疼痛和运动障碍为主。足三阴经筋循行的解剖结构除腓肠肌、比目鱼肌、缝匠肌等下肢内侧肌肉外，还有类似鹅足囊、膝内侧副韧带等。由于足三阴经筋瘛疭不收导致的软组织损伤主要表现为足趾牵扯下肢内侧部的一系列拘挛、弛缓、转筋、强直和抽搐等，而长期的痉挛使肌肉间血液循环受阻，血液回流障碍，血管通透性增加，血内大量致痛物质渗出，炎症因子会导致局部皮肤出现温度变化，也会进一步加重疼痛。

足太阴经筋，其循行路线相当于沿足拇展肌、拇短屈肌、踝关节内侧韧带、膝关节内侧韧带、缝匠肌、内收肌等位于下肢内侧并延伸到腰部的肌肉韧带群及其附属组织的运动力线，能够产生足旋后、膝屈曲、大腿内收、躯干屈曲与旋转等动作。其病证可出现足大趾强滞不适、内踝部痛、转筋、膝内侧骨痛、股内侧牵引髀部酸痛。

足少阴经筋，其循行路线是足趾、小腿后面、大腿内侧以及协调整合脊柱活动的力线，其功能是能够产生足趾抓地、足旋后、小腿用力、大腿内收、脊柱运动协调等动作。起始足小趾下，通过足心部，在小腿部的循行过程中反复"借路"于足太阴经筋和足太阳经筋，加强了本条经筋与足太阴和足太阳两经筋之间的联系。足少阴经筋在足底更多走行于中央，解剖学已明确足底中间肌筋膜鞘与小腿后面深层肌筋膜鞘在结构上相通，这正是足少阴经筋走行于小腿后面的深层、位置较深、属于阴筋的解剖依据。病在足少阴经筋主要有痫证、抽搐和项背反张等证候，亦可见足下转筋，所经过和所结聚的部位，都可出现疼痛和转筋的证候。

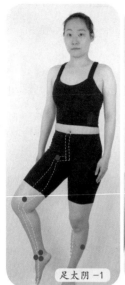
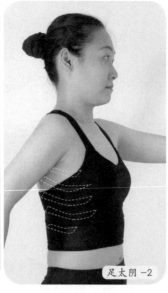
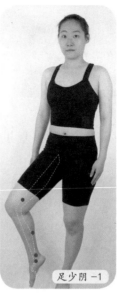
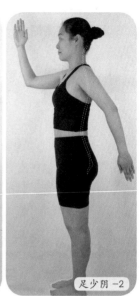

足太阴 -1　　　　足太阴 -2　　　　足少阴 -1　　　　足少阴 -2

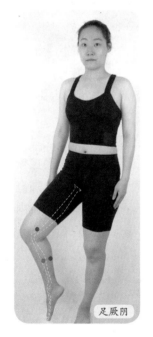

足厥阴

　　足厥阴经筋，起始于足大趾的上边，向上结于内踝前方，向上沿胫骨内侧循行，结于胫内内踝之下，再向上沿大腿内侧，结于阴器而与各经筋相联络。足厥阴经筋循行路线与其他五条足经筋都有联系，起始于足"大趾之上，上结于内踝之前"，有独立的筋膜结构，再往上走"上循胫，上结内辅之下"，根据此路线上的解剖结构，与足三阳经筋均有联系，还包括小腿骨间筋膜、肌间隔筋膜等经筋组织结构。结合足厥阴肝经进行分析，足厥阴经筋循行包括胫骨骨膜、比目鱼肌筋膜等其他两条足阴经筋解剖结构，至大腿部，与足太阴、足少阴经筋相交相伴循行。正因为足厥阴经筋的主要分布路径与其他五条足经筋都有联系，所以说此条经筋能"络诸筋"。它的功能活动是能使拇趾伸，并整合协调其他五条足经筋活动。根据古文记载足厥阴经筋病证多见足大趾强滞不适、内踝前部痛、膝内侧部痛、大腿内侧痛、转筋、阴器不能运用。若房劳过度、耗伤阴精则见阳痿不举，伤于寒邪则阴器缩入，伤于热邪则阴器挺长松弛。由于其"络诸经"，在临床中手法操作施于足厥阴经筋可以起到整体调节的作用。

　　再有是转筋证，足三阴经筋为病都可涉及此证，如《素问》言："湿热不攘，大筋软短，小筋弛长，软短为拘，弛长为痿"。经筋病候的这种临床表现与现代神经系统和运动系统疾病极为相关，在这里主要讨论的是适用于伤科推拿的病证。综上，足三阴经筋以厥阴居中、太阴居前、少阴居后，反映了下肢内侧"面"的经筋生理病理关系，在津沽伤科推拿临床操作中皆可循经推按并着重于经筋结聚处行活络松筋手法。

　　津沽伤科推拿亦重视"以痛为腧"的灵活运用，即在病理状态下产生的有形可查的阳性体征，也称"经筋病灶"，由于运动的整体性和联动性，这些"病灶"多在经筋会合、结聚处，有时一个小的"病灶"可以引起一个大范围的疼痛，而把这类小"病灶"解除就可以治愈大范围疼痛，使之气血畅通，濡养循行筋肉，解痉止痛，恢复正常运动功能。

手三阳经筋

〔循行〕

手太阳之筋，起于小指之上，结于腕，上循臂内廉，结于肘内锐骨之后，弹之应小指之上，入结于腋下；其支者，后走腋后廉，上绕肩胛，循颈，出走太阳之前，结于耳后完骨；其支者，入耳中；直者，出耳上，下结于颔，上属目外眦。

手少阳之筋，起于小指次指之端，结于腕，上循臂，结于肘，上绕臑外廉，上肩，走颈，合手太阳；其支者，当曲颊入系舌本；其支者，上曲牙，循耳前，属目外眦，上乘颔，结于角。

手阳明之筋，起于大指次指之端，结于腕，上循臂，上结于肘外，上臑，结于髃；其支者，绕肩胛，夹脊；直者，从肩髃上颈；其支者，上颊，结于頄；直者，上出手太阳之前，上左角，络头，下右颔。

〔主病〕

手太阳之筋，其病小指支，肘内锐骨后廉痛，循臂阴入腋下，腋下痛，腋后廉痛，绕肩胛引颈而痛，应耳中鸣痛引颔，目瞑良久乃得视，颈筋急则为筋瘘颈肿，寒热在颈者。

手少阳之筋，其病当所过者即支转筋，舌卷。

手阳明之筋，其病当所过者支痛及转筋，肩不举，颈不可左右视。

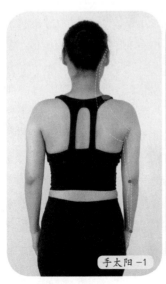

手太阳 -1

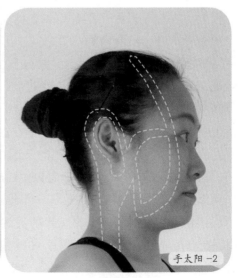

手太阳 -2

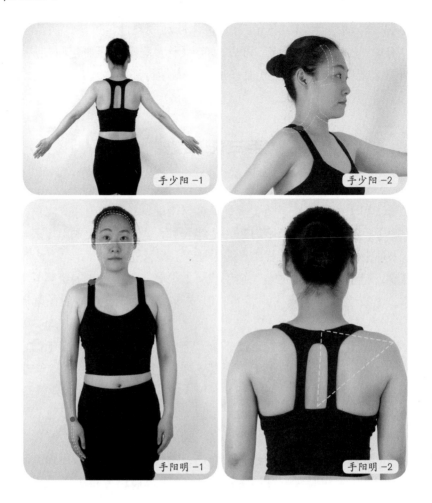

手少阳 -1   手少阳 -2   手阳明 -1   手阳明 -2

〔津沽释义〕

《灵枢·经筋》中手三阳经筋的循行分布原文皆有"起于指、结于腕、上循臂、结于肘、结于肩"等描述，均涉及颈肩上肢大关节，涵盖了关节间的肌肉、肌腱、神经、血管等筋肉系统，范围较大。其不同于手三阳经脉的线性循行分布，手三阳经脉的循行论述为"循手外侧，直上循臂骨下廉，出肘内侧两骨之间，出肘内侧两筋之间……"，从经脉循行可以进一步明确经筋所在确切位置，言其为条带分布。

手三阳经筋分布皆起始于手指末端，经过腕、前臂、肘、上臂、肩、颈等头面上肢肌肉关节的外侧，手阳明经筋循行于上肢外侧前部，手少阳经筋循行于上肢外侧中部，手太阳经筋循行于上肢外侧后缘部位，共同调节上肢肌肉、关节活动，其循行之处为临床颈椎、肩周等常见软组织损伤疾病的患病部位。又从手三阳经筋主病可知，经筋所过之处可见疼痛及转筋，临床表现以疼痛、活动障碍为主，故手三阳经筋为治疗颈肩等上肢软组织损伤疾病的作用部位。津沽伤科推拿在临床中根据患者的症状表现，进行经筋辨证，依经筋循行施以手法操作，对于经筋循行中结聚的关键位点即"筋结"，施以捏按手法，加强舒筋活络作用，配合经筋旋推、拨按等手法，以发挥手三阳经筋的共同主治作用。

手太阳经筋循行起于小指，经掌背尺侧，结于腕背，再至尺骨茎突，从腕循前臂尺侧至肘内侧缘，捏按小海结可刺激肘部尺神经沟，进而引起触麻感并窜向手指，从肘内侧循上臂背面尺侧抵腋下，与小指展肌、腕尺侧副韧带、尺侧腕伸肌、肘尺侧副韧带、肘筋膜、肱三头肌、冈下肌、小圆肌、大圆肌相关。如果以上肌肉、肌腱、韧带、神经损伤则会出现小指麻木，上肢尺侧疼痛不适、功能障碍，治疗可以沿手太阳经筋的循行方向，进行拨按手法。手太阳经筋支脉从腋后缘上行，环绕肩胛，上颈部，涉及背阔肌、菱形肌、竖脊肌、肩胛提肌等，故其循行分布之处肌肉、韧带、神经损伤则会出现颈肩部僵硬不适，治疗可以沿手太阳经筋背部循行区域行局部经筋推按。同理，其循行过眼、耳处，故局部经筋推按手法在五官科相关病证治疗方面亦有效果。

手少阳经筋循行起于第4指背，结于腕背，上行前臂中间，结于肘尖部，上循于上臂外侧，涉及指总伸肌及腱鞘、腕背侧韧带、旋后肌、肱三头肌、三角肌等上肢外侧伸肌群及神经。以上肌肉、肌腱、韧带、神经损伤，可出现无名指麻木无力、指腕背侧疼痛、腕无力、腕功能障碍、前臂外侧疼痛、肘关节疼痛、肩关节外展困难，甚则出现上肢外侧肱三头肌、三角肌萎缩，临床治疗此类病证当从手少阳经筋入手。手少阳经筋与手太阳经筋相交，共同行于肩颈部，与斜方肌、冈上肌、冈下肌、肩胛提肌、肩胛筋膜韧带相联系，临床可出现颈肩部位疼痛、感觉异常等，治疗上选择手少阳经筋循行区域，施以舒肩筋、舒肘筋法，可活络松筋，改善症状。其分支从下颌角处进入，联系舌根，另一分支从下颌角上行，沿耳前，连属目眦，上额，结于额角，故在手少阳经筋循行区域施以手法，对于风火牙痛以及肝胆实热引起的耳鸣、耳聋、目翳等均有一定效果。

手阳明经筋循行起于食指背侧，上行结聚于腕背，沿前臂桡侧上行，结聚于肘外侧肱骨外上髁，后循上臂外侧肌间沟至肩，沿三角肌后束至颈，整体位于上肢的背面，分布有使上肢各关节伸展的肌肉，与使手指伸展、上肢旋转的伸肌群、神经分布密切相关。涉及指总伸肌、食指固有伸肌、拇长展肌、拇长伸肌、拇短伸肌、桡侧腕长短伸肌、旋后肌、上臂外肌间沟、肱三头肌、三角肌后束以及相关韧带、肌腱。各种原因导致上述肌肉、肌腱、韧带、神经损伤，造成指、腕、肘、臂部疼痛、感觉异常、功能障碍的软组织损伤疾患均可循手阳明经筋进行推按，起到行血活络舒筋的作用。如神经根型颈椎病患者出现拇食指及上肢外侧的麻木、放射痛，肱骨外上髁炎导致的网球肘，桡骨茎突狭窄性腱鞘炎所致的手腕桡侧疼痛，治疗时均可选取手阳明经筋，在第六章中会进一步详述疾病的具体治疗方法。手阳明经筋循行上肩，贯绕肩胛，循冈上窝入于脊柱，分布于肩区、肩胛区，与肩关节的活动密切联系，涉及斜方肌、胸锁乳突肌、冈上肌、肩胛提肌、竖脊肌以及相关肌腱、韧带、神经等。对于肩周炎、胸背肌筋膜炎等疾患，出现肩关节疼痛、活动受限，肩胛区疼痛、僵硬、感觉障碍等时，在手阳明经筋的背部循行区域施以经筋推按、旋卷手法疗效显著。其分支上面颊，结于鼻旁，直行的上出手太阳经筋的前方，上额角，络头部，下向对侧下额，因此对于面肌痉挛、面神经麻痹患者亦可进行手阳明经筋推拿法。

综上所述，颈肩上肢部的软组织损伤疾患，与手三阳经筋关系密切，临床病情复杂，往往不是单一的经筋病变，多同时涉及多条经筋。如神经根型颈椎病患者，可同时出现5个手指的麻木及上肢的麻木疼痛，其涉及病变范围较大，临床治疗需同时兼顾手三阳三阴经筋。津沽伤科推拿治疗手法中的活络、舒筋、理筋、整复手法，从上肢末端开始，依经筋循行，兼顾了多条经筋以及经筋交接之处的"筋结"，起到整体治疗的作用。在治疗范围上，不限于颈肩部及上肢病证，亦可治疗热证、神志病证等，如牙痛、耳鸣、痉挛性斜颈、癫狂等。

手三阴经筋

[循行]

手太阴之筋，起于大指之上，循指上行，结于鱼后，行寸口外侧，上循臂，结肘中，上臑内廉，入腋下，出缺盆，结肩前髃，上结缺盆，下结胸里，散贯贲，合贲下，抵季胁。

手心主（厥阴）之筋，起于中指，与太阴之筋并行，结于肘内廉，上臂阴，结腋下，下散前后夹胁；其支者，入腋，散胸中，结于臂。

手少阴之筋，起于小指之内侧，结于锐骨，上结肘内廉，上入腋，交太阴，夹乳里，结于胸中，循臂，下系于脐。

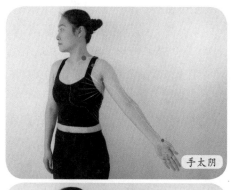

手太阴

[主病]

手太阴之筋，其病当所过者支转筋，痛甚成息贲，胁急吐血。

手厥阴之筋，其病当所过者支转筋，前及胸痛息贲。

手少阴之筋，其病内急，心承伏梁，下为肘网。其病当所过者支转筋，筋痛。

[津沽释义]

手三阴经筋皆起于指端，行于臂之阴，即上肢内侧，入腋，结于胸中，散于胁。从三者循行来看，有四处共同的"结聚"位置，其一在腕，其一在肘，其一在腋，其一在胸中。这四处是临床中最常用来治疗疾病的位置，即津沽伤科推拿常用到的神门结、小海结、极泉结、中府结。手三阴经筋"其病当所过者支转筋"，故其病候腕、候肘、候腋、候胸中。手三阴经筋均通过腕部内侧，上行主要分布于上肢内侧、肩前、腋下、胸胁，主司腕管的功能与肘关节屈曲内收、前臂旋前、肩关节内收内旋等。

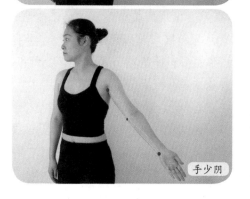

手厥阴

手少阴

手太阴经筋行寸口动脉外侧，上行沿前臂；手厥阴经筋与手太阴经筋并行，结于肘部内侧；

手少阴经筋结于腕后豆骨处，向上结于肘内侧。手三阴经筋通过腕管，当作用其所过部分的韧带及肌肉，如拇长屈肌腱鞘过度劳损，引起腕部的酸痛或隐痛，该韧带与腕骨沟构成的腕管中通过是正中神经和深浅屈肌腱，当腕管受卡压时会出现手指麻木及感觉障碍。于手三阴经筋与筋结处采用推揉、捏按等手法，治疗初始手法宜轻柔，循序渐进，疗效颇佳。

按循行继续向上看，手少阴经筋"上结肘内廉，上入腋"，手厥阴经筋"结于肘内廉，上臂阴，结腋下"，手太阴经筋"上循臂，结肘中，上臑内廉，入腋下"，手三阴之筋主束肘阴之筋，疏利关节，主上肢屈曲、内收、旋前运动。当强力屈臂、内收，或反向牵拉都有可能造成肘部及肩臂疼痛。而当肩关节突然过伸，或前屈内收受到突然阻力，则会极度牵拉喙肱肌、喙肩韧带、胸小肌而出现肩臂疼痛。当有肩臂损伤时，可沿手三阴经筋的循行部位予以捏按手法以活络、推揉治疗以舒筋，起到舒筋通络、理筋散结的作用，并着重于手三阴经筋在肘窝的筋结部位，即与手太阳经筋相交处点按。筋结附近不仅是筋膜和筋肉的交界处，且分布有肱动静脉，按压此部位有助于疏通经络、活血行气，缓解上肢部及颈肩的酸胀、疼痛及麻木不适感。

津沽伤科推拿临床常用指压中府结、极泉结等捏按手法，受术时患者会有上肢麻木、酸胀、温凉等感觉，伴随上肢手部皮色变化，当医者放松按压的拇指时，患者会感到热流通过上肢，轻松舒畅。手三阴经筋顺手腕循行于腋下，聚于"极泉结"附近，此经筋取位即是取"以痛为腧"之意，如《灵枢·经筋》所云："其病，治在燔针劫刺，以知为数，以痛为腧"。

值得一提的是，手太阴经筋"出缺盆，结肩前髃，上结缺盆"，沿手臂内侧肱二头肌至胸部的胸大肌、胸小肌、锁骨下肌、喙肩弓走行，其筋结处即缺盆处，为臂丛神经出口位置，而且分布有锁骨上神经、肋间神经、臂丛神经和血管，如锁骨下动、静脉，故针刺此处具有很大的危险性，但此"缺盆结"却是推拿操作中的优势部位。通过施以推拿指压之法，不仅可以深入病所，直接作用于内部神经血管组织，且安全性高，疗效确切。津沽伤科推拿临床常用缺盆结配合中府结治疗颈肩部疾患及其所致上肢系列病证。

第二节 筋结

十二经筋在循行分布过程中多结聚于四肢关节骨突部，也多与其他经筋相交相会。所谓"筋结"，即十二经筋的"结""聚"之处，是发生劳损并引起关节痹痛的重要部位，其具有连接、固定、束缚、沟通、协调、强化十二经筋的作用。"筋结"之于经筋呈现出"以筋会于结"的基本特征，津沽伤科推拿根据其所处经脉的穴位名称，将其命名为"结"。结是经筋结聚的地方，同时也是经脉行进于经筋之中的必经之地，是发挥经筋功能、运动功能的重要部位。筋结分布于躯干四肢关键位置，作为经络系统联系周身的投影点，沿着经筋的走向交会互通，并分布在骨骼与筋膜之间的中间层，既固定维系着躯体，又与分肉、皮肤、脉道、筋膜相联合。

　　为了深入探究李墨林按摩手法操作穴位的作用机制，津沽伤科推拿通过精研《灵枢·经筋》及古籍文献中关于经筋的内容，深入挖掘、总结发现李老临床所用穴位大多处于多经筋交会处，且局部神经、血管丰富，与"筋结"有着密切的关系。在临床应用捏按手法时，津沽伤科推拿不仅注重传统推拿按摩手法持久、有力、均匀、柔和、深透五大要素，更加注重于"筋结"的精准定位，不仅仅是教科书层次的体表定位，还要求术者掌握"筋结"位点之下的解剖学内涵，对于指端发出的力也要求有方向上的把控。在系统整理"筋结"的同时，不断于临床进行验证，从而扩大了松筋易骨推拿疗法的应用范围，并赋予了其全新的中医学理论解释。

解溪结

　　[交会经筋] 足阳明、足少阳、足太阴经筋之会。

　　[位置] 在踝横纹上，拇长伸肌腱、趾长伸肌腱与踝前伸肌支持带交错处。

　　[解剖] 皮肤→皮下组织→拇长伸肌腱与趾长伸肌腱之间→距骨。浅层有足背内侧皮神经及足背皮下静脉；深层有腓深神经和胫前动、静脉。

　　[功效] 舒筋活络，缓解痉挛。

　　[津沽释义]

　　解溪结为足阳明、足少阳、足太阴经筋交会处。该筋结裹夹解溪穴，《灵枢·本输》言："胃出于厉兑……行于解溪……为经。"又《灵枢·九针十二原》云："所行为经。"意为经脉之气迅速通过的地方，提示此处气盛，同时又是关节活动之处。《素问·痿论》中记载"阳明者，五脏六腑之海，主润宗筋，宗筋主束骨而利机关也"，足阳明多气多血，捏按此筋结可以促进关节局部气血运行，以阳明经血润养此处所过三条经筋，为局部关节提供营养物质，而人体的经筋必须得到水谷精微、气血的滋润才能发挥其束骨骼、利关节的功能。

　　"治痿独取阳明"，既取经脉，亦取经筋。临床应用上亦可以将此筋结作为主要部位治疗踝关节损伤、足下垂或下肢疾患等，说明解溪结对于临床上神经受损导致的下肢疼痛及功能障碍，无论是痉挛型还是松弛型，亦或是脑部疾患导致的足下垂，都有很好的治疗效果。同时，《灵枢》中提到："足少阳经筋，其病小指次指支转筋，引膝外转筋……足阳明之筋，其病足中指支，胫转筋……足太阴之筋，其病足大指支，内踝痛，转筋痛……"解溪结位于足背与小腿交界处的横纹中央凹陷，可以治疗各种踝、足趾的扭伤，改善踝关节的功能，并且对于小腿前、内、外侧的痉挛性疼痛亦有治疗作用。

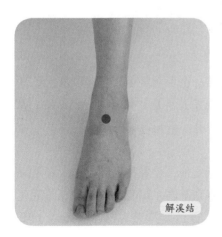

解溪结

　　《扁鹊神应针灸玉龙经》有云："脚背痛……取解溪……"在《经穴汇解》也提及"解溪之本经病，膝胻股肿"，《备急千金要方》亦见"解溪，主膝重，脚转筋"。此外，足少阳、足阳明、足太阴经筋之病均提到股膝之"转筋痛"，提示解溪结不仅对于局部的痉挛肿痛有作用，而且对于股膝的肿胀疼痛，亦有很好的治疗效果。推拿手法刺激该筋结，除对于踝关节局部有帮助，还能达到远端治疗，特别是对足少阳、足阳明、足太阴经筋循行的关节部位有疗效，可有助于消除膝关节、髋部、大腿外侧的疼痛。

由于解溪结浅层有足背内侧皮神经及足背皮下静脉，深层有腓深神经和胫前动、静脉，在捏按解溪结的时候，可以截断局部的神经和血流，起到麻醉止痛的作用。当然，该筋结亦可以采取自我按摩的方法，取坐位，将患侧脚部背伸，以拇指置于解溪结上方，其余四指自然置于足跟部，拇指发力，其余四指助力，可以帮助改善踝关节局部气血运行。

太溪结

[交会经筋] 足少阴、足太阴、足太阳经筋之会。

[位置] 在足内侧，内踝后方与脚跟骨筋腱之间的凹陷处。

[解剖] 皮肤→皮下组织→胫骨后肌腱、趾长屈肌腱与跟腱、跖肌腱之间→踇长屈肌。浅层有隐神经分支和大隐静脉属支分布；深层有胫神经和胫后动脉分支分布，并有胫神经干和胫后动脉干经过。

[功效] 滋阴舒筋，强腰健骨。

[津沽释义]

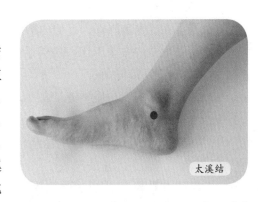

太溪结

太溪结的位置与太溪穴位置相当，太溪通与肾，可候肾气。《灵素节注类编·脉分天地人三部九候》言："后世但知寸关尺浮中沉，为九候，然胃之冲阳、肝之太冲、肾之太溪，皆动于足，为根本之脉，故凡重病，不可不诊，以验吉凶，方无错误也。"可见足太溪位置的重要。且太溪为足少阴之输，所谓输者，即是输注的意思，比喻溪流注入到湖泊的过程，由小流变成大流，由浅逐渐变深。即《难经正义·六十五难》所言："肾之井木，出足心之涌泉穴，溜于然谷为荥，注于太溪为输，行于复溜为经，入于阴谷为合"。太溪又为足少阴之原，所谓原者，含有本原、原气的意思。所以说，太溪结所在位置是脏腑原气经过、输注和留止的部位，能提供人体生命活动的能量，能提供十二经筋正常功能活动的原动力。如《黄帝内经太素·诸原所生》中言："阴中之太阴，肾也，其原出于太溪。"可见先天之本的肾与此筋结部位关系十分紧密，肾经精气在此处汇集较多，而从功效上来看，刺激该筋结可起到滋阴舒筋、强腰健骨的作用。

太溪结属足少阴之筋，"其病足下转筋，及所过而结者皆痛及转筋，病在此者，主痫、瘛及痉，在外者不能俯，在内者不能仰。故阳病者腰反折不能俯，阴病者不能仰"。《素问·脉要精微论》中"腰者，肾之府，转摇不能，肾将惫矣"，《证治汇补·腰痛》中"唯补肾为先，而后随邪之所见者以施治；标急则治标，本急则治本；初痛宜疏邪滞、理经隧，久痛宜补真元、养血气"，都指出了肾虚和腰痛之间的关系，肾在体合骨，肾虚则骨不健。当阴津亏损之后，筋脉失其所养，必见筋脉拘急、转筋而痛。故在临床上但凡有腰及下肢疾患，均要自经筋起始远端开始，捏按太溪结，以充肾元。因太溪结为足少阴之筋气血经行最旺之地，在手法操作上手指捏按方向可略向腰部，一方面可以激发肾气、肾水，固本培元；另一方面可以引肾气、肾水上行，滋水涵木，濡润肝筋，来达到滋阴舒筋的目的。太溪结位于足少阴、足太阴、足太阳三筋交会之处，对三筋为病疗效尤甚，尤其是足少阴与足太阴结于"内踝之下""内辅之下""阴器"，足少阴与足太阳结于"踵""枕骨"，这些部位的痛及转筋，皆可通过手法作用于太溪结以缓解症状。

从解剖结构上看，由于太溪结部位浅层有隐神经分支和大隐静脉属支分布，深层有胫神经和胫后动脉分支分布，并有胫神经干和胫后动脉干经过，血管、神经丰富，故捏按太溪结以刺激局部血管、神经，可以起到止痛、促循环的作用。在刺激深度上，《针方六集》《类经》《黄帝内经素问集注》《针灸大成》等均记载："刺入三分""针三分"或"针入三分"，古时"一分"大概为现在的0.25cm，这里指的是针刺所需深度，但是在推拿手法上，无需捏到如此深度，只要患者出现酸麻重胀或沿足内侧有走窜得气感即可，这样疗效会更好。在停留时间上，据文献记载为"留七呼"，故捏按时间亦停留"七呼"即可。

照海结

[交会经筋] 足少阴、足太阴经筋之会。

[位置] 在足内侧踝部，近似内踝高点正下缘凹陷处。

[解剖] 皮肤→皮下组织→胫骨后肌腱。浅层有小腿内侧皮神经；深部为胫神经本干；后下方有胫后动、静脉通过。

[功效] 补肾舒筋，强腰健骨。

[津法释义]

照海结既是经筋相交之处也是照海穴所在之位，其初见于《内经》，称为"阴跷"，一直到《针灸甲乙经》才正式出现"照海"一词。《针灸甲乙经》中明确指出"照海，阴跷脉所生，在足内踝下一寸"，这是照海筋结的最早定位。据文献记载照海"在内踝尖直下一寸处，距骨结节与内踝之间"，它是在两骨之间所形成的骨缝之中，为一凹陷处，形似纳海水于筋结之中。金元时期明确将阴跷脉与照海联系起来，使照海成为八脉交会穴之一。《奇经八脉考》记载："阴跷主一身左右之阴"，而《太素·阴阳跷脉》注："乔亦作'跷'，禁娇反，皆疾健儿。人行健疾，此脉所能，故因名也"。杨玄操注《难经》进一步解释了

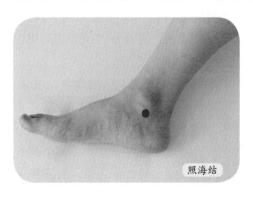

照海结

跷脉："跷，捷疾也，言此脉是人行走之机要，动足所之由，故曰跷脉焉。"可见跷脉与下肢运动有关，跷脉功能正常，则下肢运动灵活。《难经·二十九难》云："阳跷为病，阴缓而阳急；阴跷为病，阳缓而阴急。"然而《脉经》进一步指出："阴跷脉急，当以内踝以上急，外踝以上缓；阳跷脉急，当以外踝以上急，内踝以上缓。"综上所述，阴跷脉病变时会造成下肢肌张力异

常，会出现下肢步态的异常及足内翻。

照海筋结部位通于阴跷，《奇经八脉考》中载："阴跷者，足少阴之别脉……下照海穴……"据《针灸甲乙经》描述："偏枯不能行，大风默默不知所痛……照海主之。"《通玄指要赋》指出："四肢之懈惰，凭照海以消除。"可见其对于下肢肌肉的痉挛有着很好的解除痉挛的作用，可帮助恢复下肢功能，纠正步态。

照海结又是足少阴经筋与足太阴经筋的交会之处，此处为肾经经水流注蒸腾，能滋补肾阴，且腰为肾之府，肾虚则腰痛，肾在体合骨，故照海结能够滋阴补肾、强腰健骨。脾为后天之本，主运化，以消化食物，并将食物转化为水谷精微，足少阴及阴跷脉只有得到水谷精微的滋养才能够发挥其正常的功能，其相交会于照海结，手法作用于此处可以起到补养气血、强腰舒筋、强健体魄之效。

照海结所处位置皮肤浅表，其下分布着足筋膜，其结聚点主要位于三角韧带，主要功能为防止足外翻，因三角形稳定性最强大；其下有趾长、趾总、胫骨后肌腱鞘及肌腱，小腿筋膜组织收缩牵拉踝关节而运动，受到主动收缩力或被动牵拉力时，其应力点在胫骨后肌腱，以足踝部为轴，使其屈伸、内收；其下布有足内侧皮神经，下方有胫动脉、静脉及胫神经经过此处。这种结构为照海结的运动功能打下基础。在此处进行捏按，可以舒展踝关节经筋，使照海筋结局部出现酸胀感，亦可顺时针或逆时针摇动踝部，以催得气。

丰隆结

[交会经筋] 足阳明、足少阳经筋之会。

[位置] 位于外踝尖上 8 寸，胫骨前肌的外缘外侧 2 横指处。近似犊鼻与解溪穴连线的中点，条口穴外侧一横指处。

[解剖] 皮肤→皮下组织→趾长伸肌→长伸肌→小腿骨间膜→胫骨后肌。浅层有腓肠外侧皮神经分布；深层有腓深神经和胫前动脉分布；小腿骨间膜深面有胫神经和腓动脉分布。布有腓浅神经及胫前动、静脉分支。

[功效] 通经活络。

[津沽释义]

《说文解字》载："隆，大也。"丰隆，岂满也，肌肉丰满的意思，说明该筋结所处肌肉丰满隆盛。丰隆筋结为足阳明、足少阳经筋"尽筋"处中央的"机关要地"，有如两地之"桥梁枢纽"，《灵枢》中称"尽筋"处，即经筋"结""聚"之处。这里也正是易劳损并引起关节痹痛的重要部位。《针灸大成》言其"主厥逆，大小便难，怠惰，腿膝酸，屈伸难……虚则足不收，胫枯补之"。其损伤程度与经筋"司运动"的功能正常与否密切相关。如要产生踝部或膝部活动，需要借助足阳明、足少阳、足太阳、足太阴、足少阴、足厥阴等小腿部经筋群的刚柔并济，还需依赖与上述六条经筋相关的大腿、足部、臀部，甚至腰腹部等其他部位经筋群的伸缩有

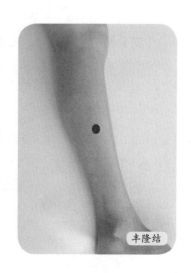

丰隆结

常。反之，任何一个其他经筋部位的损伤，都会导致下肢经筋所处局部环境力线失衡，导致挛缩、拘急、活动障碍，甚至被动姿态的出现。

《灵枢》中记载："足阳明之筋，起于中三指，结于跗上，斜外上加于辅骨，上结于膝外廉……其支者，结于外辅骨，合少阳……""足少阳之筋，起于小指次指，上结外踝，上循胫外廉，结于膝外廉，其支者，别起外辅骨……"此两条经筋循行均经过小腿前外侧相交于丰隆筋结。丰隆结所处位置肌肉、神经、血管丰厚，其结聚点主要位于小腿筋膜组织，其中有趾长伸肌、腓骨长肌、腓骨短肌、腓浅神经等。在小腿筋膜前部和前肌间隔，共同围成一骨性纤维鞘，称为前鞘，其内含有小腿的伸肌群；其外侧部分与其前后侧肌间隔和腓骨外侧面的骨膜共同形成了外侧鞘，内含腓骨长、短肌。此处筋结点中，小腿筋膜组织收缩牵拉踝关节而运动，受到主动收缩力或被动牵拉力时，其应力点在尺侧前鞘与侧鞘的结合部，使其屈伸、外展与内收。如以上组织筋膜损伤，则可出现腓骨长肌与肌纤维附着处疼痛、腓肠外侧皮神经炎等疾病。按压此处，不仅可以松解局部小腿前外侧肌肉粘连，还可以改善下肢局部血管循环，营养局部神经起到止痛的作用，多用于治疗腰膝疼痛、下肢酸软麻木、足麻不仁、下肢水肿等证。

丰隆结因其位置的特殊性，此处极易因长期受外伤、劳损而形成结节、条索卡压，导致经脉闭阻、气血不畅，不通则痛；丰隆结有如膝、踝关节之"门锁"与"桥梁"，据证施治可以改善局部损伤的症状，犹如"遇水搭桥"，恢复膝、踝关节之正常活动。

此外，《会元针灸学》言："丰隆者，阳血聚之而隆起，化阴络交太阴，有丰满之象。"从穴性上看，其可治疗胸膈痰滞，沉昏头痛，头脑不清有如云雾蒙蔽之状。《医学纲目》指出："风痰头痛，丰隆五分，灸亦得。诸痰为病，头风喘嗽，一切痰饮，取丰隆。"《玉龙歌》亦言："痰多宜向丰隆寻。"从筋结特性上看，丰隆结治证颇多，且多治与丰盈充满相关之证，颇具丰隆含义。溯源古籍可知，丰隆筋结主要治疗痰湿闭阻、不遂、痿痹之证，具有调和胃气、祛湿化痰、通经活络、补益气血、醒脑安神等功效。足阳明经筋为气血润足之筋，按压丰隆结可疏通全身气血，气血得通、筋脉得养，通则不痛，从而有效缓解足阳明经筋线上的症状如肌肉关节运动障碍，以及小腿肌肉风湿痛等。

承山结

[交会经筋] 足太阳、足太阴、足少阴、足厥阴经筋之会。

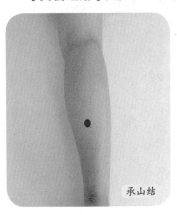

承山结

[位置] 在小腿后区，腓肠肌两肌腹与肌腱交角处，当伸直小腿或足跟上时，腓肠肌肌腹下出现尖角凹陷处。

[解剖] 皮肤→皮下组织→腓肠肌→比目鱼肌。浅层分布着小隐静脉和腓肠内侧皮神经；深层则分布着胫神经和胫后动、静脉。

[功效] 舒筋通络，解痉止痛。

[津沽释义]

足太阳经所过部位在经筋病的治疗中有十分重要的价值。膀胱足太阳之脉循行原文中曾有提到"其支者，从腰中下夹脊，贯臀，入腘中……循髀外从后廉下合腘中"，循行经过腰及下肢主要筋肉及运动力线。《针灸大成》中言承山主"脚气膝肿，胫酸脚跟痛，筋转急……"，论述了承山结所辖位置及主治。"经脉所过、主治所及"的含义，即是经络气机所过之处，可以主治相应的疾患，通过点按承山结可以治疗下肢疼痛麻木等疾病。筋，肉动也，下肢初起疼痛时，多因"邪客于脉外"而出现筋脉挛急的情况，这时在承山结使用捏按手法，力度由轻到重，使力道层层深入，使拘挛的肌肉收缩得到抑制，以舒展经筋、活络止痛，最终达到"松筋"的目的。

在多经筋汇聚处之筋结是手法治疗的主要部位，承山结位于小腿后侧腓肠肌两肌腹下行汇聚处，取此筋结时需注意，要在小腿后面正中委中与昆仑穴之间，即腓肠肌的内、外侧头会合处，此处向下形成腱膜，腱膜处皮肤表面形成一凹陷，作为体表的定位标志。腓肠肌两肌腹收缩时产生的"人"字即是此筋结，且站立位时，"人"字更明显。

承山结处浅层布有小隐静脉、腓肠内侧皮神经，深层有胫神经和胫后动、静脉。通过按压承山结，压拨胫神经可以提高局部痛阈，进而达到止痛的目的。胫神经为坐骨神经在小腿上的分支，在捏按承山结时，还可以治疗因坐骨神经受到挤压引起的下肢放射性疼痛，如腰椎间盘突出症、梨状肌综合征等。从解剖位置上看，承山结处于肌肉、肌腱转化之处，同时也是深层肌肉与浅层肌肉的交会之处，此处属于小腿运动功能的关键节点，故推拿手法作用于此可对下肢运动乃至腰部疾患有效。

足三里结

［交会经筋］足阳明、足少阳经筋之会。

［位置］在腿膝盖骨外侧下方，髌韧带外侧凹陷往下3寸，当胫骨前肌上距胫骨前嵴外侧1横指左右。

［解剖］皮肤→皮下组织→胫骨前肌→小腿骨间膜→胫骨后肌。浅层分布有腓肠外侧皮神经；深层分布有腓深神经肌支和胫前动脉。小腿骨间膜深面有胫神经和胫后动脉经过并分布，有腓肠外侧皮神经及隐神经分支，深层正当腓深神经，并有胫前动、静脉通过。

［功效］强壮筋骨，通经活络，祛风化湿。

［津沽释义］

从足三里名称而言，《素问·六微旨大论篇第六十八》中言："天枢之上，天气主之。天枢之下，地气主之。气交之分，人气从之，万物由之。"古来"里"与"理"互通，故"足三里"之名亦可解为"在下肢调理三焦之穴"，而《针灸大成·杂病穴法歌》言："手三里治肩连脐。"结合《内经》可推，因足三里在下，通于地气，故可治膈下、脐下、小腹、胯膝诸病。

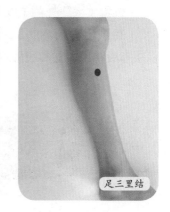

足三里结

足三里筋结之位，古来俱有描述，多属髌骨下之三寸，无需多述，津沽伤科推拿亦以此为准，记为"髌韧带外侧凹陷往下3寸，距胫骨前嵴外侧1横指"。《灵枢·经筋》记载："足阳明经筋……上结于膝外廉……""足少阳经筋……结于膝外廉……"足阳明、足少阳经筋在足三里结处形成交会,因此它同时具备足阳明和足少阳的经筋作用,既多气多血又司下肢运动。纵观古籍,其多为内科五劳病之主穴,少有伤科记载,故现代医家多将其用作配穴。然而,单以位置而论,足三里邻近膝髌之处,其治膝关节之病效果非仅"配穴"可言。《针灸大成·杂病穴法歌》云:"腰连腿痛腕骨升,三里降下随拜跪。"其注为"补腕骨,泻足三里",可见其对痛感下行至膝下疗效可观。胫骨前肌紧张时以手抚之,或以正常解剖图例对照,便可发现其多在胫骨前肌最丰厚之处,推断其对胫骨前肌的调节作用亦在他穴之上。通常保健推拿多选取本筋结,就是取其对于下肢乃至全身的调整作用,如补益气血、舒筋通络。一旦足三里结阻滞不通时,会出现胃肠运化异常、气血生化不足、筋肉松散无力、脏腑功能减退等表现。

足三里结具有足阳明经筋之属性,《素问·痹论篇第四十三》言:"五脏有俞,六腑有合。循脉之分,各有所发,各随其过,则并瘳也。"合穴可治痹证,尤以六腑之合穴,即下合穴,效果最佳,故足三里结可治胃经易感之痹病。《灵枢·九针十二原第一》中"所入为合",合穴为经气深入人体之处,可理解为经气沟通内外之所,故刺激此筋结可引体内经气外透下肢,以治疗下肢疼痛。《素问·痹论篇第四十三》:"风寒湿三气杂至,合而为痹也。"湿而生土,土内应于脾胃,故其善治痹之湿重者。足阳明经筋主管下肢前外侧,其病可引起足中趾挛强,胫部筋肉痉挛,下肢跳动、僵硬不舒,股前筋肉拘紧等不适,而足三里结位置正是"上循骭,结于膝"之处,故长于治疗病所位于胫膝部的经筋病。《针灸大成·杂病十一穴歌》中"四肢无力中邪风……三里兼之与太冲……""腿胯腰疼痞气攻,髋骨穴内七分穷,更针风市兼三里,一寸三分补泻同""肘膝疼时刺曲池……三里阴交要七次……",可见其对因内伤外邪所致腰腿肢痛有着显著疗效,同时其后言"但能仔细循其理,劫病之功在片时",证明足三里筋结对急性疼痛也有着明确效果。

津沽伤科推拿十分重视本筋结,其具有燥湿、补益的作用。在腰椎间盘突出、腰椎椎管狭窄等疾病当中,对于湿邪、虚弱所致者,有着很好的疗效,尤其以小腿前外侧的伴随症状为主;对于年迈患者,其体质偏于肝肾不足、形体瘦弱者,局部按揉足三里结,取"治痿独取阳明"之意,可达到补益气血的功效。

风市结

[交会经筋]足少阳、足阳明经筋之会。

[位置]大腿外侧中线上,髌底上7寸,髂胫束后缘。

[解剖]皮肤→皮下组织→髂胫束→股外侧肌→股中间肌。浅层布有股外侧皮神经;深层有股神经肌支和股外侧动、静脉肌支。

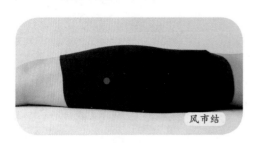

风市结

[功效]祛风化湿,通经活络,强壮筋骨。

[津沽释义]

风市结位于足少阳经筋。足少阳之筋起于足第四趾趾端,经筋沿足背上行,首先结聚于外踝,再沿着胫骨外侧,向上结聚在膝部的外缘,位置是我们经常提到的膝外侧副韧带,继而向上，在与风市结同一水平线的足阳明经筋伏兔筋结位置，是足少阳经筋的一条分支，它从外辅骨处分出。外辅骨即是腓骨，根据膝关节周围的解剖可以看出，位于足阳明经筋的伏兔结与足少阳经筋所结聚的腓骨并没有实质的连接，伏兔结处其实主要是股四头肌中的股直肌，而股四头肌最终都汇聚在髌骨韧带及髌骨。从实际解剖情况上来看，足少阳经筋的风市结所在的股外侧肌与足阳明经筋所在的股直肌在牵伸肌腱、活动关节的状态下，经筋是在协同工作的，这是由于膝关节的关节结构属于滑车关节，在股四头肌发力的时候，足阳明经筋所掌握的股直肌与足少阳经筋所掌握的股外侧肌均作用于髌韧带。膝关节由于它固有的生理结构，在运动时有向两侧弯曲的潜在倾向，这就导致膝关节运动时需要增强两侧的稳定性，这时候股外侧肌的控制更为关键，因为它协助了大腿外侧肌群的一部分工作，从运动保护的层面来讲，膝关节的绝大多数损伤出现在膝关节稳定性下降的时段，因此风市结所在的经筋承担了保护膝关节的责任。

沿足少阳经筋继续前行，行于后面的另一支别行的经筋结聚在尾骶部。《素问·刺腰论》云："少阳令人腰痛，如以针刺其皮中，循循然不可以俯仰，不可以顾"，足少阳的腰痛其表现就好像是如芒在背，这一支别出经筋的循行与梨状肌的循行极为吻合，临床上梨状肌综合征患者症状严重时臀部常呈现"刀割样"或"灼烧样"的疼痛，这也是风市结适应证的范畴。

这两个别支主要的经筋向上直行，上行至胁下空软处及季胁部位，再向上行于腋部的前缘，横过胸旁，连结乳部，向上结聚于缺盆结。结合前文的古医籍记载，足少阳经筋的腰痛还可能表现出腰背不能屈伸俯仰，甚至也难以左右回顾的症状。原因在于足少阳循行的路径是自头下颈，由胸膈循胁里，下髀厌出膝外廉下，抵绝骨之端，所以当发生腰痛时，不可以俯仰、不可以顾。"循循然"是描述经气受阻郁冲不得通行的缘故。少阳为枢，如果从纵向线看，就像门的门枢，如果从横向线看，那么就如同书的书脊，总之，是起到一个转动功能与作用的，有时患者来诊时，还会出现走路摇摆不定的情况，术者一望而知，如何施治心中了然。

谈及经筋发病，《灵枢·经筋》云："足少阳之筋……其病……引膝外转筋，膝不可屈伸，腘筋急，前引髀……"从原文可知，足少阳经脉、经筋不通，会出现腰、膝、腿的疼痛不适，究其缘由，主要是因为腰及下肢部是足少阳经筋的循行部位，从经筋走行与肌肉分布的关系来看，足少阳经筋循行经过腰骶部和膝关节，并与支配膝关节运动的部分肌肉走行相一致。足少阳经筋发病时，可见脚趾经脉不舒展，并牵扯膝部外侧出现筋肉拘挛，表现出扭转似的疼痛，膝部不能屈伸，腘窝部位筋脉拘急，前面牵引大腿部疼痛，后面牵引臀部疼痛，向上则牵引胁下空软处及软肋部作痛，向上牵引缺盆、胸侧乳部、颈部所维系的筋发生拘急。通过刺激足少阳经筋的风市结，可以起到治疗足少阳经筋所致病证的作用。此外古人认识到足少阳之筋存在"维筋相交"的功能，现代医学证明，中央前回运动区对全身运动肌群的指挥是交叉的，运动神经系统的交叉在脊髓。而古代医家根据颅底解剖可见的经脉交叉视为指挥运动的交叉部位，这种认识上的误差是可以理解的。

《春秋繁露·五行对》曰："地出云为雨，起气为风。"下肢最易遭受风邪之侵袭。风市结之处为风邪常入亦为治风之常用部位，但限于外侵之风。《针灸资生经》载风市为"治风之要穴"。而风市结的作用，除了可以疏散外风，还兼有祛湿之效，如《医宗金鉴》所云"主治腿中风湿、疼痛无力、脚气、浑身瘙痒、麻痹等证"。"足少阳之筋……其支者别起外辅骨，上走髀"，这里的"髀"说的就是大腿，更具体地说应该是大腿外侧，可见风市结主要用于治疗腰及下肢的痹证。《备急千金要方》言其"主两膝挛痛，引胁拘急""缓纵痿痹，腨肠疼冷不仁"；《杂病穴法歌》也提及"腰连脚痛怎生医，环跳行间与风市"；《针灸聚英》亦曰"腰疼难动风市攻"。从古文中的论述可以看出风市结的所在位置，主治以风湿为患的大腿、膝、小腿、足等下肢部位的痉挛、疼痛等。

阔筋膜张肌起于髂前上棘，分布于大腿前外侧，止于胫骨外侧髁，而髂胫束是阔筋膜张肌的移行部分。因髂胫束较细长，容易因损伤而产生痉挛，其受损后痉挛拘急，可引起腰痛，而其疼痛主要集中在腰骶部。风市结位于髂胫束的后缘凹陷处，津沽伤科推拿取其进行捏按治疗，以解痉止痛、活血通络，临床主要用于治疗腰椎间盘突出症、腰椎椎管狭窄、膝关节骨性关节炎等疾病，患者常常伴有下肢疼痛症状，尤其以大腿外侧为主者。

血海结

[交会经筋] 足太阴、足少阴、足厥阴、足阳明经筋之会。

[位置] 在股内侧部，髌内缘直上与缝匠肌交界处。屈膝，在大腿内侧，髌底内侧端上2寸，当股四头肌内侧头的隆起处。

[解剖] 皮肤→皮下组织→骨筋膜→缝匠肌→股内侧肌→大收肌→收肌结节→股骨。浅层分布着股前皮神经及股神经肌支；深层有股动、静脉肌支走行。

[功效] 调经统血，滑利关节。

[津沽释义]

《灵枢·经筋》云"足太阴之筋……其直者，结于膝内辅骨""足少阴之筋……而上结于内辅骨之下，并太阴之筋而上""足厥阴之筋……上循胫，上结内辅骨之下""足阳明之筋……邪外加于辅骨，上结于膝外廉"。我们说筋结由两条以上经筋交会重叠形成，如果把经筋看成无数条纵横交错的道路，筋结则是各条道路交会必经的枢纽，不仅能够沟通联系各条道路，还可维持道路的正常通行，同时负责指挥改变车辆的运行方向及路线。

四条经筋结于膝部，共同约束膝部骨骼和关节，调节膝关节的运动功能，充分保护膝

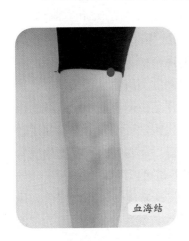

血海结

部皮肤筋肉。筋结同样具有十二经筋约束骨骼、活动关节、维持运动及正常体态的作用，筋结可沟通联系各条经筋，维持经气的正常运行，还可沟通经气、改善经气的输布流动方向等。同时，又因筋结同属多条经筋，通过刺激一个靶点可以达到改善多条经筋经气的疗效，对筋结的手法刺激具有优化操作步骤、事半功倍的优点。经筋为病者"其病当所过者支痛及转筋"，用临床手法作用于血海结，可以起到舒筋骨、利关节的作用。

从解剖结构看，血海结在股内侧部，髌内缘直上与缝匠肌交界处。结下有缝匠肌、股内收肌及股神经前皮支、肌

支，足三阴经筋在膝关节与大腿内侧的循行与股神经密切相关，走行相似。股神经是腰丛最大的神经，从腰大肌外缘穿出，穿过腹股沟后，分出前支和后支；前支又分为股内侧皮神经和股中间皮神经，支配股前内侧皮肤，并发出运动支支配缝匠肌和耻骨肌分支，主要支配大腿肌前群以及大腿前面皮肤；后支先分出肌支到股四头肌，后分出隐神经，在膝部位于缝匠肌之后，然后行于皮下与大隐静脉伴行到达内踝。临床拿捏点按血海结可以通过刺激股神经来缓解上节段腰椎间盘突出、腰椎管狭窄等引起的腰部疼痛，还可治疗股神经损伤引起的腹股沟疼痛、大腿内侧感觉障碍及股四头肌麻木等。

此外，血海结下含有隐动脉及股静脉，可营养膝关节部众多软组织。津沽伤科推拿的临床手法操作中常取血海结配合他穴应用于"舒膝筋"之法，可有效地舒展大腿前侧肌群，以治疗膝关节劳损、膝关节软组织损伤、膝关节骨性关节炎、滑膜炎、髌骨软化、半月板损伤等病证。

伏兔结

[交会经筋] 足阳明、足太阴经筋之会。

[位置] 在股前区，跪坐时大腿前隆起的股直肌处。

[解剖] 皮肤→皮下组织→股筋膜→股直肌肌纤维与肌腱结合部→股中间肌→股骨。布有股神经皮支、肌支，股外侧皮神经；深部内侧有股神经、股动脉、股静脉通过。

[功效] 祛风除湿，通经活络，舒筋解痉。

[津沽释义]

《针灸大成》云："膝上六寸起肉，正跪坐而取之。"论述了伏兔结在特定体位下的取位方法。津沽伤科推拿经过临床验证，认为跪取伏兔结所产生的得气感强度及传感宽度均高于仰卧位取穴。《灵枢·经筋》云："足阳明之筋……其直者，上循伏兔，上结于髀""足太阴之筋……其直者，络于膝内辅骨，上循阴股，结于髀"。髀指股部，也就是大腿，从循行原文可知足阳明、足太阴两条经筋循行均经过大腿前侧伏兔筋结处，说明伏兔结是联系足阳明、足太阴经筋在膝部的枢纽，是两条经筋的气血在大腿处结聚的关节位点。

《灵枢·经筋》曰："足阳明之筋，其病……伏兔转筋，髀前肿""足太阴之筋，其病……转筋痛，膝内辅骨痛，阴股引髀而痛"，可见足阳明经筋发生的病变主要是大腿前面肌肉隆起的伏兔结部位筋脉抽搐，髀骨前侧肿胀疼痛；足太阴经筋发生的病变主要是膝内侧缘疼痛，从大腿内侧接近阴器部位牵扯到大腿部作痛。

从局部解剖来看，伏兔结所处位置的筋肉组织主要包括股四头肌、半膜肌、缝匠肌、股神经、股动脉、股静脉等，其中股四头肌是人体最有力的肌肉之一，它由股直肌、股中肌、股外肌和股内肌组成。股四头肌的功能是使小腿伸、大腿伸，屈、伸膝和屈髋，并维持人体直立。如果股四头肌及其周围软组织损伤，可出现股四头肌腱与肌纤维附着处疼痛、股外侧皮神经炎、膝关节活动障碍等疾病。临床对患者

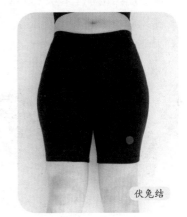

伏兔结

进行查体时，往往发现在伏兔结处有明显的压痛、结节，甚至条索状改变。

随着手法力度对伏兔结的不断加强，可进一步疏通深层经脉，起到经筋、经脉同调的作用，对于感受风、寒、湿邪以及外伤等原因所致的大腿部疼痛、无力、感觉障碍等疾患均有治疗作用。《铜人腧穴针灸图经》中提及伏兔"治风劳气逆，膝冷不得温"，《医宗金鉴》亦云："伏兔主刺腿膝冷，兼刺脚气痛痹风"。溯源古籍可知，伏兔结位置主要治疗下肢股膝冷痛、不遂、痿痹，具有祛风除湿、通经活络、散寒止痛作用。

伏兔结，一结兼通二筋，故捏、按、拿等操作于伏兔结就如同解开两条经筋病变的钥匙一样，有四两拨千斤之效，起到疏通下肢足阳明、足太阴经筋气血的作用，对腰髋疾患导致的坐骨神经痛以及膝关节疼痛、下肢酸软、足麻不仁等症具有良好疗效。施术于伏兔结可以快速改善下肢软组织的血液循环，加速炎症水肿的吸收，濡养局部的筋脉，使痉挛的肌肉得以松解，使损伤的肌肉韧带得到修复，从而快速解除疼痛。

环跳结

［交会经筋］足少阳、足太阳经筋之会。

［位置］在臀部，由大转子最高点与髂后上棘和尾骨尖连线所形成的区域。侧卧位，下方腿伸直，上方腿屈髋屈膝，使膝关节弯曲成90°，在大转子最高点与髂后上棘和尾骨尖连线所形成的区域中心凹陷处。

［解剖］臀筋膜→臀大肌→梨状肌及其下孔→坐骨神经干。布有臀上皮神经、臀神经及臀下动、静脉。

［功效］舒筋通络，宣痹止痛。

［津沽释义］

此筋结为足少阳、足太阳经筋交会处，《灵枢·经筋》中有"足阳明之筋，起于三指……直上结于髀枢"的论述。筋和骨关系着人体的运动功能，且此筋结居髋部，为下肢运动之枢纽，是治疗腰胯部和下肢疼痛、痿痹、屈伸不遂的主要部位。《素问·生气通天论》言："阳气者，精则养神，柔则养筋。"说明阳气可以化生精微物质，内可涵养神气，外可舒柔经筋。该处属阳，为两阳筋之会，临床刺激该筋结，可激发阳经经气，疏风散寒、活血止痛，使下肢经脉、经筋气血流通，诸症得减。

该筋结位于坐骨大切迹附近，在臀大肌、梨状肌的分布区，此处分布有坐骨神经、臀下神经以及臀下动、静脉等，神经、血管丰富。临床针刺此处的环跳穴可使针感沿下肢放

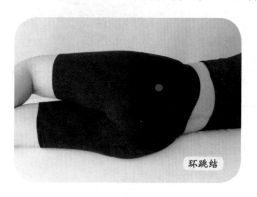

环跳结

射，是针灸治疗坐骨神经痛的传统方法，但多次重复这种刺激可能会出现神经本身的损伤，导致下肢麻木甚至肌肉萎缩等后遗症。津沽伤科推拿采用捏、按、拨等手法达到和针刺相同的得气感，使走窜麻木、局部酸胀之感向下肢放射至足趾，且可以有效避免局部神经血管的损伤。多用环跳结治疗腰椎间盘突出症、坐骨神经痛、下肢瘫痪、髋关节及其周围软组织炎等。

环跳结临床应用广泛，尤其在股骨头坏死的治疗中，具有一定优势。一方面由于此筋结所属足少阳之筋，主少阳之病；另一方面，此筋结位置在股骨头和髋臼间，符合近取而治的原则，有益于股骨头局部血运恢复及建立，故对本病有延缓进展的作用。在治疗腰椎间盘突出或梨状肌损伤引起的坐骨神经疼痛时，因为此筋结位于坐骨神经总干的位置，为缓解坐骨神经疼痛的扳机点，以此为腧可直达病所、减缓疼痛。

气冲结

[交会经筋] 足阳明、足太阴经筋之会。

[位置] 在腹股沟稍上方，当脐中下5寸，距前正中线2寸。在腹股沟部，当腹股沟韧带中点，股动脉外侧缘，动脉搏动处。仰卧位，从耻骨联合上缘中点水平旁开3横指处即是。

[解剖] 皮肤→皮下组织→腹外斜肌腱膜→腹内斜肌→腹横肌。浅层有髂腹下神经、髂腹股沟神经和腹壁浅动、静脉分布；深层有腹壁下动脉经过；内下方有精索（男）或子宫圆韧带（女）经过。

[功效] 活络舒筋，理气调血，通经止痛。

[津沽释义]

在《黄帝内经》中，经筋与经脉是对应存在的，有十二经脉，就有十二经筋，它们的走行也大体相似。简单地说，十二经筋是包裹十二经脉的一些组织。用一个比较形象的例子来说明，十二经脉相当于火车和汽车通行的隧道，十二经筋则是隧道周围的路基和穹顶等辅助部分。如果隧道周围的山体有塌方，比如发生了地震或者塌陷，那么就会影响到隧道的通畅。经筋在循行过程中，不断与邻近部位相"结"。这种"边行边结"的交接方式，使十二经脉之气不断散布于经筋所过之处的筋肉组织、骨骼关节等。气冲筋结正是通过其深层的气冲穴与"十二经之海"的冲脉相通，将充盈的经脉之气聚于此处来充养四肢百骸。

气冲结为足阳明经筋、足太阴经筋的交会之处，是冲脉的起点。呼气时，腹气由归来处下降；吸气时，腹气由气冲处上冲，与归来成橐龠之用。归来居气冲之上，有镇坠下降之功；气冲居归来之下，具擎举上冲之效。气指经气，冲指冲要，其在气街部位，当冲脉起始部，为经气之要道，故有此名。《素问·痿论》曰："冲脉者，经脉之海也，主渗灌溪谷，与阳明合于宗筋，阴阳总宗筋之会，会于气街，而阳明为之长……"此段文字说明冲脉为诸经之源，且与足阳明交会于"宗筋"。《灵枢·动输》载："四街者，气之径路也。"气冲结在鼠蹊部的股动脉搏动处，属"四街"之一，为气血运行的重要通道。而宗筋发挥总束周身诸筋气街的作用，足阳明受其气血而为之长，在下肢投射体表位置的"气街"便是气冲，以此发挥濡润、充养下肢气血的作用。

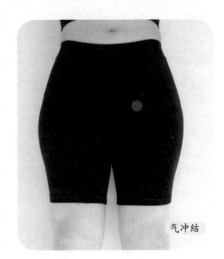

气冲结

气街是经气汇聚运行、纵横交通的共同路径，是经络理论的一个组成部分，分为四街，即头气街、胸气街、腹气街、胫气街。《灵枢·动输》言："夫四末阴阳之会者，此气之大络也；四街者，气之径路也。故络绝则径通，四末解则气从合，相输如环。"《灵枢·卫气》有云"胸气有街，腹气有街，头气有街，胫气有街……气在胫者，止之于气街与承山踝上以下"，此文中"气街"即足阳明胃之"气冲"。胫气街主要作用在于少腹与下肢之间的经气联系，具体说就是"气冲"与下肢的承山、踝上以下的穴位之间的联系。"气冲"既是足阳明胃经的腧穴，也是足阳明经筋上的重要筋结，位于少腹，处于足阳明胃经体表支与内脏分支会合处。阳明经为多气多血之经，气冲结又集内脏与体表经气于一体，故气血尤旺，同时又通过胫气街与下肢经气连为一体，使经气运行如常。故对气血不通的下肢痿瘫有独特的疗效。

"宗筋主束骨而利机关"出自《黄帝内经》，是推拿治疗经筋疾病的重要理论来源。《黄帝内经》对宗筋的理解有狭义和广义的区别，狭义者即前阴之代称，如《素问·厥论》云："前阴者，宗筋之所聚，太阴阳明之所合也"。广义者指多条肌腱筋膜汇聚之处，如《素问·痿论》所云："阳明者，五脏六腑之海，主润宗筋，宗筋主束骨而利机关也"。然而，无论广义还是狭义，宗筋的概念都和"足阳明经筋"密切相关，而气冲结正是足太阴经筋和足阳明经筋的交会之所，故可以解释气冲筋结为狭义"宗筋"的"所合"之处。且正如前述气冲为"在胫之气街""阴阳总宗筋交会于气街"，说明气冲筋结亦为广义"宗筋"的交会之处。

津法伤科推拿通过对中医学理论的探索和临床经验相结合，明确了气冲筋结与"宗筋"和"气街"的关系，根据《灵枢·经筋》的描述，足阳明经筋，其直行的部分沿伏兔上行，结于大腿面，而会聚于阴器；足太阴经筋，向上循沿着大腿内侧，最后结于髀，与足阳明经筋会聚在阴器。气冲结具体解剖位置在耻骨结节外上方，有腹外斜肌腱膜，在腹内斜肌、腹膜肌下部，布有腹壁浅动、静脉分支，外壁为腹壁下动、静脉，布有髂腹股沟神经。因为此处为重要血管与神经的分布处，故临床一般禁刺，正如《铜人腧穴针灸图经》所言："炷如大麦，禁不可针"。若仅仅是劝诫此处不可针刺，那存在的意义何在？诚然，其更加适合推拿的手法进行治疗。由于本筋结的位置特殊，为下肢气血输布之所，故临床常于此处利用手法短暂截住气血的方式，由下按之手对筋结范围内血脉运行路径制造一定的阻碍，造成下肢供血的短暂不足，待缓慢松开手后，筋结附近充盈的气血借此压力，不仅可以直达缺乏濡养的区域，还可冲击瘀阻的经脉，以此治疗气血不通引起的下肢痿痹，达到开通闭塞、疏通经络的治疗目的。临床中患者常自觉施术者手松开后一股热流奔向小腿及足部，正如《内经》所提到的"揣之应手而动，发手则热气下于两股，如汤沃之状"是也。

阳谷结

[交会经筋] 手太阳、手少阳、手少阴经筋之会。

[位置] 在腕后区，尺骨茎突与三角骨之间的凹陷中。半握拳，掌远侧横纹头尺侧赤白肉际处向上沿掌骨直推至一突起骨，于两骨之间凹陷中即是。

[解剖] 皮肤→皮下组织→尺侧腕伸肌腱与小指伸肌腱之间。浅层有前臂后皮神经和贵要静脉属支分布；深层有骨间后神经和动脉的分支分布。

［功效］生发阳气，通经活络。

［津沽释义］

阳谷结属于手太阳经筋，为腕部气血输布通行之所，能畅达上肢经气，通经络，解痹痛。

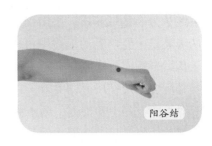

阳谷结

从解剖结构来看，阳谷结在腕部，位于尺侧腕伸肌腱的尺侧缘，布有尺神经手背支，又有腕背侧动脉，故常用于治疗尺神经痛和腕管综合征等腕痛。手太阳经筋在腕部及上肢部的循行与尺神经密切相关，"手太阳之筋，起于小指之上，结于腕；上循臂内廉……结于耳后完骨"。而尺神经起源于臂丛内侧束，沿肱二头肌内侧沟随肱动脉下行，至臂中部离开此动脉转向后下，经肱骨内上髁后方的尺神经沟至前臂，在尺侧腕屈肌深面随尺动脉内侧下行，与豌豆骨外侧入手掌，支配前臂尺侧腕屈肌和指深屈肌及手肌内侧，手太阳经筋的循行与尺神经的走向如影随形。故捏阳谷结可治疗尺神经损伤引起的相关疾病，如肘管综合征、神经根型颈椎病卡压尺神经后引起其所支配手指的麻木、疼痛、无力等。

同时，手腕部软组织众多，活动频繁，包含众多筋膜、肌腱、腱鞘等易发生劳损。曾有上世纪七八十年代文献记载，伤病发于阳谷结者，多见于腕关节之过度用力旋转后，其中以铁厂工人中钳工多见，每于用力扳旋螺栓或修理机器工作中发生，由于手腕过度旋转用力所致，伤后一二日即感手腕尺骨面酸痛，轻度肿胀，有压痛，手腕外旋动作时疼痛加剧，一般患者就诊时，能诉说原因，并表现洗脸时不能旋拧毛巾等。经筋具有连接骨与骨的作用，阳谷结亦可应用于腕关节劳损、腕部腱鞘囊肿、狭窄性腱鞘炎等，局部刺激经筋所过阳谷结，可以助气血流通，发挥其近治作用。

津沽伤科推拿临床中常以阳谷结、阳溪结合用以舒腕筋，治疗腕部及上肢疾患、肩部不适等。两筋结分别位于手太阳和阳明经筋循行部位，具有生发阳气的作用，阳气主"动"，而气血不通、经脉痹阻导致的手臂挛痛多是由于气的"不动"而导致的"不通则痛"。以此为核心的舒腕筋就是"动"的结果，治疗上多配合腕部的屈伸，以激发"阳气"，助阳化气，通脉止痛。

阳溪结

［交会经筋］手阳明、手少阳、手太阴经筋之会。

［位置］在腕区，腕背侧远端横纹桡侧，桡骨茎突远端，当拇长伸肌腱与拇短伸肌腱的最凹陷中。或以两手虎口交叉，保持手背与前臂向平，当拇指尽处是穴。

［解剖］皮肤→皮下组织→拇短伸肌腱与拇长伸肌腱之间→桡侧腕长伸肌腱前方。浅层有桡神经浅支和头静脉经过并分布；深层有骨间后神经和桡动脉本干及其腕背支分布。

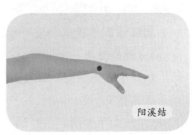

阳溪结

［功效］舒筋利节。

［津沽释义］

阳溪结位于腕部，其所在区域与穴位相一致。其中结聚于腕部桡侧主要是手阳明、手少阳、手太阴经筋，单纯从分布区域来看，手阳明、手少阳、手太阴经筋在腕部结聚的形式具有其自身特点，从《灵枢·经筋》的描述中可以看出手阳明与手少阳经筋均"结于腕"，手太阴经筋"结于鱼后，行寸口外侧"。此时我们看待腕部应当从功能着眼，腕关节实际应包括桡腕关节、腕骨间关节及桡尺远侧关节，它们在运动上是统一的。手阳明经筋结于腕背部，沿前臂结于肘外侧，经上臂外侧，结于肩峰部，从肩峰部上颈，分支绕肩胛部，夹脊柱两旁。在四肢部位，经筋呈现链锁式的分布。往往津沽伤科推拿的松解手法在施术时也是先由远端开始，逐渐向躯体中心递进，由远及近、由轻及重的手法次序类似于"以小搏大"的多米诺骨牌，目的是逐步释放关节拘挛疼痛所蓄积的"能量"。结合手阳明经筋走行及肌肉神经分布来看，通过刺激阳溪结，可治疗其所经过之处的诸多病证，如腕、肩、颈、背等部位肌肉的强直、酸痛、痉挛、活动不利等。捏按阳溪结可促进腕关节损伤的修复和功能的恢复，此外，在阳溪结下有桡神经浅支，可从远端经桡神经对颈椎进行调节，对神经根型颈椎病的手部麻木等上肢感觉异常起到治疗作用。

阳溪结具有舒筋利节的作用。《素问·生气通天论》指出"阳气者，精则养神，柔则养筋"，阳气具有温煦、激发和推动血液运行的作用，可以通行气血、温养筋脉。阳溪结是手阳明大肠经经气运行经过的部位，按揉此筋结可以调动阳气的流转，起到通经活络、疏通气血、濡养筋脉的作用，对经络不通产生的挛急痹症，选择捏按手法施术于阳溪结可有效缓解肌肉痉挛疼痛。另《备急千金要方》中记载"主臂腕外侧痛不举"，《针灸大成》指出"主惊掣肘臂不举"，阳溪结除了可用于治疗腕关节局部、周围软组织的病变，还可用于上肢肩背部位的疼痛、痉挛，这与前文经筋理论中对于经筋网络化的阐释是相符合的。

阳溪结为津沽伤科推拿的常用部位，施用活络手法时常结合阳谷结以治疗腕关节及上肢疾患，如腕关节劳损、腱鞘炎、肌腱炎、肩关节周围炎等。痛证多因局部气血瘀滞、经气不通，筋脉失其濡养所致，治疗应以疏通经络气血为主，临床上多配合腕部的屈伸以激发阳气的舒腕筋为法，助阳化气以通脉止痛。揉捏阳谷结、阳溪结，就好比是在溪谷中开闸，可以增强经气流动的气机变化，在阳气的推动下，进一步增强濡养筋脉、通经活络、疏通气血的作用。同时，由于阳溪结所在是经气运行经过的重要部位，此筋结处畅通无阻对于疏通上肢痹阻的经脉和气血是至关重要的，此处畅通才能增强后续的治疗效果，最终起到舒筋利节的作用。

神门结

[交会经筋] 手少阴、手厥阴、手太阳经筋之会。

[位置] 在腕部掌侧，腕横纹尺侧端，尺侧腕屈肌于腕骨的抵止部。仰掌，豌豆骨上缘桡侧凹陷，在腕掌侧远端横纹。

[局部解剖] 皮肤→皮下组织→前臂筋膜、掌侧腕横韧带→尺侧腕屈肌腱。浅层有前臂内侧皮神经分布；深层有尺神经、尺动脉经过。

[功效] 舒筋活血，养血柔筋。

[津沽释义]

神门结为手少阴、手厥阴、手太阳三条上肢经筋交会处。"手少阴之筋，起于小指之内侧，结于锐骨……"其中提到的"锐骨"即豌豆骨，手掌尺侧腕横纹上锐圆骨处，这就是神门结所在的位置，也是手少阴之筋的第一个经气汇聚处。经气流行、正邪进退于其中，故《灵枢·九针十二原》指出："所言节者，神气之所游行出入也，非皮肉筋骨也。"手少阴经筋在循行过程中"边行边结"，由远端到近端分别结于

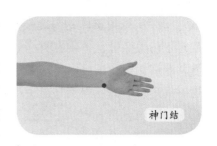

神门结

腕、肘、腋、胸，经气散布于经筋所过之处的前臂、上肢的筋肉组织、关节骨骼等。"其病内急，心承伏梁，下为肘网。其病当所过者支转筋、筋痛"，手少阴经筋出现问题以后，会出现胸内拘急疼痛，疼痛可能至心下脐周，同时其上肢循行路线上会出现掣引、转筋、疼痛，大多数表现为肘部牵掣拘急、屈伸不利。

"手心主之筋，起于中指，与太阴之筋并行，结于肘内廉上"，《灵枢·经筋》中对手厥阴经筋的描述虽然没有提到"结于腕"，但从其循行来看，是中指与肘内廉连线，并且与手太阴经筋并行，所以手厥阴经筋必然是循于腕部，而且与手太阴经筋都是结于肘内廉，两者在前臂几乎是沿着同一条路径行进，所以说神门结是两者经气交会的关键部位之一。"其病当所过者支转筋，前及胸痛息贲"，从《灵枢·经筋》中提到的治疗经筋疾病的方法来看，"以痛为腧"，就近取穴，近治为主，所以神门结对于治疗手厥阴经筋出现的肘关节痛、胸痛具有一定疗效。

"手太阳之筋，起于小指之上，结于腕，上循臂内廉……"上为阳，下为阴，手太阳经筋结于腕部的位置在腕背尺侧，属神门结。"其病小指支，肘内锐骨后廉痛；循臂阴，入腋下，腋下痛，腋后廉痛，绕肩胛引颈而痛……颈筋急则为筋瘘颈肿"，其病证皆是在沿经筋循行上出的问题。

从解剖学来看，在前臂组织中，前臂收缩牵拉腕关节而运动，受到主动收缩力或被动牵拉力时，其远端应力点在尺侧腕屈肌腱与豌豆骨的结合部。前文提到的"尽筋"处，即经筋"结""聚"之处。神门结在掌侧腕横韧带下层，尺侧腕屈肌于腕骨的抵止处。肌腱有尺侧腕屈肌与指浅屈肌，深层为指深屈肌；血管有尺动脉通过；神经布有前臂内侧皮神经，尺侧为尺神经。临床上神门结由于活动频繁，是容易产生关节劳损和痹痛的重要部位。所以，神门结作为三经筋交会处，是实现三条经筋生理功能包括连接、固定、沟通、协调、强化等的关键部位之一，一旦损伤必会引起经筋循行之处的拘挛疼痛、活动不利。临床常以破、解、散为治法，"实则泻之"，使筋结病灶点的经脉气血通畅运行，此所谓"解结"。

神门结是在古称"八虚"(《灵枢·邪客》)或"八溪"(《素问·五脏生成》)的手腕处。这些位置被当作"机关要地"，其易损程度与经筋"司运动"的功能分不开。腕部的活动需要借助手阳明、手少阳、手太阳、手太阴、手少阴、手厥阴等手腕部经筋群的刚柔并济，任何一个经筋部位的损伤，都会使手腕部经筋所处局部环境力线失衡，导致手腕挛缩、拘急、活动障碍，甚至被动姿态的出现。神门结因位置的特殊性，极易受外伤、劳损而形成结节、条索卡压等，进而导致经脉闭阻、气血不畅，"不通则痛"而成疾病。

关节运动、肢体协调，有赖于经筋系统的信息传递、内外协作，即结构整体化的实

现。所以从结构整体的角度上来讲，不能只将关注点放置于单一的经筋、肌肉上，同样，病理上的关联性也体现在有一处病痛的出现必然牵扯另一处或更大范围的问题。比如当上肢甚至肩颈部出现麻木疼痛的症状时，很有可能是同侧的神门结附近出现了问题，而出现这种病理反应的原因就是通过神经传导至上肢甚至颈部，若只是盲目地在上肢处或者颈肩部进行局部治疗而忽略原发部位就会导致疗效不佳。所以在进行临床推拿治疗时，要全面地看问题，整体辨证，审证求因，找到关键的症结点进行推拿手法治疗，以达到"开门""解结"的效果。

小海结

[交会经筋] 手太阳、手少阳、手少阴经筋之会。

[位置] 在肘尖内侧，当肘尖与肱骨内上髁之间。屈肘向头取之，在尺骨鹰嘴与肱骨内上髁之间的尺神经沟中。

[解剖] 皮肤→皮下组织→尺神经沟内。浅层有前臂内侧皮神经和贵要静脉属支分布；深层有尺侧上副动脉和尺神经本干经过。

[功效] 通络止痛。

[津沽释义]

关于肘内筋结小海的记载，古籍虽无明确定位，但早在春秋时期，《灵枢·本输》有这样的描述，指出其"在肘内大骨之外，去端半寸陷者中也"。《新针灸学》认为其在"肘大骨侧，横去肘端五分"，《中国针灸学》则表示其"在后肘部鹰嘴突尖端与内上髁间"，虽描述多样，但殊途同归，不外尺骨鹰嘴与肱骨内上髁之间凹陷处。对于临床操作，《灵枢·本输》认为应"伸臂而得之"，而后世古籍多认为应"屈肘而取之"，可能因为屈肘后肌肉紧张，周围的骨性突起完全暴露而筋结显示更为清晰，操作时更为方便。

小海结临床治疗的疾病中，以运动系疾病见长，亦可治疗头面五官科疾病、外感热病及神志方面的疾病。对于运动系疾病来说，多是通络止痛为主，据文献记载："其主颈颔、肩臑、肘臂外后廉痛……肘腋痛肿……肩似拔，臑似折"，可见，小海结为津沽伤科推拿治疗肘上部位疾患的常用部位之一，比如颈椎病、前斜角肌综合征、网球肘、上臂疼痛等。该筋结常配合肘外穴位如曲池施以推拿手法，发挥其舒筋利节之功，可通调气血、濡养经筋。

而经筋为患，多以疼痛和活动障碍为主要表现，手太阳经筋其分支向后走腋后侧缘，向上绕肩胛，沿颈旁出走足太阳经筋的前方，结于耳后乳突。当局部感受风寒湿邪或劳损所伤时，经气瘀滞，气血不和，导致筋骨肌肉不能受其濡养，循经致病，出现颈部上肢疼痛麻木、痉挛僵硬、屈伸不利等系列症状。手法施于该部位，一可振发此处经气，活血通经；二可松解局部挛缩经筋，舒利关节。常用于治疗肘臂疼痛、上肢不举、尺神经痛、肘关节炎等疾病。

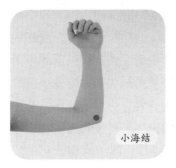

小海结

需要注意是，日常保健刺激小海结时要以揉按为主，若手法过重则会出现过电似的不适感。但在治疗颈椎病等引起的小指麻木时，则需要以捏按拨动手法为主，这样才能起到更好的刺激作用，经气传至病灶，方可通经活络、舒筋止痛。

中府结

[**交会经筋**] 手太阴、手厥阴、足太阳、足少阳经筋之会。

[**位置**] 胸前壁的外上方，在胸部，横平第 1 肋间隙，锁骨下窝外侧，前正中线旁开 6 寸。坐位，手叉腰，先取锁骨外端（肩峰端）下方凹陷处云门穴，当云门直下约 1 寸，与第 1 肋间隙平齐处。或前臂内收体位，腋前纹头上 1 寸处。

[**解剖**] 皮肤→皮下组织→胸大肌→胸小肌→肱二头肌短头和喙肱肌。浅层有头静脉经过，锁骨上神经中间支、第 1 肋间神经外侧皮支分布；深层有胸肩峰动脉、胸前神经和胸肩峰动脉胸肌支。

[**功效**] 通气疏经，活血通络。

[**津沽释义**]

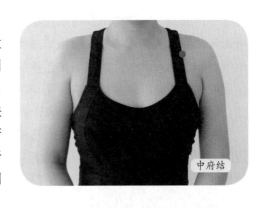

手太阴经筋，自大指起始，通过前臂、大臂；"手太阴之筋……入腋下，出缺盆"，手太阴经筋到达腋下极泉，后从缺盆发出；"上结缺盆，下结胸里，散贯贲，合贲下抵季胁"，向上与缺盆周围经筋交结，向下与胸膺部广泛交结。中府结部位上联缺盆结、下系极泉结，手太阴经筋于中府结出入，所过部位均为肩臂部位，与手太阴肺经循行路径一致。

需要注意的是，缺盆与极泉构成的经筋联络区域，在肩背部经筋组织范围内最为重要，是多经筋会合区域，是上半部经筋的联络中枢。例如：手厥阴经筋经过此处"结腋下，下散前后夹胁"，还有足太阳经筋"其支者，入腋下，上出缺盆"，此外足少阳经筋"上出腋，贯缺盆"。经筋的走行规律其实与城市发展的规划有微妙的共通之处，越是气血流动集中的位置，越是需要经筋系统的维护与疏导，好比城市人口密度高、经济发展快、文化交流广泛的地区更需要公共交通系统的支持。如极泉——缺盆经筋区域中枢，像是天津地铁线专门为文化中心区域设计的连续 3 站的双线换乘隧道群。该隧道群上下重叠、并排前行、交叉缠绕，多站连续换乘意味着该区域在城市发展中的重要地位，需要保障该区域交通的便利性与通行的高效性。而经筋的分布与此同理，多经筋交会之处必然在津沽伤科推拿中占有重要地位，为临证施术首选之处。

由于经脉、经筋间交叉会合，使脉气互通。手足太阴相交，脾经之气灌注于中府，且脾其充在肌，在体为肉，主四肢，故中府结可以调动脾经的脏腑精气，改善上肢肌肉精气匮乏的状态，用以治疗上肢肌萎缩、无力的病证。中府结又属手太阴经筋所过之所，其循行均为手胸之间，手、臂、肩等部位尽在其循行之中，《灵枢·经筋》载："其病所过者支转筋痛，其成息贲者，胁急、吐血"。《说文》中言到"支，去竹之枝也"，是指除掉竹子柔韧细软的部位以后的状态，其实那就是竹杆一般的状态，像站军姿一般地"支棱"着，强直、僵硬对于筋肉组织来讲显然是一种病理状态。因此，当手太阴经筋循行所过关节之处出现强直、痉挛和酸痛等症时，当责之所及经筋，当经筋受损最终成为"息贲"病时，可见胁肋拘急。故临床多选取此筋结治疗颈项、肩肘的屈伸不利、疼痛挛急、麻木不仁等。

津沽伤科推拿中，特别是治疗上肢疾患时，常选用中府结以调摄气血，使气血运行通畅，则病痛自愈。《灵枢·经筋》云："治在燔针劫刺，以知为数，以痛为输。名曰仲冬痹也。"此段以痹证作为结语，痹与闭是因果关系。痹证是说某一条经脉经筋的气血运行受到了阻碍，气血在经络之间完全闭塞了，附属于该经脉的经筋产生病变，最终形成痹证。而痹证多数由风寒湿邪引起，仲冬也就是冬天的第二个阶段，冬季以风寒邪气为主，尤其以寒邪致病最为严重。我们既然清楚了仲冬痹的病因是由于寒邪导致经络闭阻不通而产生疼痛，而《内经》给出的解决方案是"燔针劫刺"，即通过温热的刺激使经络得温则舒，且要求"以知为数，以痛为输"，这与津沽伤科推拿强调的保证治疗得气感的要求有共通之处，且由于中府结是多条经筋所过之处，此处的疼痛反应必然较为明显。临床上捏按中府结的目的是为了调动所及与所过经络的气血，得气以温通经脉，得血以濡养分肉，最终可通气疏经、活血通络。在应用津沽伤科推拿时，以柔和渗透、逐渐加力为主，意为微微生气。如土灶旁生火，需先用易燃物引火，然后慢慢加小木枝，再慢慢架大木材，但当火生起时仍需架空以使空气有空隙流动，填满木材则火必然熄灭。故临床操作时忌用暴力手法、骤然刺激穴位，以免造成经气外泄、加重病情。

在进行捏按治疗时，刺激中府结使气血循经灌注输布，仿佛干涸贫瘠的土地得以泉水滋润，这眼泉水循着土地的裂纹灌溉并对其进行冲洗，带走脉络中的瘀滞，疏通经脉，使我们的身体得以气血充足、筋脉通畅，病证改善。此法对上肢部疾患的治疗效果最佳，如神经根型颈椎病伴有上肢麻木、牵拉所致的臂丛神经损伤或胸廓出口综合征的上肢症状等，中府结如同上游的闸口，此处血气充足，宛如水库，在抬起拇指的瞬间，奔流的气血向下灌注，有方向有目的地向下游开闸放水，使得上肢经脉得通、皮肉筋骨得以濡养，症状自会好转。

极泉结

[交会经筋] 足太阳、足少阳、手太阳、手太阴、手厥阴、手少阴经筋之会。

[位置] 在腋区，腋窝中央，上臂外展时，腋窝最高点即是，腋动脉搏动处，按压此处有酸胀感。曲肘，手掌按于肩顶部，拇指放于腋窝肱骨头颈处，触之有动脉搏动处即是。

[解剖] 皮肤→皮下组织→臂丛、腋动脉、腋静脉→背阔肌腱→大圆肌。浅层布有肋间臂神经；深层有桡神经、尺神经、正中神经、前臂内侧皮神经、臂内侧皮神经、腋动脉、腋静脉等。

[功效] 疏通经络，宣通气血。

[津沽释义]

手少阴经筋是从小指的内侧起始，与尺骨小头相联结，继续向上走行于肘部内侧，继续沿着大臂内侧走行，再向上走行入于腋下，同手太阴经筋交叉联结，继而深入皮下，潜伏走行于乳里，最后结于胸中，沿着贲门，向下与脐部相连，可见手少阴经筋多结聚于骨节部位。通常来说，阴经之筋分布于肢体内侧入胸腹腔，但并不联络脏腑，手三阴之筋结于胸膈，手三阳之筋结于头角，足三阳之筋结于目周。经筋受经络气血的濡养，连属骨节，当气血不充，或气血运行受阻，"有诸内，必形诸外"，经筋上必会有相对应的体现，多表现为关节不适，甚者骨节疼痛难忍。在治疗伤科疾病上，如《普

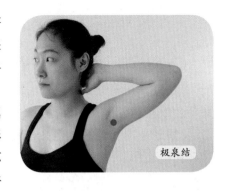

极泉结

济方·针灸》有云"穴极泉，治手臂肘挛急"，《循经》中则有"肩膊不举，马刀侠瘿"。根据极泉结近治作用可知，其多用于治疗上肢筋脉挛缩抽搐、疼痛不适等病证，有助于缓解肌肉的痉挛状态，对肩关节周围疾患、神经根型颈椎病、尺神经炎、胸胁屏伤、臂丛神经损伤等有特效。

极泉一结，在《灵枢》十二经筋的描述中，虽未明确提出，但多以"腋下"出现。《灵枢·经筋》中曾详细记载多条经筋循行经过腋下，手太阴经筋"入腋下"、手少阴经筋"上入腋内"、手太阳经筋"上行结于腋"、足太阳经筋"入腋下"、足少阳经筋"结腋下"、手厥阴经筋"直者上出腋"，包括极泉结所属经筋在内的经筋，共有六条经筋经过或与极泉结相联结。腋下有六条经筋分布交会于极泉一处，因其所过经筋较多，仿若江河岔口，经气经此处输布后流经的范围更广，因此在临床上应用此处治疗的病证更多，并且因其不单单独守一筋，刺激此处可激发多处经气，使治疗效果更佳。此处结构特点为按压极泉结可疏通多条经筋的气血，通则不痛，进而起到止痛作用。

从现代解剖来看，极泉结位于胸大肌的外下缘，深层为喙肱肌，外侧为腋动脉，布有尺神经、正中神经、前臂内侧皮神经及臂内侧皮神经。此处除含大量的脂肪、淋巴结及其相连的淋巴管外，围绕腋动脉的有臂丛神经的三个束及其五条支配上肢肌的终支。按压此处可直接阻滞臂丛神经的传导作用，起到短暂的麻醉止痛作用，对于治疗沿神经走行方向的麻木、疼痛具有良好的治疗作用。例如临床常见的颈椎病，患者于急性期发作时剧痛难忍，日间高举患肢以减少局部病灶水肿造成的压力，夜间则夜卧难眠辗转反侧，需要服用止痛药物以缓解病情。由于神经根受到机械性压迫，单纯药物止痛效果并不理想，症状缓解局限。临床多重点应用极泉结进行治疗以止痛，正所谓"急则治其标"。

津沽伤科推拿在治疗伤科疾病过程时，不仅注重"调神"，而且强调"导气"的重要性。以捏按极泉结为例，操作时要有沿上肢肢体的酸、麻、胀、热感为宜，放松后，患者立即感到热流向肢端放散，如《素问·举痛论》所言："按之则热气至，热气至则痛止矣"。津沽伤科推拿手法作用于极泉结，不仅可以疏通经络气血，还可以协调血管、神经之间的功能，适用于伤科疾病中如落枕、颈椎病、肩周炎、尺神经炎、网球肘等疾患。足太阳、足少阳、手太阳、手太阴、手厥阴、手少阴相交于极泉结处，若此处气血经气运行受阻，则影响甚广。临证手法施于此处，不仅治疗作用显著，其未病先防、既病防变的意义更为深远。

缺盆结

[交会经筋] 足太阳、足少阳、足阳明、手太阴经筋之会。

[位置] 在锁骨上窝中央，距前正中线 4 寸。在颈部，锁骨上窝内，当第 1 肋骨斜角肌结合处。正坐仰靠位，当锁骨上窝之中点，胸锁乳突肌锁骨头的外侧凹陷中即是。

[解剖] 皮肤→皮下组织→颈筋膜→前斜角肌、臂丛神经、第一肋骨。浅层有锁骨上神经内侧支和颈外静脉分布；深层有臂神经丛和锁骨下动脉经过，并有面神经颈支分布；再深层有胸膜顶或锁骨下静脉。

[功效] 通气疏经，宽胸利膈。

[津沽释义]

缺盆结为津沽伤科推拿用于治疗颈、肩、上肢疾患时必施用捏法的部位。从《灵枢·经筋》原文的论述："足太阳之筋……上出缺盆""足少阳之筋……结于缺盆""足阳明之筋……至缺盆而结""手太阴之筋……出缺盆"，最后总结出缺盆为足三阳、手太阴四条经筋交会处。手太阴经筋起于手指，循上肢内侧上行，经过指、腕、肘、颈、肩、缺盆等上肢部位，结聚于胸部；足三阳经筋起于足趾，循股外上行，亦经过颈、肩、缺盆等上肢部位，结聚于面部。如果此四条经筋产生病变劳损，均会导致所过之处上肢、颈部疼痛、屈伸不利等临床症状，如《针灸甲乙经》曰："肩痛引项，寒热，缺盆主之"。而缺盆为四条经筋的交会处，共同循行所过，故捏缺盆结治疗上肢疾患，可以起到多经筋的调节作用，缺盆结亦为打开足三阳、手太阴经筋痉挛之位点。

总结颈、肩、上肢伤科疾病的发病过程，一般认为由于外伤、姿势不良、劳损、感受外邪等因素致局部骨骼肌起止点附着部位关节、韧带、关节囊、滑膜等炎症、水肿，压迫局部神经、血管，出现疼痛、肿胀、活动障碍。缺盆结所在局部解剖位置，为胸锁乳突肌、斜方肌、颈前诸肌、胸大肌、肩胛舌骨肌下腹、锁骨下肌等起止点处，更为臂丛神经、交感神经结、颈横动静脉所在，为临床常见患病部位。颈椎椎体或椎间盘突出等原因所致的臂丛神经、血管受压，或局部颈肌劳损出现的上肢麻木疼痛、肩周炎、落枕等疾患，均可以通过按压缺盆结治疗。一方面通过局部刺激臂丛神经，使神经传导暂时阻滞，有麻醉止痛效果；一方面通过按压交感神经结，能使同侧肢体血管舒张、皮肤温度升高，改善循环，消除炎症反应。

津沽伤科推拿于缺盆结施用捏按法，还可以避免针刺太深带来的不良反应，正如《针灸甲乙经》所载："缺盆……刺太深，令人逆息"，针刺缺盆深度要严格把握，否则会导致医源性气胸的发生。针对患者臂丛神经卡压严重的症状，依次予极泉结、中府结、缺盆结、天鼎结的捏按法，这些部位均为臂丛神经所在体表部位，治疗效果显著。多个筋结点位配合使用则类似于定向爆破技术的施展，因为如果采取传统的局部肌肉放松手法，则需要自腕、上臂、肘、大臂、肩、

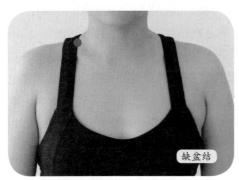

缺盆结

背、项等部位大面积施展手法，但由于臂丛神经卡压患者多半属于放射痛，肢体末端的症状是其臂丛神经受损造成的，放松类手法的治疗效果会大打折扣，这种放松类手法治疗臂丛神经卡压就好比人工操作机械拆除建筑物，虽然能够保证效果，但速度比较缓慢。因此津沽伤科推拿选择以上 4 个关键的筋结位点进行"定向爆破"施术，需要精确计算建筑框架结构、受力情况，然后把炸药安放在建筑物的承重墙、柱上装填炸药，由于炸药反应剧烈，会在一瞬间释放巨大能量，同时这种爆破方法不会有巨大的冲击波产生，所以，破碎的建筑材料不会到处飞溅，整幢建筑的倒塌常常是在损害最小中完成的。针对不同症状选择施术点力道的方向，精准的手法力更能达到气至病所的效果，这与当下医学界推崇的靶向治疗有异曲同工之妙。

综上所述，津沽伤科捏按法作用于缺盆结，通过刺激经筋、经脉、腧穴、肌肉、神经、血管等多途径、多靶点改善上肢神经根卡压麻木及放射性疼痛症状，进而治疗颈、肩、上肢部位疾患。

肩井结

[交会经筋]手阳明、手太阳、手少阳、足少阳、足太阳经筋之会。

[位置]在肩胛区，第 7 颈椎棘突与肩峰最外侧连线的中点，冈上肌与肩胛提肌、斜方肌交会处。

[解剖]皮肤→皮下组织→斜方肌→肩胛提肌、冈上肌。浅层布有锁骨上神经、颈神经皮支、腋神经分支及颈浅动、静脉的分支或属支；深层有椎动脉、颈总动脉、颈横动、静脉的分支或属支和肩胛背神经的分支。

[功效]祛风通络，行气止痛，消肿散结。

[津沽释义]

《会元针灸学》云："肩井者，在肩部阳气冲出明显之处，而通于五脏，推荡瘀血，而生青阳之气，如泉涌出，以安经络，以实脏腑，而开阴窍。居肩部饭匙骨，与大筋，共肩夹骨，连项骨，四骨之间，如井之状，故名肩井。"肩井结通五脏，是肩部阳气最旺盛的地方，刺激肩井结，可以让清阳之气如泉水一般涌出，荡涤瘀滞的气血，调节一身气血，起四两拨千斤之效。手

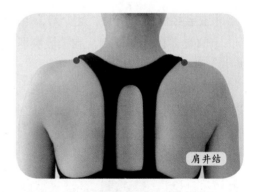

三阳、足少阳、足太阳五条经筋循行均过肩到颈，而肩井结恰恰是五条经筋所过之处，故肩井结为沟通五条经筋气血、协调五条经筋的关键点，就像他们共有的开关一样。任一经筋发生病变，均会导致颈肩部疾患，如《灵枢·经筋》所载："手阳明经筋……其病当所过者支痛及转筋，肩不举颈，不可左右视""手少阳经筋……其病当所过者即支转筋""手太阳经筋……其病绕肩胛引颈而痛""足少阳经筋……其病上引缺盆膺乳颈""足太阳经筋……其病颈项急，肩不举"。

肩井结不仅是联系五条经筋的关键点，还处在颈、肩、头部交接的关键部位，是连接

颈肩部活动的门轴，颈、肩、头部各个方向的活动，均是以肩井结为支点，临床上颈椎病患者均有肩井结附近的肌肉紧张痉挛，出现肌肉僵硬酸痛不适、颈部活动不利等症状，如《针灸甲乙经》中记载："肩背髀痛，臂不举，寒热凄索，肩井主之"，《针灸秘传》云："肩井，治五劳七伤，颈项不得回顾背膊间，两手不得向头"。五劳七伤，泛指各种疾病和致病因素，肩井结主治各种原因导致的肩、背、上肢疼痛、活动受限等。触诊时肩井结部位会出现局部压痛，甚至触及条索状改变，故肩井结是松解颈肩部肌肉紧张的重要取位之一。《幼科铁镜》中记载："肩井穴是大关津，掐此开通血气行，各处推完将此掐，不愁气血不周身。"肩井结处有多条重要的经筋、经络及丰富的血管与神经经过，刺激肩井结，不仅能保护肩颈关节，也能让全身经脉畅通、气血调和，对调节人体气血阴阳平衡具有重要作用。津沽伤科推拿通过局部拿捏、推揉肩井结，能使局部气血调畅，达到松解颈肩部肌肉紧张痉挛、改善循环的作用。

肩井结部位的筋肉组织系统主要包括斜方肌，布有颈横动、静脉分支，深层为冈上肌和肩胛提肌，布有腋神经分支及桡神经。如有以上软组织损伤，临床就会表现为以颈项肌肉痉挛、僵硬、疼痛、转颈不利的颈椎病、落枕、肩周炎、胸背筋膜炎等疾患，用力捏按肩井结可通过自身反馈调节，兴奋肌肉、神经，使肌肉痉挛迅速缓解，以解除疼痛。捏按肩井后，经常配合循足少阳、手少阳经筋的拨按，以"风池－肩井"与"翳风－肩井"线路组成的倒三角形区域，即颈后三角，为治疗颈肩部疾患的重要部位。拨筋与捏按筋结相结合，是点、线、面的结合，也是津沽伤科推拿的特点之一，能最大程度地缓解肌肉紧张。同时"筋喜柔不喜刚"，所以津沽伤科手法操作以慢为主，操作由浅入深，频率由慢到快，循序渐进，有润物细无声之意，使患者"不知其苦"方有功效。

天鼎结

［交会经筋］手阳明、足少阳、足阳明经筋之会。

［位置］在颈部外侧，胸锁乳突肌后缘处，喉结旁开 3 寸，横平环状软骨与锁骨上窝中央，两者连线中点处。

［解剖］皮肤→皮下组织→胸锁乳突肌后缘→斜角肌间隙。浅层有颈横神经分布；深层有臂神经丛经过，并有其分支、面神经颈支和颈升动脉分布。

［功效］通络止痛，理气活血。

［津沽释义］

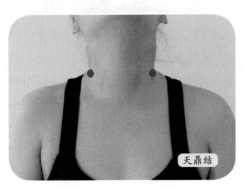

天鼎结

津沽伤科推拿的临床应用，不同于津沽脏腑推拿体系侧重手法，它更注重于施术位置的精确，才能保障疗效。如天鼎结在定位上，多本书籍记载略有出入，它虽然接近天鼎穴的位置，但是不同于天鼎穴的定位。"十二五"《针灸学》教材描述天鼎穴为"在胸锁乳突肌后缘，扶突穴直下一寸"；查寻古籍文献《医宗金鉴》中载为"缺盆上，直行扶突下一寸"；《针灸大成》记录"颈缺盆上，直扶突后一寸"；《铜人腧穴针灸图经》言"在颈缺盆置（直）扶突后一寸"；《太平圣惠方》记载"在项缺盆直扶突，气舍后一寸陷者中"。古籍记载的对于天鼎穴定位的描述，多以缺盆和扶突为参考，天鼎穴位于二穴连线上。然而《针灸学》中描述为"扶突穴直下一寸"，考虑为对古籍理解偏颇，古籍中多次用"直"一字，为缺盆、扶突二者间连线，非直下之意。所以津沽伤科推拿在天鼎结定位上，选取近似缺盆、扶突连线中点，于胸锁乳突肌后缘处，这样更加符合临床操作所产生的效果，这也是津沽伤科推拿人基于前人经验，结合临床实际疗效的总结，既有传承，又不泥于古，理性创新。

在功能上，天鼎结位于手阳明经筋，阳明经乃多气多血之经，气血充沛，周围组织器官靠其充养。颈部及上肢是手阳明经筋的循行部位，当经络不通、气血运行受阻时，可见手麻、无力、臂痛等症。此时，捏按天鼎结可激发阳明经经气，能够温通气血，灌注濡养肢体，使上肢经脉得以通畅，达到疏经通络、理气活血之效。气血亏虚、经脉瘀滞会导致肌肉无力，甚至出现萎缩症状，"治痿独取阳明"，故在治疗时离不开多气多血的阳明经筋天鼎结的运用。

根据具体病情的不同，刺激天鼎结后，受术者在得气感上会有所区别，如上肢症状较为明显者，像神经根型颈椎病、胸廓出口综合征等臂丛神经损伤相关性疾病，都伴有上肢痛及手部麻木感，在捏按时，会有得气感向痛点放射或局部酸胀感明显。如颈项背部病证明显者，像落枕、痉挛性斜颈、肩周炎等疾病，局部按压会出现头部、肩胛内缘等处的酸胀放射感觉。

另外，解剖学发现，斜角肌群位于天鼎结深层，在天鼎结局部施予热刺激和痛刺激，可触发多突触屈曲反射，使颈部出现健侧侧屈的逃避性和保护性动作，反射性松弛作为逃避动作拮抗斜角肌肌群的改变，可达到松弛前斜角肌的效果。颈前和颈侧区的胸锁乳突肌和斜角肌区域内，也是臂丛神经的起始走行部位，通过捏按天鼎结，能够有效地放松局部软组织的痉挛，在一定程度上缓解对臂丛神经的压迫和改善锁骨下动脉供血，同时对于改善局部血液循环、椎间盘周围组织的营养有着明显的作用。

第三节 其他穴位

委中穴

［归属经脉］足太阳膀胱经。

［位置］在膝后区，腘横纹中点，股二头肌肌腱与半腱肌肌腱之间。

［解剖］皮肤→皮下组织→腓肠肌内、外侧头。浅层布有股后皮神经和小隐静脉；深层有胫神经以及腘动、静脉和腓肠动脉等。

［功效］舒筋通络，祛风除湿，活血散瘀。

［津沽释义］

委中穴的名称最早见于《灵枢·本输》，书中记载："入于委中。委中，腘中央，为合，

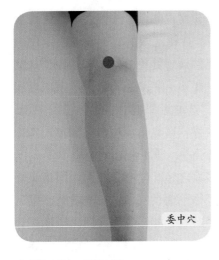

委中穴

委而取之"，这里说明了委中穴的名称、位置及其特定穴属性。《素问·骨空论篇第六十》中记载"膝痛，痛及拇指，治其腘"，后世认为"其腘"即是委中穴。委中两字，委即是弯曲，中即是中央、正中之意。因该穴位在腘窝正中，屈膝取腿弯曲之处，故命名为委中穴。在历代文献中可以查到血郄、委中央、中郄、腿凹等，皆为委中的别称，但以委中一名记载最早、应用最为广泛，所以后世以"委中穴"为其命名。委中穴为足太阳膀胱经的合穴，是膀胱经的气血汇聚于下肢的腧穴，它在各科疾病的治疗中以腰腿疼痛、下肢挛急为主，还可治疗下肢痿弱无力、腹痛、吐泻、小便不利、遗尿等。

足太阳膀胱经"其支者，从腰中下夹脊，贯臀，入腘中……循髀外从后廉下合腘中"。膀胱经第一侧线经脊柱旁下行，通过臀部，进入腘窝中；膀胱经第二侧线从肩胛骨内侧下行，过髋关节后，从大腿外侧下行后会合于腘窝部。委中穴为膀胱经两条分支的汇合处，故对膀胱经分支循行部位的疾患有重要作用，如《灵枢·经脉》曰："是主筋所生病者……项背腰尻腘踹脚皆痛"；《素问·刺腰痛篇第四十一》中也论述："足太阳脉令人腰痛，引项脊尻背如重状……"而《灵枢》言："肾足少阴之正，至腘中，别走太阳而合，上至肾"，即足少阴之气，由内踝上行至阴谷，折向腘中央，太阳下行，少阴上行，于本穴处相合。也说明肾经之气可行至"腘中"即委中穴处。

"肾主骨"，委中交于肾又合于膀胱。临床上伤科疾病患者大多存在肾不足，刺激委中穴亦可补肾壮骨；本穴治腰痛效果极佳，与肾经循行至腘中相关，通过捏按委中穴达到治本的目的。《灵枢·经筋》云："足太阳之筋……结于腘……与腘中并上结于臀……其病小指支，跟踵痛，腘挛，脊反折……"原文明确了足太阳经筋损伤所致病证，与足太阳经筋的循行分布有关。委中为足太阳经筋所过，亦证明委中穴与经筋循行所致疾患密切相关。如《素问·刺腰痛篇第四十一》中记载："足太阳脉令人腰痛，引项脊尻背如重状，刺其郄中，太阳正经出血，春无见血"，这是邪入膀胱经，以腰痛为主要临床表现的佐证。《百症赋》也言："背连腰痛，委中主之"。综上所述，津沽伤科推拿总结前人经验，立足于临床疗效，通过手法施用于委中穴起到祛风除湿、疏经活络的作用，以治疗风寒湿侵袭机体经络，致经脉阻滞的腰、膝、腿诸痛证。针对反复发作的腰椎间盘突出症、膝骨性关节炎等腰腿痛的久病患者，均予委中穴施以捏按手法，且委中穴又名血郄，为血气深聚之处，其善治血分病证。临床痹证日久而"久病入络"，迁延不愈乃属日久邪气入血络，用此法可达到散瘀活血止痛的目的。

在临证操作中，委中穴是临床针刺、推拿治疗下肢功能障碍、疼痛不适、痹证的常用穴，由于委中穴下面有丰富的神经、血管分布，针刺委中穴一般均采用快针的方式，不留针，且针刺委中时，为了避开血管，临床取穴会偏上一些。而津沽伤科推拿的捏委中穴，可以直接作用在委中穴位置，无出血、损伤神经之弊，还可以持续按压穴位，随时根据患者的得气感调节按压力度，由轻到重，再由重到轻，使患者得气感循序渐进并持续一段时间。

冲门穴

[归属经脉] 足太阴脾经。

[位置] 在腹股沟区，腹股沟斜纹中，距耻骨联合上缘中点 3.5 寸，当髂外动脉搏动处的外侧。

[解剖] 皮肤→皮下组织→腹外斜肌腱膜→腹内斜肌→腹横肌→髂腰肌。浅层有髂腹股沟神经皮支、腹壁浅动脉分支以及第十一、十二胸神经前支和第一腰神经外侧皮支；深层有股神经、腹壁浅动静脉、旋髂浅动脉、股动脉、髂外动脉分支和髂腹股沟神经肌支。

[功效] 温阳健脾，解痉定痛，理气活血。

[津沽释义]

冲门穴，别名慈宫、上慈宫、冲脉。冲即冲要，为经气流注开阖之处，是下肢气血流注的要冲。冲门穴属足太阴脾经穴位，此穴在气街，是很重要的部位，相当于下肢与腹部间的门户。《经脉图考》对冲门穴的取穴是这样说的："适当大腿缝中之纹端，以手切之动脉应手"。此穴在腹部"曲骨穴"旁边，当腹股沟髂外动脉处，是足太阴、足厥阴两经相会之处，足太阴经经气自下而上流经此处，足厥阴经经气自下而上交会于此处，两经经气相会，气血激荡，而鼓动脾经经气自腹上涌入心中。因其能补血养胎，增添母性之本能，所以又名慈宫、上慈宫。

从作用来看，冲门穴以下的脾经气血由此冲向腹部，是下肢经脉气血流经的出入口，为脾经气血最旺之处，又是开阖升降的枢纽，穴中气血如经、渭之水相汇涌流。《灵枢·经脉》中提到："是主脾所生病者……强立，股膝内肿厥，足大趾不用。"从原文可知，脾经经气不通，会出现大腿、膝内侧的疼痛以及足大趾麻木无力，因此，刺激冲门穴可以直接疏通脾经气血。同时，中医学认为脾主四肢肌肉，脾虚则不能温养四末，点按冲门穴可补养脾胃、调畅脾经气血，补而不滞，脉道通畅则筋脉得以濡养、四末得以温煦，从而治疗肢体肌肉疼痛、麻木等病证。

从解剖结构上看，冲门穴深层有股神经通过，股神经发出的数条肌支分布于髂肌、耻骨肌、股四头肌和缝匠肌，是支配大腿前侧肌肉运动的主要神经，股神经往下分出人体最长的皮神经——隐神经，隐神经沿途发出的分支布于膝关节、髌下、小腿内侧面及胫骨内侧缘的皮肤，与足太阴经的循行几乎一致，故点按冲门穴可治疗下肢疼痛麻木等症，如大腿疼痛、膝关节痛、足趾麻木无力等。

冲门穴为津沽伤科推拿常用穴位，因其特殊解剖位置，其下有较大的动、静脉走行，故常采用点按手法的操作。按压冲门穴可以改善下肢循环，亦可以促进神经恢复，对于神经源性的下肢痿废、感觉减退均具有良好的治疗效果。

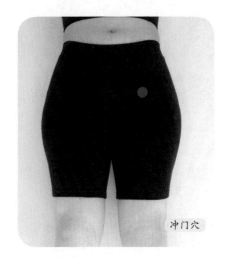

冲门穴

急脉穴

[归属经脉] 足厥阴肝经。

[位置] 位于耻骨结节的外侧，当气冲穴外下腹股沟股动脉搏动处，前正中线旁开2.5寸。

[解剖] 皮肤→皮下组织→耻骨肌→闭孔外肌。浅层有股神经前皮支、髂腹股沟神经和腹壁浅静脉分布；深层有股神经肌支、闭孔神经肌支和阴部外动脉、闭孔动脉分布；下内侧有闭孔神经干经过；下外侧有股动、静脉干经过。

[功效] 疏肝理气，通经止痛。

[津沽释义]

急脉穴别名羊矢穴，首见于《素问·气府论》，经云："厥阴毛中急脉各一"。本穴位置正位于经络拐点，犹如河流之旋涡，其内在经气压力大，有洪急迅猛之势，因此急脉之称，十分贴切。唐代王冰曾注："急脉在阴毛中，阴上两旁相去同身寸与二寸半，按之隐指竖然，甚按则痛引上下也，其左者中寒则上引少腹，下引阴丸，善为痛，为少腹急、中寒，此两脉皆厥阴之大络通其中，故曰：厥阴急脉而睾之系也。可灸而不可刺。病疝，少腹痛即可灸。"通过此段注文我们可以明确急脉穴的定位、功效及灸法。因其并行于动脉搏动处，故本穴不宜针刺，以防刺破血管，造成腹股沟处血肿，影响功能活动。

急脉穴属于足厥阴肝经，《灵枢·经脉》中记载："肝足厥阴之脉，起于大指丛毛之际，上循足跗上廉，去内踝一寸，上踝八寸，交出太阴之后，上腘内廉，循股阴，入毛中，环阴器，抵小腹，夹胃，属肝，络胆，上贯膈，布胁肋，循喉咙之后，上入颃颡，连目系，上出额，与督脉会于巅。"足厥阴肝经一侧有14个穴位，该经发生病变，主要临床表现为腰痛不可以俯仰、胸胁胀满、少腹疼痛、疝气、巅顶痛、咽干、眩晕、口苦、情志抑郁或易怒。急脉穴作为肝经上重要腧穴，既有远治作用又有近治作用，足厥阴肝经与足少阳胆经相表里，因此急脉穴主治肝胆、泌尿生殖系统、神经系统及眼科疾病，亦主治本经经脉所过部位的疾病，如少腹痛、疝气、遗尿、小便不利、遗精、月经不调、下肢痹痛等。

津沽伤科推拿尤为重视禁针穴位，在推拿临证施术中多数禁针穴位具有明显优势。本穴操作可采取灸法，寒则微灸。临床上也有学者运用针刺本穴治疗下肢动脉闭塞症，操作需避开动脉，直刺0.5～1寸，针感沿股内侧向下放射，但此操作对于施术者要求较高，治疗风险远大于推拿手法。津沽伤科推拿应用急脉穴治疗少腹痛及股内侧痛，临床上可以引起股内侧痛的伤科疾病较多，如腰椎间盘突出症、腰椎椎管狭窄症、股骨头坏死、髋关节扭伤、膝关节骨性关节炎等。根据疾病的不同，配伍相应的筋结进行施术，临床疗效事半功倍。

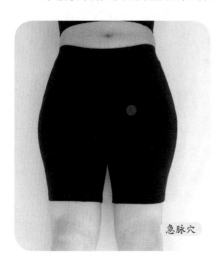

急脉穴

合谷穴

[归属经脉] 手阳明大肠经。

[位置] 在手背，第 1、2 掌骨间，第 2 掌骨桡侧的中点处。以一手的拇指指骨关节横纹，放在另一手拇、食指之间的指蹼缘上，当拇指尖下是穴。

[解剖] 皮肤→皮下组织→第 1 骨间背侧肌→拇收肌。浅层布有桡神经浅支、手背静脉网桡侧部和第 1 掌背动、静脉的分支或属支；深层分布有尺神经深支的分支和食指桡侧动脉等。

[功效] 镇静止痛，通经活络。

[津沽释义]

合谷穴名首见于《黄帝内经》,《灵枢·本输》描述的定位为："合谷，在大指歧骨之间，为原。"《说文解字》对谷的释意为："泉出通川为谷。从水半见，出于口""合者合口也"。合，会也、聚也，肉之大会为谷。又二间（间谷）、三间（小谷）来与交会，意味着二间、三间视为谷，则合谷将二间、三间的经脉气机汇聚于此，故称合谷。

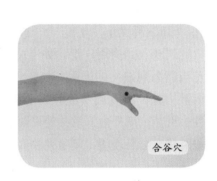

合谷穴

合谷属手阳明大肠经，经脉病包括手阳明经脉及手阳明经筋为病，而津沽伤科推拿主要强调手法施用于经筋的治疗作用。《灵枢·经脉》记载道："是动则病齿痛，颈肿。是主津液所生病者，目黄，口干，鼽衄，喉痹，肩前臑痛，大指次指痛不用。气有余则当脉所过者热肿，虚则寒栗不复。"以上描写的是手阳明经由于自身经气过盛过衰或逆乱阻塞造成的疾病。《灵枢·经筋》记载："其病当所过者支痛及转筋，肩不举，颈不可左右视。"手阳明经筋不利，会出现循行部位肩、颈、臂部的挛痛和活动受限，从经筋走行与肌肉分布的关系来看，手阳明经筋循行经过上肢和肩关节，可以说分散于大部分支配肩关节运动和上肢运动的肌群。合谷穴属于手阳明大肠经，是手阳明大肠经的原穴，五输穴通常为经络经气聚集之处，在此处操作能较好地疏通经气。经脉所过，主治所及，通过刺激手阳明经上的合谷穴，可以有效缓解肩臂瘀阻疼痛及关节活动障碍。

局部解剖进一步发现合谷穴下有手背静脉网，为头静脉的起部，腧穴近侧正当桡动脉从手背穿向手掌之处，且浅部有桡神经浅支的掌背侧神经，深部有正中神经的指掌侧固有神经。该穴涉及血管、神经较多，尤其血管网络较为复杂，故按压时对周围组织乃至上肢颈部均有改善循环、麻醉止痛的效果。

《针灸聚英》中记载"手阳明大肠脉所过为原，虚实皆拔之"，强调合谷穴具有良性的双向调节作用，在治疗手阳明经脉、经筋疾病过程中具有不可替代性。因此，在经脉所过之颈椎病、痉挛性斜颈、肩周炎等病的治疗上，捏按合谷常作为治疗的起始步骤。

列缺穴

[归属经脉] 手太阴肺经。

[位置] 在前臂桡侧缘，桡骨茎突上方，腕掌侧远端横纹上 1.5 寸，拇短伸肌腱与拇长展肌腱之间，拇长展肌腱沟的凹陷中。两手虎口自然平直交叉，一手食指按在另一手桡骨茎突上，指尖下凹陷中是穴。

[解剖] 皮肤→皮下组织→拇长展肌腱→肱桡肌腱→旋前方肌→桡骨。浅层布有头静脉、前臂外侧皮神经、桡神经浅支；深层布有桡动、静脉的分支；动脉后方下段有拇长屈肌和旋前方肌。

[功效] 通经疏络，活血行气。

[津沽释义]

列缺穴的应用广泛，如《席弘赋》中记载"列缺头痛及偏正"，《灵光赋》中也有"偏正头痛泻列缺"的记载。临床研究表明，列缺穴针感强烈，循经上冲力大，可直达头部，泻散力强，具有调节经脉、通畅气机之功。一般临床治疗颈项疾病除取风池、玉枕、天柱、百劳、肩外俞、肩井等局部腧穴外，还通常根据"头项寻列缺"原则，循经远取列缺。相关研究结果表明，刺激列缺穴对椎动脉血流动力学的改善有明显的即刻效应。

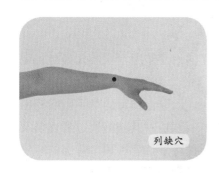

列缺穴

由于列缺穴位于前臂，归于肺经，通于脾经，络于大肠经，接于胃经，而手足太阴、手足阳明经贯通于上下肢。因此，列缺穴在治疗四肢经络筋骨关节的疼痛性病证中应用广泛，如明代张景岳在《景岳全书·类经·疾病类》中言"手臂痛，列缺主之"，明确指出列缺穴可以治疗上肢的疼痛。在治疗上肢疼痛性病证中，根据古籍文献记载也倾向于用列缺穴治疗肘、腕等关节处的疼痛。如宋代王执中于《针灸资生经》中的"腕劳""肘痛"两篇指出列缺穴专主肘部疼痛，亦云："列缺疗腕劳、臂肘痛""列缺主肘中痛"，说明了列缺穴在治疗上肢疼痛性病证时更倾向于治疗腕、肘等关节部位的病变。

关于列缺穴的定位取穴，历来众说纷纭，现在主要有两种学术观点：一是在腕横纹上1.5 寸，肱桡肌与拇长展肌腱之间；二是在肱桡肌肌腱与桡动脉之间的凹陷处。《灵枢·经脉》云："手太阴之别，名曰列缺。起于腕上分间……去腕寸半。"《针灸甲乙经》言："去腕上一寸五分。"目前一致认为列缺的定位在"桡骨茎突上方，腕横纹上 1.5 寸"。

由于列缺穴的解剖结构较特殊，皮下组织稀薄，临床针灸多采用平刺，不易操作，穴位的这些自身因素阻碍了"头项寻列缺"的临床运用。而津沽伤科推拿中的活络手法捏按列缺，可以通过捏按手法直接作用在列缺穴上，易于操作，作用深透，使患者得气感循序渐进并可持续一段时间。此外，由于上肢的治疗范围较小，局部组织浅薄耐受性差，故推拿手法更精准、速效。《黄帝内经》中记载："五脏之道，皆出于经隧，以行血气。血气不和，百病乃变化而生。"气血的调达与顺遂，是保障经脉充盈与经气流利的关键。捏按手法施用于列缺穴可起到疏通经络、活血行气的作用。

太渊穴

[归属经脉] 手太阴肺经。

[位置] 在腕部，桡骨茎突与舟状骨之间，拇长展肌腱尺侧凹陷中。腕掌侧远端横纹桡侧，桡动脉桡搏动处。

[解剖] 皮肤→皮下组织→桡侧腕屈肌和拇长展肌腱。浅层布有前臂外侧皮神经、桡神经浅支和桡动脉掌浅支；深层布有桡动、静脉等。

[功效] 理血通脉，宣肺平喘。

[津沽释义]

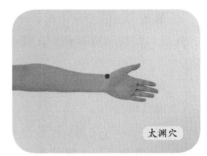

太渊穴

太渊穴，太者，大也，同大而有加甚之义，《说文解字》段注："后世凡言大，而以其义形容未尽则作太"，在此有旺盛的意思；渊，深也，意为此穴位局部深陷如渊，脉气旺盛。太渊为手太阴肺经之原穴，"原"意为"源"，乃生命之源之意，故原穴为本经脉气之源，"脉气所大会"，博大而深，所以称为太渊，此言穴之形态。

津沽伤科推拿注重对"气""血"的调理，太渊为肺经五输穴之输穴，输主体重节痛，配五行属土，而太渊穴又为上肢部气血运行的通道，所以手法施于太渊有助于调动气血以治疗上肢疾患。《灵枢·经筋》云："手太阳之筋，起于大指之上，循指上行，结于鱼后……其病：所过者支转筋痛……"此处所言"鱼后"即为太渊穴处，脉气流行于太渊，通则畅达无虞，滞则变生灾祸，临床中出现的腕关节及周围软组织疾患，如手腕无力、手腕痛、上肢内侧疼痛等，多责之于此。《医宗金鉴》认为其可疗"手腕无力疼痛"，《针灸甲乙经》中用以治"臂内廉痛"等，此外，《灵枢·经筋》亦有"手太阴经筋……下结胸里……抵季胁"之说。现代多认为太渊穴有治疗膈肌痉挛、肋间痛的功效。

太渊穴治疗病证广泛，还可以治疗肺系、心系、胃系病证。《备急千金要方》言："唾血振寒嗌干，太渊主之。"《玉龙赋》曰："咳嗽风痰，太渊、列缺宜刺。"太渊穴作为手太阴肺经之原穴，为肺脏原气经过和留止之处，肺经之气由浅入里，输注于机体深部，为肺金之母，故擅治肺系诸证，如咳嗽、气喘等，用拇指指腹用力点揉或用拇指指甲尖掐按太渊3分钟，直至穴位处有酸胀感，则能很快缓解咳喘症状。肺朝百脉，太渊为八脉交会穴之脉会，通行心之气血，故有通调血脉之功，临床多用于治疗心痛、心悸等心系疾患，以及经闭、痛经等气血失调之妇科疾病。太渊是肺经的母穴，在寅时开穴，为肺经中最先得气之穴，肺与心相通，太渊在为肺输送经气的同时，也在保证对心气的供应。因此，若太渊开穴之时不得休养，则会影响体内经气的输送，使心肺之气受损，气机不畅而出现气喘、胸闷、心悸等症。若用拇指指腹每天按揉太渊穴2～3分钟，可以通调心肺之气，增强气血运行的原动力，达到"治未病"的效果，从而预防心肺疾病的发生。此外，《灵枢·经脉》云："还循胃口……从肺系，横出腋下，下循臑内……"故太渊穴还能治疗腹胀、噫气、呕吐、呕血等胃肠系疾病以及咽喉肿痛、咽干等咽喉疾病。

曲池穴

[归属经脉] 手阳明大肠经。

[位置] 在肘区，尺泽穴与肱骨外上髁连线的中点处。当肘横纹外侧端与肱骨外上髁连线的中点，取穴时以手拱胸屈肘，肘横纹外凹陷处即是。

[解剖] 皮肤→皮下组织→桡侧腕长伸肌和桡侧腕短伸肌→肱桡肌。浅层布有头静脉的属支和前臂后皮神经；深层有桡神经和桡侧返动、静脉以及桡侧副动、静脉间的吻合支。

[功效] 活血行气，舒筋通络。

[津沽释义]

"曲池"一穴之名，首载于《灵枢·本输》："大肠上合手阳明，出于商阳……入于曲池，在肘外辅骨陷者中，屈臂而得之，为合"，有关曲池的归经、定位和其为手阳明经合穴的记载甚为明确。关于曲池穴定位取穴，"十一五"《针灸学》描述为"屈肘成直角，在肘横纹外侧端与肱骨外上髁连线中点"，而"十三五"《经络腧穴学》描述为"尺泽与肱骨外上髁连线的中点处"，二者大同小异。纵观古籍，关于曲池穴的定位大多相差无几，但取穴方法却不相统一，《马丹阳天星十二穴治杂病歌》指出取穴宜"拱手取，屈肘骨边求"，《针灸甲乙经》认为需"以手按胸取之"，《循经考穴编》广注："以手拱胸曲肘取，约纹尖尽是，下对少海穴"。故而临床应用时，应根据患者疾病情况，选择适宜的体位及合适的方法进行取穴。

曲池穴的应用广泛。《针灸甲乙经》曰："曲池也，土也……手阳明脉之所入也，为合。"该穴为手阳明大肠经的合穴，"合"，汇合、聚合也。阳明经为多气多血之经，阳气充沛，曲池作为合穴，其具有较强的活血行气、舒筋通络的作用，且大肠经经气在本穴处聚集，为调气疏经的要穴。大肠经属金，燥金克风木，本穴还可泻风气、疗风痹，《针灸大成》言此穴"主绕踝风，手臂红肿，肘中痛，偏风半身不遂，恶风邪气，泣出喜忘，风瘾疹，喉痹不能言，胸中烦满，臂膊疼痛，筋缓捉物不得，挽弓不开，屈伸难，风痹，肘细无力"。《百症赋》中有"半身不遂，阳陵远达于曲池"之说。《医宗金鉴》亦指出该穴主治中风、手挛筋急、瘰风疟疾、先寒后热等症。对风邪所致痹证、屈伸不利、经脉挛急等，津沽伤

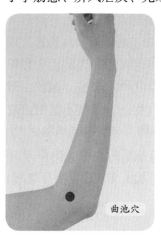

曲池穴

科推拿多施用局部拨按该穴的方法，以舒筋通络、行气活血。针对局部上肢或肘部的筋伤病，本穴尤其适用，如《治病十一证歌》言："肘膝疼时刺曲池，进针一寸是便宜，左病针右右针左，依此三分泻气奇。"《肘后歌》亦曰："腰背若患挛急风，曲池一寸五分攻。"故在临床上多用于上肢不遂、肘膝疼痛、手臂挛急、腰痛、中风偏瘫后遗症等，且常作为主穴应用。

在津沽推拿治疗伤科疾病中，气血的调达与顺遂，是保障经脉流利与充盈的关键。《医学真传·气血》有云："气主煦之，血主濡之"，气血可通过润养经筋以利关节。曲池穴因其阳气隆盛，故而通过手法作用于该穴可以活血行气、舒筋通

络。曲池穴常常与小海穴配合使用，用单手拇指与中指对捏曲池、小海穴，并配合肘关节的屈伸活动，以达到滑利关节、通络止痛、活血通脉的效果。

云门穴

[归属经脉] 手太阴肺经。

[位置] 在胸部，锁骨下窝凹陷中，肩胛骨喙突内缘，前正中线旁开6寸。仰卧或平举上臂取之。正坐位，用手叉腰，当锁骨外端下缘出现的三角形凹窝的中点处取穴。

[解剖] 皮肤→皮下组织→三角肌→锁胸筋膜→喙锁韧带。浅层有锁骨上神经中间支、第1肋间神经外侧皮支分布；深层有腋神经肌支和胸肩峰动脉分布。

[功效] 舒筋通络，清气活血。

[津沽释义]

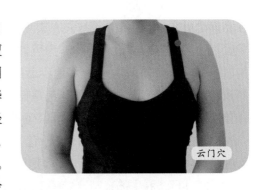

云门穴为手太阴肺经的第二经穴，是肺经自躯干至四肢的关隘，具有调节、布散的功能，擅治气不得外宣之郁，以通经行气之功居多，使阴滞之气畅达于阳。天之气为云，而肺为五脏华盖，居五脏之上，云门穴为肺经最高之所，肺经经气离胸而入臂内下行，所以必有窍以通于臂，云门有类似闸门的效果，可以讲云门即是气门。通常所说的"上焦如雾"，云气的规律就是遇冷下降、遇热升腾而散走，而经气在云门穴的高度上就可能存在"高处不胜寒"的状态，它需要释放、需要下降，在这个过程中肺部的经气自然就宣散了，因此云门穴穴性凉润，具备清肺热、除烦满、利关节作用，主治胸肺及肩臂疾患，如咳嗽气喘、胸中烦闷、胸胁彻背痛、肋间神经痛、支气管哮喘、肩臂疼痛不举以及喉痹、瘿气等。

云门穴深层有胸膜组织，不可向内侧、内后方深刺，以免刺破肺脏，造成气胸。《铜人腧穴针灸图经》有相关论述："刺深使人气逆，故不宜深刺"，而《针灸大成》则特别强调云门不可针刺："禁针，误刺生晕，以其升散太过也"。此穴偏于宣散及清泻，需要根据患者不同体质选择施用。云门穴作为针灸的禁忌穴位，更能体现津沽伤科推拿的应用优势，临证中我们常施以指按手法，多用于治疗上肢疾患，以舒筋通络、畅达气血，则病痛自愈。临床按压此穴时患者得气感与他处稍有不同，此穴具有即刻的得气感，而且得气感偏于寒或凉，以凉居多，即应用指按手法时多数患者感觉上肢有冷感。

指按云门穴时，以肢体或局部出现寒凉、酸胀、走窜感为度，受术者手掌随按压时长可能出现血流变化而导致肤色变深。云门穴对气血的循经灌注具有明显的作用，此穴配合周围筋结应用，对治疗上肢部疾患的效果颇佳，如肩周炎、胸廓出口综合征等。

风池穴

[归属经脉] 足少阳胆经。

[位置] 位于项部，当枕骨之下，与风府穴相平，斜方肌上部外缘与胸锁乳突肌上端

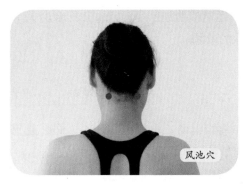

风池穴

后缘之间凹陷处。正坐，后头骨下两条大筋外缘陷窝中，与耳垂齐平处即是。

[解剖] 皮肤→皮下组织→斜方肌、枕大神经、枕小神经→头夹肌、头最长肌、颈夹肌→头后大小直肌、头后上下斜肌、椎动脉→枕骨。浅层布有枕小神经；深层有枕动、静脉分支。

[功效] 舒筋通络，祛风行血。

[津沽释义]

风池，最早出现于《灵枢·热病》，其言及"所谓五十九刺者……风池二，天柱二"，凡此五十九穴，多为表里阴阳、脏腑经络之热病所取之穴。风池穴为十二经脉中足少阳胆经之穴，手、足少阳胆经、阳维脉以及阳跷脉亦交会于风池穴。"风为阳邪，其性轻扬，头顶高巅之处，惟风可到"，本穴在头项后两侧胸锁乳突肌与斜方肌之间的凹陷处，其状如"池"，为风邪容易蓄积之所，亦为风邪容易侵入之处，是治疗风邪为患的重要穴位，所以其名称为风池。《黄帝内经·风论》认为"风者，百病之长也"，此处的"风"是因"风邪"而致病的病因，中医学认为项背部是风邪最容易侵入的部位，在人体头项及背部的腧穴有风池、风府、风门，这些都是风邪最容易侵犯之处，也是"治风"的重要穴位。

风池穴治疗的范围相当广泛，包括头部、躯干相关痛证如颈椎病、头痛、落枕、三叉神经痛、枕神经痛、肩关节周围炎及腰痛。足厥阴肝经亦行于头部，与督脉相交，又因"风气通于肝""肝主筋""肝藏血"，故风池穴与肝脏及其相关的气血、筋脉是密切相关的。瘀血亦可阻碍头项气血、筋脉运行，瘀血内阻，气滞不行，阴阳失和，正所谓"不通则痛，不荣则痛"，故可见眩晕、头痛之临床症状。施术于风池穴可疏经通络、行气活血，祛内外之风，以治疗风邪或瘀血侵袭机体经络而致经脉阻滞的头、项、背部痛证。

风池穴是津沽伤科推拿临床中治疗上肢功能障碍、疼痛不适等症的常用穴，由于风池穴下面有丰富的神经、血管分布，因此不同疾病的治疗手法是依据生理解剖特点以及医者各自的经验而施用，不同的刺激方向及刺激深度，根据各家经验会有所不同。津沽伤科推拿中的捏风池穴可以直接作用在风池穴位置，且没有局部出血、血肿以及损伤神经、血管之弊，更重要的是可以在临床施术中快速地达到气至病所的效果。《养生导引法》中有这样一段描述："人之后脑骨，一名风池，其窍最小而难开，欲开此窍，舌目闭顶门，全仗神炉栗火，接续冲赴，此关乃开，此关名玉枕，又曰铁壁也。"所以我们施术于风池穴时，往往要求患者闭目养神、牙关紧闭、舌顶上腭，操作时以稳定的频率，逐渐加力于风池穴，使风池穴打开，得气感弥漫整个颈项部，以达到祛风散瘀、活血止痛的目的。

附分穴

[归属经脉] 足太阳膀胱经。

[位置] 位于背部，当第2胸椎棘突下，旁开3寸。

[解剖] 皮肤→皮下组织→斜方肌→菱形肌→上后锯肌→竖脊肌。浅层有第2、第3胸神经后支外侧皮支及其伴行动、静脉分布；深层有副神经、肩胛背神经和第2、第3胸神

经后支的肌支以及肩胛背动脉分支分布。

［功效］舒筋活络，疏风散邪。

［津沽释义］

从附分穴命名来看，"附"指旁，"分"指离。此穴从大杼分出，故名附分。附分为足太阳膀胱经、手太阳小肠经之交会穴，为脏腑外输脊背的气血物质之所。

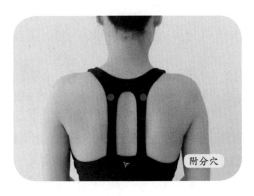

附分穴

附分穴具有舒筋活络、疏风散邪的功效，以治疗运动系统病证的论述最多，如肩背拘急、颈项强痛、冈上肌腱炎、颈椎病、颈部肌肉痉挛、肩背拘紧等，《铜人腧穴针灸图经》中有"肩背拘急，风冷客于腠，颈项强痛，不得回顾，风劳臂肘不仁"的详细论述。其次是治疗神经系统病证，如肩背神经痛、肋间神经痛、副神经麻痹、肘臂麻木不仁、肘臂麻木等，《备急千金要方》言"主背痛引头"。也用于治疗其他疾病，如肺炎、感冒等，《普济方·针灸》记载"穴附分治背膂寒栗、重衣不得温"。

在津沽伤科推拿中常采用旋推手法施术于附分穴，可用于缓解肩背拘紧、颈项强痛、肘臂麻木等。经络是沟通人体内外上下、联络脏腑组织和运行气血的一个循环体系，腧穴是位于经络上气血通行出入之处，津沽伤科推拿通过在背部施行按摩以及在腧穴上给以轻重不同的刺激手法，既能调节脏腑功能，又能调整经络气血的功能活动，舒筋活络，以保证人体内外环境、脏腑之间的相对统一性，从而在使人体增强抗病能力的同时，也有利于体内脏腑功能的恢复，推陈致新，达到治病的目的。对于伤科疾病中颈椎病、肩周炎、冈上肌腱炎等软组织损伤疾病，旋推附分穴，力量深透，面积适中，可有效松解深层菱形肌及髂肋肌，促进肌肉、肌腱等软组织修复。另外对于斜颈等疑难杂症亦采用此方法，使局部肌肉酸胀，进而调节远端颈部肌肉平衡，达到治疗目的。附分穴临床常与背部魄户穴、膏肓穴等同时应用，以治疗伤科疾病。

魄户穴

［归属经脉］足太阳膀胱经。

［位置］在背部，当第3胸椎棘突下，旁开3寸。

［解剖］皮肤→皮下组织→斜方肌→菱形肌→上后锯肌→竖脊肌。浅层有第3、4胸神经后支外侧皮支及其伴行动、静脉分布；深层有副神经、肩胛背神经和第3、4胸神经后支肌支以及肩胛背动脉分支分布，并有肩胛背神经、动脉经过。

［功效］疏散风热，舒筋活络。

［津沽释义］

从魄户穴命名来看，魄，肺之精也，气也；户，出入的门户也，故魄户为肺魄所居之处。《太平圣惠方》将其名作"魂户"，《备急千金要方》有"主肺塞、呼吸不得卧、咳逆上气，有镇咳平喘之效，因名魄户"的记载。

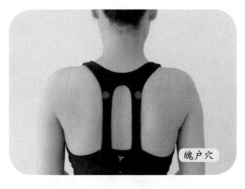

魄户穴

从魄户穴的作用来看，魄户穴有疏散风热、舒筋活络的功效。根据古籍记载，魄户穴可治疗颈项强、肩背痛、胸膜炎、呕吐等，《金针秘传》提出其"治背痛，咳逆上气，呕吐烦满，虚劳肺痿，五尸走疰，项强不得回顾"；《针灸甲乙经》中记载："项背痛引颈，魄户主之。呕吐烦满，魄户主之"；《针灸大成》又言"主背膊痛，虚劳肺痿，三尸走疰，项强急不得回顾，喘息咳逆，呕吐烦满"。由于外伤损伤经络，长期劳作慢性劳损及外邪滞留肌肉腠理，可引起颈背部气血运行不和或不畅，阻滞气血运行，而致瘀滞不通。太阳经循行于颈背，通过刺激太阳经上的魄户穴，可以起到治疗太阳经所致病证的作用。

津沽伤科推拿以旋推法施于魄户穴以激发经筋经气，舒筋通络，柔筋缓急，气行则血行，血脉得以濡养，瘀阻的筋脉得以疏通，达到调节异常肌张力、缓解疼痛、改善关节活动度、提高患者生活质量的目的。临床上用于治疗肋间神经痛、肩背上臂部疼痛或麻木时，常与背部膏肓穴、附分穴同时应用。此外，足太阳膀胱经夹脊背而行，魄户穴位于膀胱经上，故手法作用于此穴有助于加强脊背的稳定性。

膏肓穴

[归属经脉] 足太阳膀胱经。

[位置] 在背部，当第4胸椎棘突下，旁开3寸。

[解剖] 皮肤→皮下组织→斜方肌→菱形肌→竖脊肌。浅层布有第4、5胸神经后支的皮支和伴行的动、静脉；深层有肩胛背神经，肩胛背动、静脉，第4、5胸神经后支的肌支以及相应的肋间后动、静脉背侧支的分支和属支。

[功效] 助阳养筋，舒筋活络。

[津沽释义]

膏肓最早见于《左传·成公十年》。膏即膏脂；肓指肓膜，指人体心之下、膈之上的部位。寓指病位深隐难治，所以一般称病情危重的患者为"病入膏肓"。膏肓作为经穴名，即膏肓俞。膏肓俞行于背部的足太阳膀胱经第二侧线上，足太阳膀胱经循行路线经过头、目、腰、背等处，通过推拿按摩膏肓穴，可引导经气运行，达到调节脏腑功能的目的，《备急千金要方·杂病论》中言此穴"无所不治"，故又为助长正气之门。

大部分伤科软组织疾病的发病机制都是人体正气虚弱，风寒湿邪乘虚而入，由表及里，滞留不去，阻滞经络气血的通畅，导致不通则痛。"阳气者，精则养神，柔则养筋"，故伤科筋病以阳气不足为多，人体背为阳，足太阳膀胱经循行于背部，且足太阳经阳气充盛，另有《医学举要》云："背为阳明之府，阳明有亏，不能束筋骨而利关节，即肩垂背曲"，故刺激位于背部的足太阳经上的膏肓穴，可以调动人体阳气，从而起到温煦筋脉、抵抗外邪的作用。若按压此处，受术者感觉胸肋间酸胀痛传至手臂，中指有麻木感，即为中穴，所谓"筋骨空处，按之患者觉牵引胸肋中手指痛，即真穴也"。

唐代药王孙思邈曾在《千金方》中说，膏肓主治羸瘦虚损、五劳七伤及梦遗失精、上气咳逆、痰火发狂、健忘、胎前产后等，百病无所不疗。膏肓偏重补益气血，能治疗"诸虚而损"，擅长补火祛寒、扶正祛邪，《针灸大成》谓此穴可治"阳气亏弱，诸风固冷"，凡是由于风寒湿所致痹证，无论颈背部或是四肢关节痛，推揉点按或艾灸此穴皆可激发经气、温通经络、散风除湿、扶正祛邪，临床用于治疗伤科疾病时有治本之效。

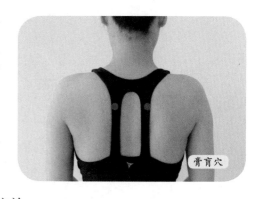
膏肓穴

津沽伤科推拿常用旋推膏肓穴治疗颈椎病、肩酸痛、落枕以及上肢疾病。膏肓穴正位于背部肩胛间区，为斜方肌、菱形肌、竖脊肌颈段肌肉附着处，还有胸4、5神经分支，为上肢疾患的常见患病部位。查体时发现，颈椎病患者常有膏肓穴处的明显压痛及条索状结节，推按此穴位，患者局部酸、胀、热感明显，且会放射到整个颈椎及背部，舒筋通络作用显著。《备急千金要方》记载："夫昔秦缓不救晋侯之疾，以其在膏之下、肓之上，针药所不能及者，此穴是也。"因此可知，膏肓穴为针药所达不到的位置，另外此穴位深部是肺，深刺激易引起外伤性气胸，故为针刺慎用穴位，津沽伤科推拿"以指代针"，在治疗疾病的同时还可有效避免不良事件的发生。

此外，本穴临床常用灸法，久病体虚者常灸此穴有强壮功效。《医宗金鉴》指出："膏肓一穴灸劳伤，百损诸虚无不良，此穴禁针惟宜艾，千金百壮效非常。"《灸法秘传·劳伤》亦云："凡有一切虚损劳瘵，及至形神大惫，惟灸膏肓穴，可冀挽回，否则无救矣。"所以说膏肓穴有扶正固本、调和周身气血的功能，为补虚要穴。

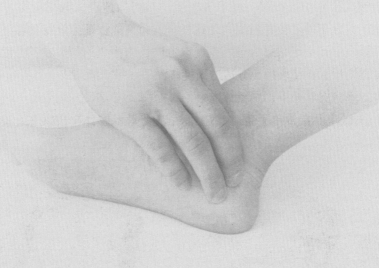

第四章

津沽伤科推拿的
手法荟萃

第一节　活络类手法

在时相性辨证分期手法适时应用中，瘀血阻滞期的主要手法操作即为活络类手法。其主要着力部位是经筋循行区域或经筋相交的筋结及常规穴位，操作以有疏通气血、疏活筋络功效的"松筋"手法为主，称为活络类手法，主要包括筋穴捏按法、经筋推揉法。

筋穴捏按法

以单手拇指在选定筋结部位或穴位处按压，余四指辅助用力；或以单手拇指与食指、中指在对称性筋结及穴位处相对用力捏按，并持续一定时间，之后逐渐放松，称为筋穴捏按法。

［操作］

根据受术者具体情况，取坐位或卧位，施术者位于受术者身体一侧。施术者一手拇指伸直，拇指螺纹面着力于治疗部位上，其余四指屈曲或张开置于治疗部位一侧以借力辅助，然后拇指逐渐用力徐徐向下压；或以拇指与食指、中指置于相对应的治疗部位，向掌心方向相对用力捏按。持续一定时间后，受术者局部产生酸、麻、沉、胀和走窜等感觉，后渐渐放松，再依次循经筋经脉按压其他部位。

［动作要领］

筋结或穴位定位需准确。施术者在操作时拇指伸直，拇指指腹与食指或与中指、食指叠加置于治疗部位两侧相对用力，这样既省力又能保证力度持久稳定。接触部位施力方向并非垂直皮肤，而是根据病证所需选取方向，用力要均匀柔和，力度由轻到重然后再到轻，力量逐渐增加，使刺激充分透达到机体深部。每个筋结或穴位操作时间为 1 ～ 2 分钟，按而留之，不宜突然松手，忌粗暴施力。

本手法临床上常常单手操作，施术后以受术者肢体出现酸胀、麻木、寒热感最佳，

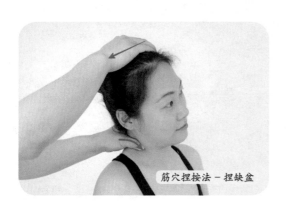

筋穴捏按法－捏缺盆

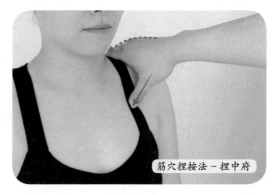

筋穴捏按法－捏中府

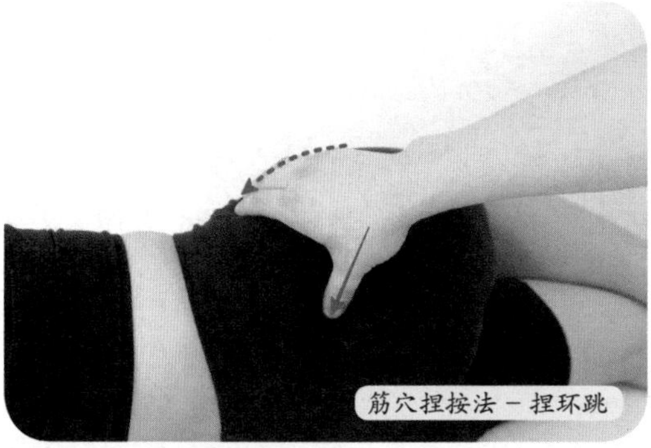
筋穴捏按法 - 捏环跳

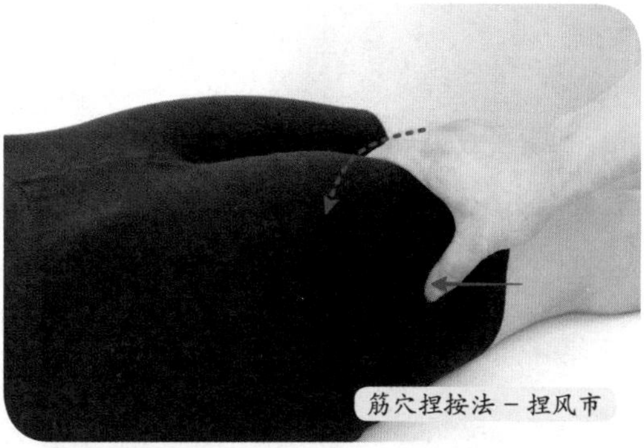
筋穴捏按法 - 捏风市

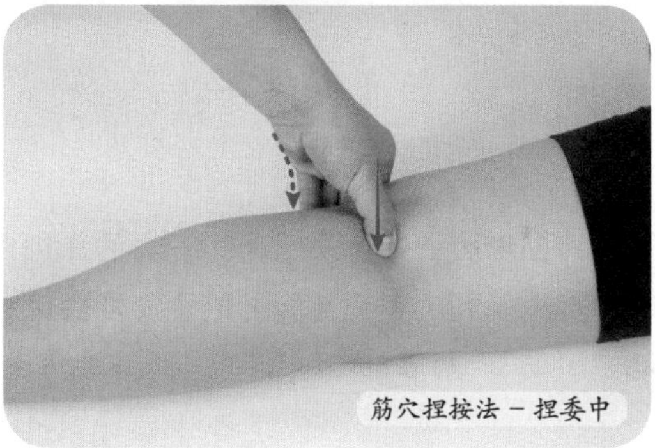
筋穴捏按法 - 捏委中

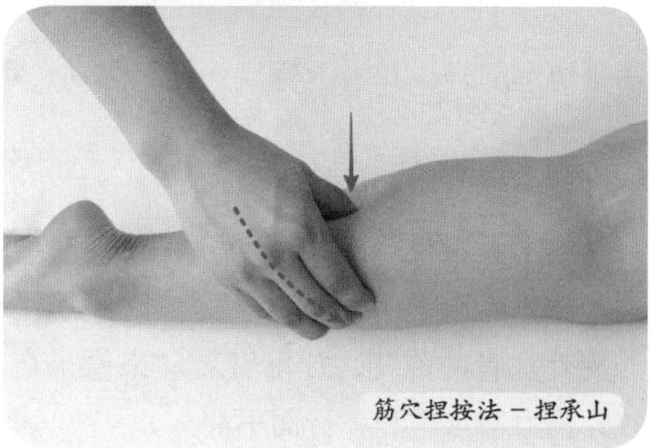
筋穴捏按法 - 捏承山

亦可见肢体远端皮肤出现红、白变化，这是手法操作得气的表现。《灵枢·九针十二原》中曾这样描述："刺之要，气至而有效"，推拿手法亦如此，得气感愈强则疗效愈好，并且得气感也是预后良好的表现。某些特定筋结或穴位操作时要配合关节活动或特殊体位，以达更好疗效。另外施术者应该注意不要用指甲与受术者皮肤接触，及时修剪指甲、保留合适长度，以免损伤皮肤。

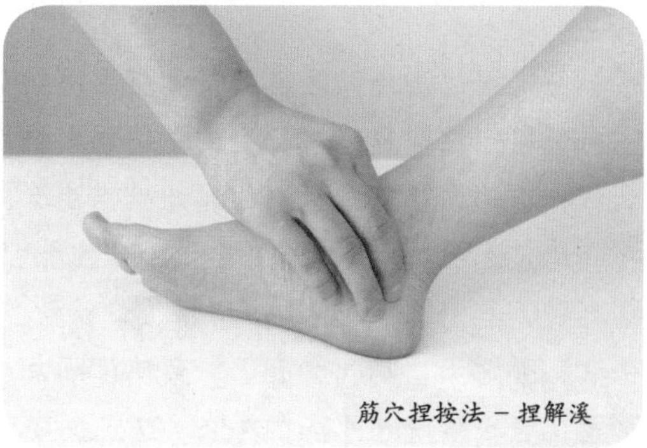
筋穴捏按法 - 捏解溪

经筋推擦法

以单手拇指垂直经筋方向做来回推按并沿经筋循行移动操作，或按压手指相对固定在经筋位置，以被接触的肢体反复被动内旋、外旋为始发动力的操作手法，称为经筋推擦法。

［操作］

受术者取坐位，以右侧上肢为例，施术者位于其患侧斜前方。施术者一手握住受术者患侧手腕部，用另一手大拇指指腹，沿着上肢经筋循行经腕部、前臂、肘部、上臂至肩部，以垂直于经筋方向进行连续着力推按 5 ～ 6 次。或受术者取坐位，施术者一手持患肢腕部，反复内旋、外旋受术者前臂，另一手拇指指腹施力按压，反向用力前臂旋转方向，

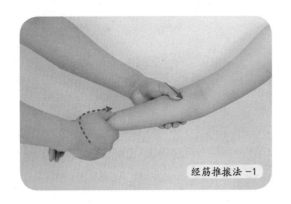

经筋推揉法 -1

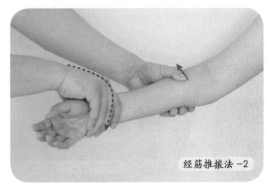

经筋推揉法 -2

两手协调配合，并沿上臂经筋循行移动。手法宜轻柔流畅。

〔动作要领〕

施术者在操作时拇指伸直，其余四指环抱前臂辅助用力，达到稳定拇指发力的作用，利用施术者腕关节的摆动，完成对经筋循行区域的推按。同时，握持腕部的手反复内旋、外旋受术者的前臂，让前臂看起来像是在不停地"滚动"。两手动作一推一揉，要协调一致，用力均匀柔和、行而不滞。

活络类手法特色

筋穴捏按法是津沽伤科推拿应用次数最多、使用范围最广的手法。顾名思义，本手法主要选取部位即是经筋相交的筋结或穴位所在，整体上具有活络舒筋、宣通气血、麻醉止痛的作用，为松筋易骨法的起始操作步骤，又是"松筋"的核心手法。对于伤科疾病的治疗，清·吴谦所著的《医宗金鉴》中主张："按其经络，以通郁闭之气，摩其壅聚，以散瘀结之肿，其患可愈"。津沽伤科推拿治疗伤科疾病也是如此，气血通畅方可施以理筋整复手法，否则加重其气血瘀闭，致使疼痛加剧，这也可以印证推拿手法多以轻柔开始，逐渐加重，筋松络通方可整骨复位，筋穴捏按正是起到这样的作用。

经筋推揉法是津沽伤科推拿活络类手法中常用手法之一，主要是对经筋循行的某一段进行操作，针对性强。此手法将"推"与"揉"相结合，彰显了津沽伤科推拿的治疗理念："推"能够有效疏通经筋气血，快速解决肌紧张；"揉"是被动活动，能够小幅度活动筋肉关节。一"推"一"揉"，既能宣通气血，又可舒筋活络，为进一步"松筋易骨"奠定基础。

"大道至简"，临床行之有效的手法往往在平凡中孕育着神奇，本类手法没有纷繁复杂的操作要求，但结合了经筋、筋结、穴位的应用和施术者功力的深厚，效果使人惊叹。好像一个优秀的厨师往往不是因为山珍海味出名，而是在青菜豆腐的家常菜中方显本领。根据经筋循行顺序，筋穴捏按法多从肢体远端开始疏通气血，而并未从病证处直接入手，为后面的舒筋、理筋、整复操作打下基础。

第二节　舒筋类手法

经络瘀阻期是伤科疾病的中间阶段。此时的手法适时应用以舒筋类手法为主。其操作主要着力于四肢关节周围重要经筋筋结，以动态操作配合捏按为主，并适当活动关节，以达到舒筋解痉、升阳行气的"松筋"目的，称为舒筋类手法。主要包括舒踝筋、舒膝筋、舒髋筋、舒腕筋、舒肘筋、舒肩筋。

舒踝筋

以拇指与食指在踝关节周围筋结或穴位处相对用力捏按，并持续一定时间，逐渐放松，然后顺势拔伸、背伸、跖屈、摆动踝关节，使其周围经筋得到拉伸、松解，称为舒踝筋。

[操作]

施术者以拇指分别置于受术者踝关节周围的解溪结、太溪结、照海结处，用力进行筋穴捏按后，以一手托其足跟部，拇指指向受术者头侧，另一手紧握受术者足掌及足趾，沿下肢方向牵引，后使足外翻，扩大踝关节内侧间隙，以托其足跟部的手食指压入其间隙内。继而仍在牵引下内翻足部，扩大踝关节外侧间隙，以托其足跟部的手拇指压入关节外间隙内，使拇指食指夹持踝关节两侧间隙，另一手在牵引下将足部左右摇摆，内翻与外翻2～4次。

最后，施术者以一手握其踝部，掌心贴于足背侧，拇指在足外侧，拇指与食指置于两侧踝关节间隙用力向足跟方向挤按，后向足趾方向提拉，再用拇指沿跖骨方向向足趾推按数次，再以另一手将踝关节背伸跖屈2～4次。

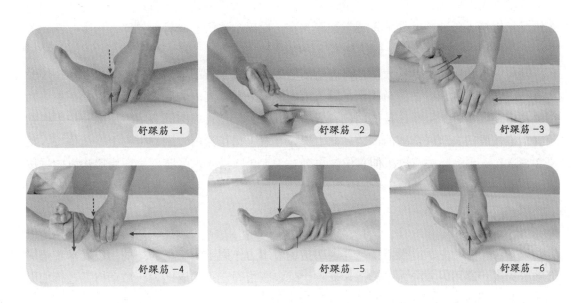

舒踝筋 -1　　舒踝筋 -2　　舒踝筋 -3
舒踝筋 -4　　舒踝筋 -5　　舒踝筋 -6

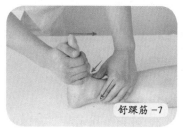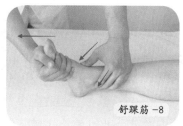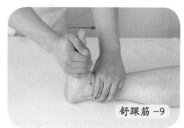

舒踝筋 -7　　　　　　　　舒踝筋 -8　　　　　　　　舒踝筋 -9

〔动作要领〕

施术者操作时一手拇指指腹与食指相对用力作用于筋结处，另一手拉伸足背部，当手下感到踝关节处有凹陷时进行捏按。根据病证所需选取方向，用力要均匀柔和，力度轻重适当，逐渐增加，使外力充分透达到关节间隙内。

进行左右摇摆踝关节时，受术者此时不应感到拉伸经筋所引起的疼痛，如果出现踝关节疼痛加重说明手法力度过大。在进行背伸、跖屈踝关节时，以适宜为度，做到充分牵拉，频率宜慢不宜快，手法不宜过重。

舒膝筋

以拇指与其余四指在下肢膝关节周围筋结处相对用力捏按一定时间，逐渐放松，之后顺势拿捏小腿至踝关节，最后进行拔伸膝关节，使其周围经筋得到拉伸、放松，并加大膝关节间隙的手法称为舒膝筋。

〔操作〕

受术者取仰卧位，以右膝为例。施术者位于其右侧，用左手掌自然放于受术者髌骨上，拇指指向足部方向。

施术者先以拇指指腹放于足三里结处，其余四指放于胫骨内上方以对抗用力，以强力按压足三里结1分钟，以受术者感觉酸胀为宜。后以拿法沿着胫骨两侧向下捏拿，至踝关节为止，反复操作2～4次。同法施术于对侧。

继而施术者面向受术者头部，将其右下肢踝部夹持于右腋下。施术者右手手掌托住受术者右小腿的后侧，右手拇指放于其膝关节内侧的下端相当内侧副韧带下附着部。左手拇指及食指捏住髌骨上端联合腱的两侧，先伸直其膝关节，再屈曲膝关节，屈曲时左手拇指及食指推按股四头肌联合腱前部，并向上提拉。右手拇指沿内侧副韧带向上挤压推按，反复2～3次，再将膝关节放于伸直位。再以右手大鱼际沿受术者膝内侧向腹股沟方向推按2～4次。

〔动作要领〕

施术者操作时左手拇指指腹与其余四指相对用力作用于足三里筋结处，以受术者感局部酸胀为度。其用力方法为以拇指为支点，其余四指固定不动以助力，微动拇指进行加力

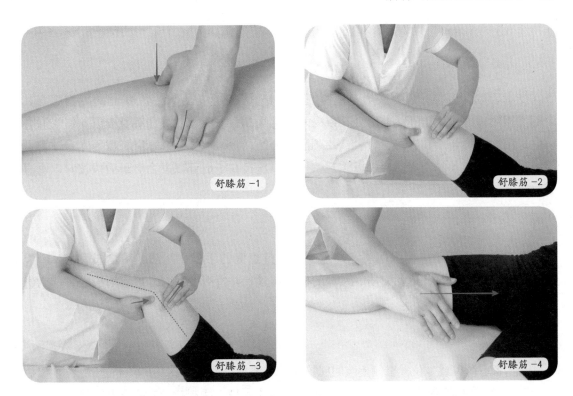

按压，用力较重，逐渐增加，刺激深透，操作时间为 0.5～1 分钟。然后进行拿捏小腿前部至足踝部，反复 2～4 次，频率适中，手法不宜过重。最后进行膝关节拉伸，切不可暴力牵拉，以免伤及膝关节囊内韧带。一手以大鱼际推按膝内侧时，另一手于对侧固定辅助用力，保证用力方向及力量稳定均匀。

舒髋筋

以单手或双手拇指叠加置于患侧环跳结处并用力按压，其余四指重叠放置髂前上棘辅助用力，并持续一定时间，之后逐渐放松，再拨按环跳结数次，如力量不足者，可以肘关节按压环跳结代替，称为舒髋筋。

〔操作〕

受术者取健侧卧位。施术者位于其背侧，用一手四指放于受术者髂前上棘平面上部，然后将拇指置于大粗隆尖端上部的环跳结，并用力按压，也可双手拇指叠加操作；或施术者以一侧肘关节尺骨鹰嘴尖端置于环跳结处，以另一手虎口环握于肘关节以稳定用力。按

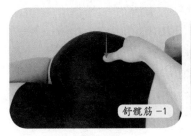

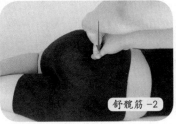

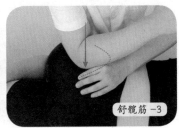

压持续 0.5 ～ 1 分钟，以受术者有沿坐骨神经走向的窜麻感为宜，后拨按环跳结 3 ～ 5 次。

［动作要领］

受术者取侧卧位，患侧在上且屈髋屈膝，健侧可伸直。施术者操作时拇指指腹与其余四指相对用力作用于环跳筋结处，以受术者感局部酸胀为度。按压垂直皮肤向耻骨联合方向，用力要均匀柔和，力量较大，使刺激充分透达深层筋肉。肘压时根据受术者体位调整，另一手可扶于同侧髂前上棘以固定，也可以虎口扶于肘部以助力。最后拨按时以垂直梨状肌方向操作为宜，次数不宜过多。

舒腕筋

以双手分别置于患侧腕部一定部位，并握持患侧的手指、腕部，使腕部固定，牵曳患侧手腕同时使腕关节达到屈曲、尺偏的极限位置，并持续数次，之后逐渐放松，称为舒腕筋。

［操作］

受术者取卧位或坐位，患侧上肢屈肘抬高，腕部与心脏同水平，施术者位于患侧（以右侧为例），嘱受术者手掌朝上，手部自然放松。施术者以右手拇指与食指张开，夹于受术者掌指关节位置并拿住受术者尺侧四指，施术者其他三指顺势握住受术者拇指及大鱼际处，并将受术者拇指穿过并被夹持于施术者食中二指之间。同时，施术者以左手拇指置于桡骨茎突下凹陷处，中指放于尺骨茎突下凹陷处，相对用力，捏按受术者阳溪结、阳谷结。

继而施术者先沿前臂方向牵引手腕，将腕向尺侧偏屈，施术者左手中指需抵住尺侧腕关节间隙，使腕向尺侧偏屈至最大限度。然后施术者再以左手拇指抵住其桡侧腕关节间隙，向桡侧偏其手腕，左右摇摆腕关节 2 ～ 4 次，偏屈时施术者拇及中指要捏住腕关节两侧。后施术者左手拇指与中指继续捏住阳溪结、阳谷结，将患腕掌屈背伸 2 ～ 4 次至最大限度。

最后将受术者前臂置于旋前位，掌心向下。施术者正对，两手对掌握持受术者右腕部，右手在桡侧，左手在尺侧，两拇指固定置于腕关节的背侧，以双手拇指指端向下按压，按入腕关节背侧间隙内。随即将受术者手腕背伸至最大限度，再屈曲并左右偏屈其腕关节 2 ～ 4 次。

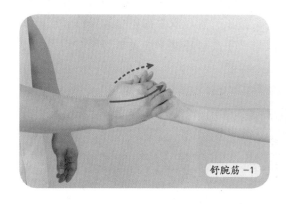

舒腕筋 -1

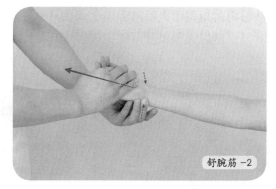

舒腕筋 -2

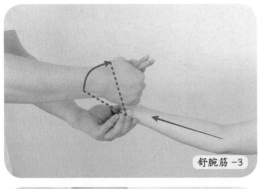
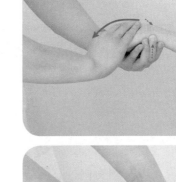

舒腕筋 -3

舒腕筋 -4

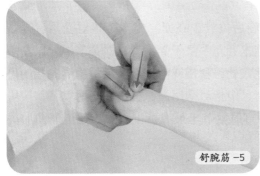
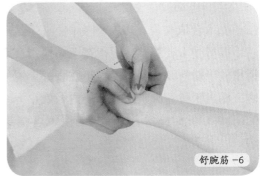

舒腕筋 -5

舒腕筋 -6

〔动作要领〕

舒腕筋需医患双方配合，受术者自然放松，切忌紧张影响施术者发力。施术者操作时动作沉稳，右手抓握自然而有力，利用手部天然体表标志增强抓握的牢固性，拇指与中指相对用力，这样既省力又能保证力度稳定。牵引时需谨慎，缓慢牵曳，根据病证所需选取方向，应避免过度牵拉，必要时与受术者交流感受，避免医源性损伤。保持牵引力度均衡，角度拿捏到位，牵拉时应在每个动作到达极限位时停留片刻，掌握利用机体软组织的黏弹性，使牵引力道充分传导至所刺激的经筋部位，使刺激充分到达机体远端。每个极限位置停留时间不超过 10 秒钟。不宜突然转向，忌粗暴施力。

本手法临床上常常双手操作，其中右手发力以发挥牵引作用，左手起到固定或支撑作用。在操作后受术者腕部无任何不适，而麻木感、烧灼感等感觉应相应减轻，可见腕关节灵活度增加，这是手法牵引取效的表现。《素问·五脏生成论》言及肢体关节在运动系统中的地位道："诸筋者，皆属于节。"推拿手法亦要重视对关节的稳固，因此舒筋手法在操作时切忌使用蛮劲，勿要损伤关节。另外施术者应该注意不要用指甲与受术者皮肤接触，及时修剪指甲、保留合适长度，以免损伤皮肤。

舒肘筋

以双手分别握持患侧的腕部、肘部，以肘部握持固定，牵曳患侧前臂同时使肘关节完成屈、伸的生理活动，使肘关节自然舒展，称为舒肘筋。

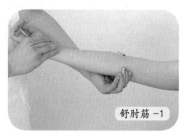
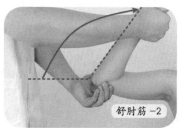
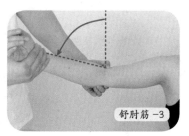

舒肘筋 -1　　舒肘筋 -2　　舒肘筋 -3

〔操作〕

受术者取坐位，以右侧为例，右侧腕关节旋后位放于桌面。施术者正对受术者，以右手握持受术者腕部，四指在上，拇指在下。施术者左手垫于受术者右肘关节下，以左手拇指放于肘横纹桡侧，相当于肱骨外上髁处曲池穴处，食指或中指放于尺骨鹰嘴尖端的尺侧，相当于肱三头肌抵止部的内缘处小海结。拇、中指对掌用力抓握以固定肘关节，按压0.5分钟。此时施术者右手握持受术者腕部且伸直肘关节至最大范围，然后逐渐屈曲肘关节。以上手法反复操作2～4次。

〔动作要领〕

本手法临床上常常双手操作，其中右手发力以发挥牵引作用，左手起到固定或支撑作用。在操作后受术者肘部须无疼痛僵硬感，肘关节活动度增加，预后良好。

舒肘筋手法由于动作发力时以对抗牵引为主，动作需要沉稳、稳固，尤其以关节部位筋结须拿捏得当，不宜产生位移或相对滑动。操作时注意施术者鲁莽行事容易引起受术者不适，疼痛会带来关节僵硬与依从性降低的不良反应，应时刻注意受术者表情及反应。舒筋手法需医患双方配合，受术者精神放松，施术者应对其言明操作带来的影响与不良感受，切忌医患双方紧张影响操作。

舒肩筋

以双手握持患侧的手腕，使其上肢上举，双手共同出力，向上牵伸上臂，带动肩关节活动。继以拇指放于患肢腋窝极泉结处按压，患侧上臂放松，握持腕部固定牵曳，之后逐渐放松，称为舒肩筋。

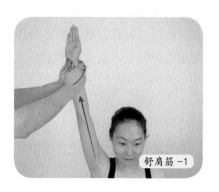

舒肩筋 -1

〔操作〕

以右侧为例，受术者取坐位，上肢上举，掌心朝前。施术者站立于受术者患侧，正对其肩部。施术者双手持其手腕，双手拇指位于腕内横纹处，其余四指搭于手背，顺势将受术者患肢高举，向上牵引。然后施术者左手继续持患腕背侧，外展上举，并向上牵引，再以右手拇指放于极泉结处，逐渐用力按压，余四指置于肩部助力，待受术者感觉拇、食、中指完全麻木后置患肢于旋后位，掌心向下，徐徐下落至60°外展位，继续按压0.5～1分钟，逐渐放松拇指，受术者感觉热流通过上肢，或伴随有舒畅麻木无力感。最后施术者以拇指在极泉结按揉数次，并使受术者上肢归于自然体位。

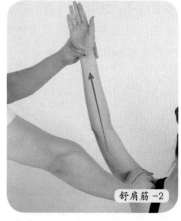

舒肩筋 -2

[动作要领]

舒肩筋操作强调施术者手法的功力，具有一定功力的拇指能够持久发力，并将手法力度渗透至筋结深部。在保证筋结定位准确的前提下，施术者左手提携受术者上臂，右手拇指指腹发力，操作时拇指伸直作用于极泉穴。此时受术者肩关节因受牵拉而相对固定，再借以上半身重力，这样既省力又能保证力度稳定。此法能够使力道渗透持久，也是该手法得气的关键。筋结操作时间为0.5～1分钟，按而留之，不宜突然松手，忌粗暴施力。

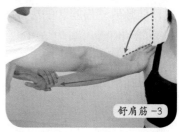

舒肩筋 -3

受术者肢体出现酸胀、麻木感、寒热感最佳，可见肢体远端皮肤出现红、白变化，这是手法操作得气的表现，得气感愈强则疗效愈好，并且得气感也是预后良好的表现。

舒筋类手法特色

舒筋类手法多用于治疗踝关节扭伤、腰椎间盘突出症、膝骨性关节炎、梨状肌综合征、腰椎关节紊乱及各类伤科常见病。本类手法除屈伸活动关节外还要配合经筋相交的筋结及穴位捏按，进一步增加舒筋活血、通络止痛的功效，操作顺序也多从经筋起始远端开始，为治疗伤科疾病经络瘀阻期的关键操作步骤。

津沽伤科推拿治疗伤科疾病强调"筋出槽、骨错缝"的复位，而筋松肉软方可施以理筋整复的手法，否则易造成医源性损伤，事倍功半。而舒筋类手法多以轻柔开始，伴随肢体关节活动，不仅使关节间隙加大，也使依附于关节的筋肉韧带得以恢复，在功能上发挥其应有的作用，利于下一步的手法操作，为理筋、整复操作打下基础。

下肢关节往往是人体的承重关节，其含义多为稳定下盘、增强关节稳定性。在下肢关节的舒筋操作中，无论是改变下肢各关节肌肉力量还是增强韧带张力，都是为了增强关节稳定性和改善活动度。舒筋选取部位与发病本身的特定肌肉或神经密切相关，如坐骨神经向下走行处、股四头肌处、踝关节间隙等，对于引起疼痛症状的以上各部位皆可通过放松筋肉，缓解神经卡压症状，改善局部供血，达到松筋止痛的目的。

而上肢关节的活动范围较为广泛，因此在设计该类舒筋手法时兼顾了腕、肘、肩关节的屈伸外展以及侧偏等活动范围。同时，该类手法讲究医患双方配合默契，施术者自身双手配合用劲，起到杠杆作用力效果，操作时运动范围也需要严格把控，需结合解剖学关节运动范围，既要使筋脉舒展，又不能使用蛮力、暴力，造成医源性损伤。上肢关节复合关节多，活动范围较为固定，关节囊前后薄而松弛、两侧紧张，加固关节的韧带以侧副韧带为主，因此关节活动以屈伸外展旋前旋后方向为主，并且从肢体远端过渡到肢体中部，由远而近舒展经筋、疏通经脉。

第三节　理筋类手法

理筋类手法应用于疾病治疗的中后期，以筋脉挛急期的伤科疾病为适时应用对象。其施治范围较广，受力面积大，刺激强度高，依靠复合手法施力于经筋循行或相交部位，是梳理筋脉的"松筋"手法升级并介于筋归槽的整复手法之间。

经筋拨法

以拇指或肘尖着力于经筋、筋结或筋肉部位，垂直循行方向的按且拨动的手法，称为经筋拨法。

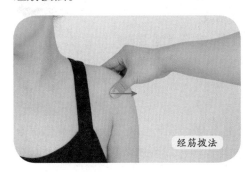

经筋拨法

〔操作〕

施术者用拇指指端着力于经筋或筋结施治部位，适当用力下压至一定深度，待受术者有酸胀感时，再做与经筋循行方向（或肌腱、韧带）呈垂直方向的单向或来回拨动；或施术者用肘尖着力于筋肉丰厚部位，重复以上操作。

〔动作要领〕

操作时，要定位准确，垂直经筋拨动，沿经筋循行方向移动，同时根据指下感觉施力，或久或暂，或缓或急，或轻或重，力量由轻到重，以受术者耐受为度。行肘尖拨法时可以用另一手五指环绕肘间辅助用力，以稳定肘部相对位置，避免滑动。

经筋推按法

本法分为小旋推按法和大旋推按法两种。

一、小旋推按法

以双侧拇指按压吸定在筋结或穴位上，其余四指呈扇形分开辅助用力在部位旁，两拇指相向用力往内侧对挤，顺势向下滑动，再向外向上呈外弧形展开，多于背部对称位置操作，称为小旋推按法。

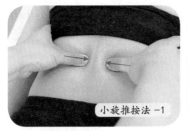
小旋推按法 -1

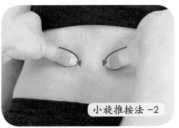
小旋推按法 -2

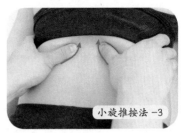
小旋推按法 -3

〔操作〕

以腰背部操作为例。施术者两手拇指分别置于受术者两侧骶棘肌外缘，即两侧背俞穴位置，拇指与经脉走行呈垂直方位，其他四指环抱两侧髂骨。两拇指同时向中心横行挤压推按，待拇指分别推到骶棘肌肌腹中部，两拇指向内向下用力挤压，然后再用力向上推挤，此时用力最大。吸定一定时间，后将拇指向外向上旋转，逐渐放松压力，最后两拇指在原处轻轻按揉，操作 3～5 次。

〔动作要领〕

施术者操作时拇指指腹与其余四指相对用力，作用于颈、腰部某些穴位或经筋循行区域，其用力方法是以拇指为支点，其余四指固定不动，微动拇指进行加力按压、滑动、旋转，使刺激充分透达到局部筋肉深处，吸定时间约为 0.5 分钟。需要注意的是本手法在向上滑动时用力最大，此时易伤及拇指远端掌指关节，因此要求施术者发力均匀，使力量深透到软组织，以达到减少皮下组织损伤、增加解痉镇痛疗效的目的。

二、大旋推按法

以单手掌根着力置于受术部位，另一手掌辅助支撑配合用力，做垂直按压与水平旋环推揉的复合运动，在足太阳经筋腰背部循行区域自上向下顺序按压，并重复此动作达一定次数，称为大旋推按法。

〔操作〕

受术者取俯卧位，施术者站于其一侧。施术者手掌掌根置于受术部位，沿受术者一侧足太阳经筋循行区域（即一侧背伸肌），自上而下旋转按揉，并沿经筋走行部位做螺旋形轨迹移动，至骶髂关节上缘为止。按揉力度以受术者产生酸胀感为度，反复 2～5 次。同法施行于对侧。

〔动作要领〕

根据治疗需要，大旋推按法一般施术者采取站立位。站立位置与施术部位尽量靠近，以提供

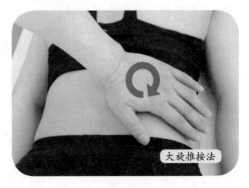
大旋推按法

足够量的向下作用力，同时还需要与身体保持一定距离，从而有利于灵活发挥此法水平方向的旋转力量。行大旋推按法时，一般肘关节略弯曲，腕关节背屈，掌根置于受术部位。上肢协同身体同时发力，力量经肩、肘、腕、掌传导至受术部位，施术时下压的力量保持一定水平。

　　施术者单手施法时，另一手可顺势置于受术者背部，以便支撑调节整体发力。此法在操作时需要以施力手紧贴体表，带动着力部位皮下组织，不可在受术表皮产生摩擦。此法为复合动作，环转按揉频率不宜过快，自上向下推运亦不宜过快，以免手法变形。接触部位着力垂直皮肤，每侧经筋反复 2～5 次，不宜突然松手，忌粗暴施力。

经筋旋卷法

　　以掌根着力于施术部位或经筋循行区域，推动皮肤耸起同时抓握，以腕关节的屈伸带动皮肤及皮下组织卷起的手法，称为经筋旋卷法。

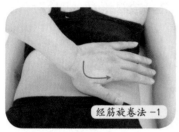
经筋旋卷法 -1

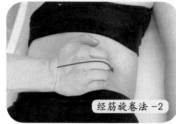
经筋旋卷法 -2

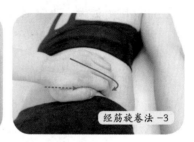
经筋旋卷法 -3

〔操作〕

　　受术者取俯卧位。施术者立于患侧，将双手掌根置于受术者背侧的足太阳经筋循行区域脊柱一侧，双手掌根吸定着力点，向脊柱方向平推至皮肤向中线耸起，其余四指屈曲，然后掌根和其余四指相对用力，将耸起的皮肤连同皮下肌肉一并提拿抓起，随着施术者腕关节的屈伸向对侧轻轻地卷起推按，依经筋走行顺延操作至下腰骶部，操作 1 次。同法施术于对侧。

〔动作要领〕

　　旋卷过程中，掌根与皮肤接触部位不能发生摩擦，吸定操作位置多位于腰背筋肉丰厚处，且经筋多随上提而在掌心内。旋卷的过程是依靠腕部的屈伸来完成的，屈腕时产生皮肤的上提动作，而非直接拉提。

理筋类手法特色

　　津沽伤科推拿强调"松筋易骨"的顺序性，先"松筋"后"易骨"，既能有效避免生拉硬扳等手法引起的医源性损伤，又能使得受术者充分放松，使用整复手法时"不知其苦"。故理筋类手法的承上启下作用尤其重要。

　　经筋拨法刺激强度大，按压沉实，拨动有力，实而不浮，操作部位多为丰厚筋肉或筋结，具有解痉止痛、开结通经、通调气血的功效。主要应用于由气血运行不畅、经脉痹阻所致的落枕、漏肩风、坐骨神经痛、腰背痛等痉挛性疼痛疾患。《灵枢·经筋》中提到："经筋之病，寒则反折筋急"，说明了筋急与外寒有关，寒则气血凝滞不通而筋急。

小旋推按法是用于治疗颈肩、腰腿痛的常用手法，它是按揉法和拨法的复合手法。本手法主要选取部位在颈肩部足太阳经脉侧线靠近颈肩循行区域的腧穴，如附分、魄户、膏肓等穴位；在腰部多取膀胱经第一侧线靠近腰骶循行区域的腧穴，如大肠俞、气海俞、关元俞等，整体上具有活络理筋、宣通气血的作用。治疗伤科疾病应在气血通畅条件下，施以理筋整复手法，筋正络通方可整骨复位。通过前面的活络舒筋以改善气血运行，再通过小旋推按理正局部筋结，使筋回本位，发挥其束机关作用，筋顺后方可整复关节。

大旋推按法是津沽伤科推拿中理筋类手法之一，应用较为广泛，适用于腰腿痛病证。顾名思义，本手法主要为复合手法，包含了按、揉、推、运等基础手法，选取部位即是足太阳腰背部经筋所在，整体上具有舒筋解痉、调和营卫的作用。南北朝时期的《太清道林摄生论》主张："小有不好，即须按摩按捺，令百节通利，泄其邪气也。凡人无问有事无事，恒须日别一度遭人蹋脊背，及四肢头项，若令熟蹋，即风气时行不能着人。"大旋推按法可以令腰背部筋肉松弛，从而气血通畅，又因膀胱经是为阳经，所主外来风寒邪气，寒邪侵袭者多属营卫不和，腰背经筋挛急或因风寒而起者甚众，故需先以大旋推法疏通经络方可施以理筋整复手法，否则加重其气血闭塞，以致疼痛加剧。

经筋旋卷法主要操作部位为背部经筋，刺激强度较大，具有舒筋解肌、通经活血的功效。主要应用于由外感风寒痹阻经脉所致的颈肩痛、腰背痛等疾患。《灵枢·经筋》中提到："经筋之病，寒则反折筋急。"外感风寒束表，局部气血运行不畅，筋脉失养，以致筋肉挛急、疼痛。经筋旋卷法的强刺激，能激发机体的卫阳以抗寒，并且对经筋的大幅度提拿操作，对松解挛急、引筋归槽有特效。

现代研究发现推拿既能促进静脉血液、淋巴回流，加快物质运转，又促进了炎症介质的稀释、分解，使局部损伤性炎症消退。津沽伤科推拿强调诊治的准确性和手法应用的适时性，其多以轻柔开始，循序渐进，如抽丝剥茧，方显从容。

第四节　整复类手法

以筋骨错缝期为主要表现的伤科疾病恢复阶段，应用整复类手法调整其解剖异常、筋骨位置的改变，安全、有效，也是整个"松筋易骨"疗法不可或缺的环节。其手法施治存在一定技巧，不能使用蛮力。以被动活动关节肢体来调整经筋与关节恢复至相对正常位置的"易骨"手法，称为整复类手法。

分按法

以双手掌分别置于脊柱两侧，相隔约1个椎体宽度，掌根着力置于受术部位，同时施以垂直按压与反方向推按复合运动，在足太阳经筋腰背部循行区域处自上向下顺序按压，称为分按法。

〔操作〕

受术者取俯卧位。施术者位于其左侧，右手手指与脊柱平行，掌根放于第 7 颈椎平面以下，左手掌横行放于第 5 胸椎棘突平面之上，双手呈交叉位置，此时，右手以掌根向上推按，左手小鱼际向下推按，两手向反方向推按分压。两手始终保持一定距离，依脊柱分按向下至腰骶部，反复操作 2～3 次。

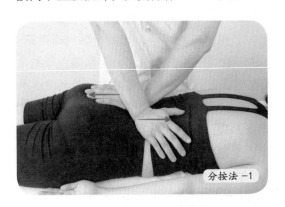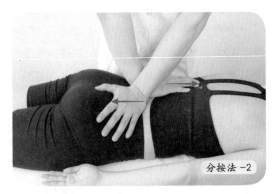

分按法 -1　　　　分按法 -2

〔动作要领〕

受术者取俯卧位。施术者肘关节微屈，两前臂交叉，一手掌根豌豆骨抵住对侧上位椎体的横突，另一手掌根豌豆骨抵住下位椎体的另一侧横突，发力时以腰部力量带动上肢。嘱受术者作深呼吸，在呼气时双手随之下落施力，至吸气末双手向下移动。

封腰法

以双手拇指外展位并列置于腰部一侧，双手拇指与双手中指对置于脊柱两侧大肠俞位置，四指同时对称性用力，相对挤压治疗部位，并保持一定时间，称为封腰法。

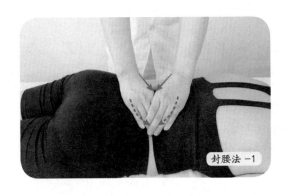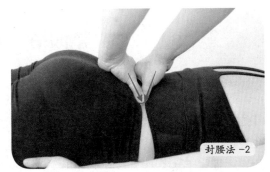

封腰法 -1　　　　封腰法 -2

〔操作〕

受术者取俯卧位。施术者在受术者两侧腰三角处（相当于腰椎第 4～5 椎间隙，大肠俞穴），用双手拇指（置于脊柱一侧）和中指端（置于对侧）分别于腰椎两侧，以向下偏中线方向徐徐按压，用力由轻而重，在一定深度维持不动一定时间，再由重而轻，由深而浅。若局部有菱形结节，需配合指揉法。

〔动作要领〕

本手法是以双手拇指与中指指端，自脊柱周围向中央按压捏挤的动作，挤压力需均匀、柔和、沉稳，挤压和放松连续有节奏。以掌指关节运动为主压挤肌腹，指骨关节不动或微动，不应有抠或者掐的动作。在一定压力深度下，保持不动 0.5 ～ 1 分钟后逐渐放松回收。若局部有菱形结节，说明局部肌肉拘挛尚未缓解，故应配以松筋手法。

搬按法

以一手置于受术者腰部，掌根着力置于受术部位，同时另一手托住其对侧大腿，双手相互反向配合施力；或以一手压于受术者对侧腰部，掌根着力置于受术部位，同时以另一手置于受术者对侧肩前部，缓慢托举起肩膀，双手相向施力。以上统称为搬按法。

〔操作〕

受术者取俯卧位。施术者以一手压于受术者对侧腰部按住腰骶关节，掌根着力置于受术部位，同时另一手托住受术者对侧大腿股骨下端前面，小腿置于施术者上臂，施术者施以向上抬起的牵引力，双手相互反向配合施力，使腰椎关节向前同时大腿背伸的斜向搬按；或以一手压于受术者一侧腰部，掌根着力置于受术部位，同时以近受术者头部一手置于其远侧肩前部，缓慢向怀里回扳肩膀，带动肩背部向后同时腰椎关节向前的斜行搬按。有时可听到腰骶部关节作响。同法施于对侧。

〔动作要领〕

操作时，两手搬按用力不宜过猛，以寸劲带动腰椎扭转，以免关节受损伤。此法主要是以挤压、搬按、牵拉前纵韧带，使前纵韧带弛缓放松，加宽椎体前部的间隙，纠正畸形，促使突出物还纳。在搬按手法操作施行后，建议保持动作一定时间，以增强牵伸效果。施术时密切关注受术者疼痛程度，勿要以关节弹响作为手法取效的依据。

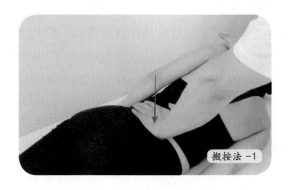

搬按法 -1

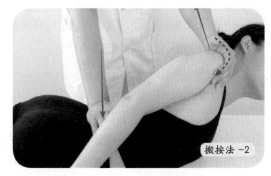

搬按法 -2

斜扳法

以双肘部分别置于侧卧位的受术者肩前部及上侧髂骨后外侧，双上肢外扩牵伸并双手肘吸定部位对向施力，待腰部松动后，施术者上身俯身下压，全身协调，共同施以寸劲，称为斜扳法。

[操作]

受术者取侧卧位，在上一侧的下肢屈膝屈髋，在下一侧的下肢伸直，上半身后仰，以腰部为中心，摆放形成"扭转"态势。施术者站立位与受术者相对，以受术者左侧卧位为例。施术者以左肘内侧抵压在受术者右髂骨的后外侧，按压于患侧臀部外上方并向前扳；以右肘外侧顶压在受术者右肩关节前部，按于患侧肩前部并向后推，使其略向后仰。双肘吸定按压部位，先摇摆晃动受术者腰部，使其放松，然后双肩使力外展拉大腰椎间隙，同时两肘关节相对用力，使受术者腰椎旋转，当旋转至最大幅度时，随即施以"巧力寸劲"做一快速的、有控制的旋转扳动，稍加力以增加受术者腰部活动度 5° ～ 10°，可听到腰椎关节部作响。同法施于对侧。

[动作要领]

施术者用力时不宜过猛，以免发生关节突损伤。受术者取侧卧位，健侧下肢自然伸直在下，患侧下肢屈膝屈髋在上。施术者两肘协调施力，先做数次小幅度的腰部扭转活动来放松腰椎，待腰部完全放松后，将腰椎扭转至弹性限制位，略停片刻，扳法施以巧力寸劲，疾发疾收。斜扳法要顺应、符合关节的生理功能。腰椎具有自身生理特点，例如，其

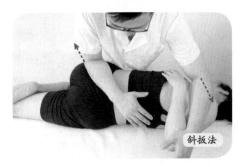

矢状关节面限制回旋而允许脊柱屈伸和侧屈，同时脊柱上位各节段的活动最终均集中在最下方的 L_4 ～ L_5 关节上，因此下位椎间盘损伤的机会最多。即使同是腰椎关节其生理功能同样有一定差异，所以要把握好各关节的结构特征、活动范围、活动方向及其特点，以顺应、符合各关节的各自运动规律来实施斜扳法操作。

搋选法

使受术者仰卧屈髋屈膝，以髋关节为轴进行缓慢摇动，以放松拉伸背部腰肌、扩大椎间隙为目的的手法，称为搋选法。

[操作]

受术者取仰卧位，屈髋屈膝。施术者立于其右侧，以左手扶住受术者右膝，右手扶住受术者左膝，进行腰部屈曲摇法。先向顺时针旋转摇动，继而逆时针旋转摇动各 3 ～ 5 次。然后施术者右手推按受术者右膝外侧，使双膝关节向左侧倾斜，膝关节尽量接近床面，同

时施术者左手按压住受术者右肩前部，两手同时用力推按 1 ～ 2 次。同法施于对侧。

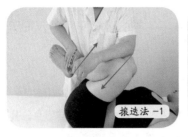
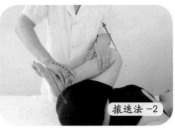
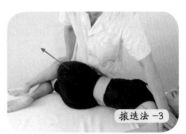

〔动作要领〕

本手法为整复类手法，多用于活动关节类手法之后。施术者用力要均匀柔和，先向一个方向活动膝髋关节，再向另一个方向活动，使其打开、扩展腰骶关节。需要注意的是本手法在腰椎间盘突出症急性期不宜使用，尤其中央型突出者，在使用本手法时可能出现病情加重，原因为受术者屈髋屈膝后棘突间隙加大，此时受术者腹压增大，会增加髓核突出的风险。在活动腰骶关节后，施术者在将受术者膝关节贴于床面时不可勉强，有些受术者髋关节活动受限，比如股骨头坏死、骶髂关节紊乱者，无法完成此动作，如强力贴近床面，可造成关节损伤，增加疼痛。

起伏法

受术者双手抱膝，施术者双手分别置于其颈部及小腿前部辅助做不倒翁式摇摆，称为起伏法。

〔操作〕

受术者取坐位，屈曲双膝，并以双手十指交叉，环抱小腿锁住膝关节。施术者立于其右侧，以右手扶持受术者两小腿中部，左手扶持受术者项部，使其前后起伏（如不倒翁状），反复 3 ～ 5 次。

〔动作要领〕

施术者用力要均匀柔和，如推秋千，双手扶持前后起伏时注意保护受术者安全，防止侧翻摔伤。同时要注意控制其摇摆频率，速度缓慢。床榻软硬适中。

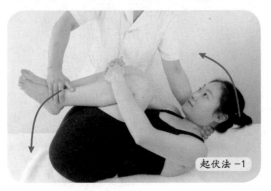
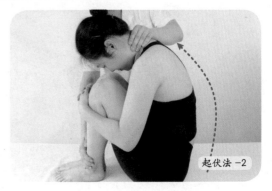

引腰法

受术者取俯卧位并固定上身，施术者双手分别握其足踝，以垂直中线方向牵拉的方法，称为引腰法。

[操作]

受术者取俯卧位，放松全身，双手伸直，攀住床头。施术者则位于床尾，用双手分别握住受术者双侧小腿下端或踝部，双方利用对抗力量沿身体中线着力引腰。施术者着力主导，力量需要逐渐增大，以缓缓引腰拉伸，时间持续 0.5 分钟，重复操作 1 ～ 3 次。

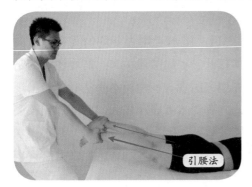

引腰法

[动作要领]

操作时需与受术者及时沟通以保证双方对抗力量均衡，避免医源性损伤。施术者用力要均匀柔和，忌使用暴力拉牵。操作前嘱受术者双手紧握床头并伸直上肢，避免松手摔伤或拉伤肩部。

拔伸旋转法

施术者使受术者先屈伸颈部并挤按颈后肌群，后以双手托住其头部，使受术者被动做头颈部牵引、前屈、后伸、左旋、右旋动作的手法，称为拔伸旋转法。

[操作]

受术者取坐位。施术者站于其侧后方，用一手按压其头顶向前屈颈至最大限度，然后另一手拇指与食指置于颈 $_{5～6}$ 的两侧颈后肌肉，向中线并向前徐徐捏挤 0.5 分钟；施术者一手放于受术者前额，向后推其头部，使头后仰，同时另一手拇指与食指向前推按，然后用前手将颈部前屈，前屈的同时用另一手拇与食指向后提拉颈后肌肉，反复操作 2 ～ 3 次；施术者立于受术者的背侧，用左右两手抱住头部两侧，托住下颌部，向前上方举引颈椎，在轻度牵引下先向健侧徐徐旋转至 45°，然后，在轻度牵引下向患侧旋转至 45°，再转

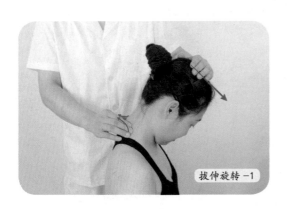

拔伸旋转 -1

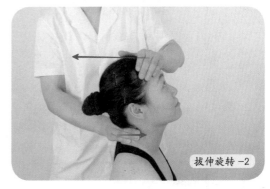

拔伸旋转 -2

回至中立位，使头前屈后伸，继而在颈部稍前屈位，将头部再做左右旋转各1次，后复原。

〔动作要领〕

操作时施术者以手掌托住受术者两侧颌部，拇指顶在两侧风池位置，前臂尺侧可置于受术者肩部以借力。先拔伸并停留数秒，后旋转、屈伸动作要缓慢，避免快速扳动刺激。施术者用力要均匀柔和。

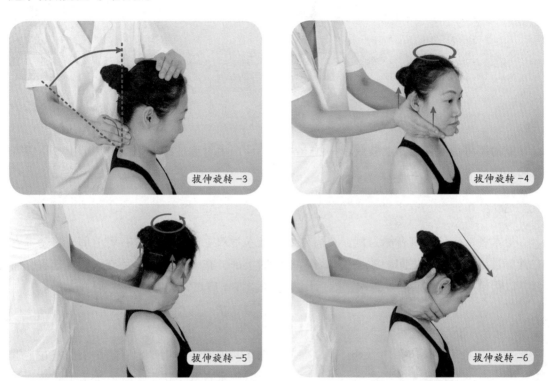

拔伸旋转 -3

拔伸旋转 -4

拔伸旋转 -5

拔伸旋转 -6

摇臂法

施术者一手固定受术者肩关节，另一手握住其腕部，拉直患侧上肢进行旋转，称为摇臂法。

〔操作〕

受术者取坐位。施术者站于其患侧斜后方，以与患肢对侧手扶于受术者肩部，以另一手握其手腕以肩关节为中心做环形圆摇动，在患侧肘关节伸直位下使受术者肩关节逆时针旋转，幅度由小渐大，向前及后方反复2～5次。

〔动作要领〕

操作时施术者需将受术者患侧上肢拉直，做肩关节的旋转动作，但更需关注受术者的面部表情，如其出现明显不适感，此时提示施术者牵拉力过大，易出现手法带来的附损伤。本手法操作时用力是由轻到重，以受术者耐受为前提，忌暴力摇动肩关节，以免出现新的韧带损伤、炎性渗出，加重关节粘连。

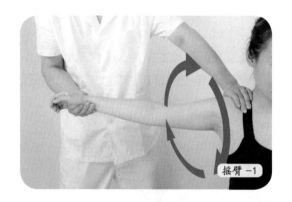 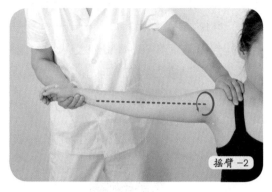

摇臂 -1　摇臂 -2

运肩法

施术者将受术者患侧上肢放于一侧上臂，然后两手对称性扣于患侧肩关节上，以腰带肘摇动肩关节，称为运肩法。

〔操作〕

受术者取坐位，以右侧为例，右肩外展。施术者双手放于受术者右肩上部，将受术者右臂穿过施术者双臂之间，放于施术者右上肢肘上部，施术者继以两手交叉扣握其右侧肩部，以腰带肘摇动右肩 3～5 次，然后用左手拇指按压肩贞穴和腋后窝数次。

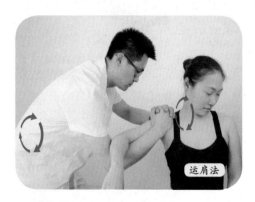

运肩法

〔动作要领〕

操作时施术者需将受术者患侧上肢搭在上臂上，此时施术者双手扶于患者肩关节上做被动外展旋转动作，以腰带肘，如施术者不用腰力带动肘发力，则易出现施术者前臂酸痛。动作过大易出现肩部拉伤，并且本手法操作时是幅度逐渐增大，以受术者耐受为前提，忌暴力抬动肩关节。

大旋法

将患侧上肢外展上举，拉伸肩关节周围组织，增大关节间隙，称为大旋法。

〔操作〕

受术者取坐位。施术者站在受术者患侧前外侧，以右侧为例，施术者以左手托握住其右腕关节，右手握住受术者的拇指，两手同时用力呈垂直位将右上肢上提过顶。施术者将左手握紧其右腕部，施术者右上肢前臂与受术者右

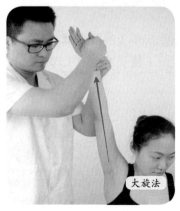

大旋法

前臂平行紧贴，并持续 10 ～ 20 秒。

〔动作要领〕

操作时施术者需将患侧上肢缓慢外展上举，注意过程中是否出现疼痛弧表现或扛肩现象，以便鉴诊。

双牵法

施术者立于受术者后侧，握其双上肢前臂，使受术者上肢被动后伸、牵拉以活动肩部的动作，称为双牵法。

〔操作〕

受术者取坐位。施术者立于受术者背后，用两手分别持其两手尺侧三指，先用力向前推使其前臂伸直；继而使其肘部被动屈曲，受术者双手被动回拉至其头部两侧；然后使受术者上肢后伸，向侧下方拉伸其双上肢，反复 2 ～ 3 次；最后使受术者两臂交叉抱于胸前，施术者左手持其右手腕部，右手持其左手腕部，向后上方左右牵拉 2 ～ 3 次。

〔动作要领〕

操作时施术者多方位活动受术者肩部，双侧用力均匀、角度对称，忌生硬牵拉，以免造成受术者损伤。

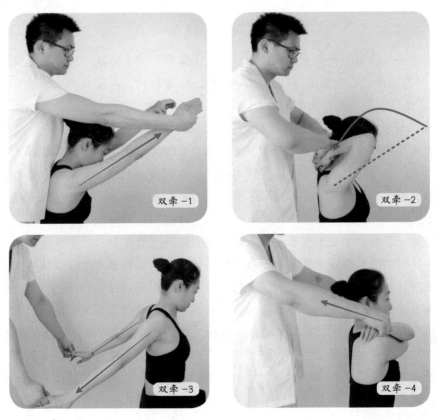

双牵 -1　　双牵 -2　　双牵 -3　　双牵 -4

和络法

受术者取坐位。施术者与受术者相对，握其双手，使受术者上肢伸直牵拉后被动屈肘肩外展的手法，称为和络法。

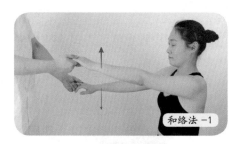

和络法 -1

［操作］

受术者取坐位，两肩放松，双臂自然下垂。施术者立于受术者的前侧，用两手持住受术者两手尺侧三指，牵拉伸直其两臂，并向前外牵抖 2～3 次；而后施术者向前近身，仍握住受术者两手，受术者头部位于施术者双臂怀内，施术者先用双肘点受术者两侧肩上部并使受术者被动肩外展及屈肘，外撑上肢 2～3 次，最后抖动双上肢 3～5 次。

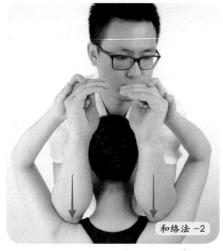

和络法 -2

［动作要领］

操作时施术者紧握受术者手指，避免滑脱。保持施术部位放松状态，手法操作轻柔和缓，动作流畅，忌生硬牵拉，以免造成受术者损伤。

整复类手法特色

整复类手法多作用于脊柱及关节部位，发病位置属于"骨错缝"的好发部位。《医宗金鉴》指出："手法者，正骨之首务……当先揉筋，令其和软，再按其骨，徐徐合缝，背脊始直。"故此类手法具有调整椎体及关节结构的病理改变的作用。

分按法、封腰法具有疏通经络、行气活血的效果，能开关节、解痉挛，增强肌肉活力。由于胸椎活动度受到胸廓起伏影响，分按操作应配合受术者呼吸节律调整力量。尤其对年老体弱者，施力应轻缓，不可过度用力按压，以免造成损伤。封腰法操作时由于腰部肌肉受到呼吸影响，腹部压力会导致腰部肌肉压力产生相应变化，应注意避开操作时突然腹部压力加大的情况，如咳嗽等。

搬按法是一套综合手法，包含了搬大腿和搬肩膀两组技术动作，因此完成搬按的动作需要操作 4 次，但应根据临床实际需要确定搬按的部位。前纵韧带位于椎体前面，宽且坚韧，具有防止脊柱过伸和椎间盘向前脱出的生理结构，因此通过搬按法，可充分舒展前纵韧带，为突出物回纳创造空间。不同于斜扳手法的"巧力寸劲"瞬间突然受力，搬按手法更强调了松弛调整韧带，通过成角度的搬按手法，可以有指向性的牵伸定位到具体关节。

斜扳法主要是将腰椎间隙拉开，扩大椎间孔，并拉紧关节囊和韧带，有改变突出物位置、缓解神经根受压状态的作用，具有滑利关节、整复错位、松解粘连的功效。扳法的目的是通过搬动腰椎关节，调整腰椎关节周围肌肉张力的平衡，恢复改善关节间隙，释放关节内部压力，减轻关节内软组织水肿对神经根的压迫状态。在颈、胸及腰部施用扳法，操作过程中常可听到"喀"的弹响声，是关节弹跳或因扭转摩擦所发出的声音，一般认为是关节复位、手法成功的标志之一，临床施术时不可过分强求弹响声，以免造成损伤。

搂送法、起伏法是用于治疗腰椎间盘突出症、腰椎管狭窄、腰肌劳损、骶髂关节紊乱等伤科疾病的常用手法。搂送与起伏通过大范围地活动膝髋关节，拉伸腰骶部经筋，可缓解腰部及臀部肌肉紧张症状，利于筋骨复位。通过前面的活络舒筋手法改善了气血运行，调整关节周围组织痉挛情况，再应用搂送法、起伏法，可增加治疗效果。

引腰法，顾名思义，牵引腰部，针对腰椎病而设。引腰与腰椎牵引不同，腰椎牵引是依靠机械力进行的长时间的腰部牵拉，主要解决腰椎间盘突出所致的下肢放射痛等症，但长期牵引容易引起肌肉与韧带的松弛，导致关节失稳。而引腰是一种短时间、低频次的操作手法，是解决腰椎筋骨错缝的特色优势手法，适用于多种腰椎疾患。

拔伸旋转法是针对颈椎疾患的整复操作，缓解颈部组织劳损或间隙狭窄引起的病理变化。其不仅增宽椎体间距，缓解增生或间盘组织对周围血管、神经的压迫，而且调整了手足三阳经筋在颈部循行区域的松紧韧性，并恢复其功能状态。骨正筋柔是关节的一种良好的生理状态，这里提到的筋"柔"不是单纯的柔软，而是拥有一定的韧性与弹性，而恰恰手法操作，能将脊柱关节与局部经筋进行整复，同时其时间短、频次低的特点又不会使得局部经筋受到损伤而失去弹性与韧性，真正达到"骨正筋柔"的手法操作要求。

摇臂法为叶氏治疗肩凝症的起始动作，叶希贤叶老将肩凝症治疗手法记录于《中医按摩治疗肩凝症十种手法论述》，后由其传人邱德久教授将其总结为九种手法，并记录于《邱德久教授九部手法治疗肩凝症经验介绍》，后经津沽推拿几代人沿用总结，发扬其特色。本手法操作目的为增加肩关节活动度、改善肱二头肌长头肌腱在腱鞘滑动情况，要求动作不宜过快，对于施术者来说，既要打开肩关节，又要使受术者疼痛不明显，其中发力技巧需娴熟方可事半功倍。

对于肩痹患者来说，疼痛是亟待解决的。运肩法体现了施术者对于肩周活动的把握，双手扣于受术者肩上，首先是直观感受其紧张肌群，然后根据肌群紧张情况决定运肩的范围及手法的力度。本手法点睛之笔为拇指按压肩贞穴及腋后窝处，可松解粘连组织，通经止痛。

大旋法，从解剖角度来看，能够充分松解肩关节的粘连，加大关节活动幅度。《灵枢·经筋》中说："经筋之病……阴急则俯不伸。"肩关节的长期疼痛，导致局部气血凝滞不通，上肢经筋最易受损，形成粘连，导致上肢抬举困难，所以大旋的目的就是充分拉伸上肢经筋，解决"俯不伸"的问题。

大旋之后，气血得通，但长期的气血凝滞，会使得局部经筋的气血运行十分缓慢，而双牵法与和络法，都是在肩关节局部经筋的粘连松解后进行的充分活动，以保证气血运行的持续畅通，防止大旋操作之后，由于经筋损伤未完全康复，再次出现气血凝滞而引起疾病复发。双牵与和络的手法能够充分整复肩关节周围筋肉，也是解决肩关节疼痛根源性问题的关键手法。

以上手法是津沽伤科推拿中具有特色优势的整复类手法，是动作幅度较大的活动关节类手法。津沽伤科推拿认为，整复类手法适用于伤科疾病的"筋骨错缝"，这里说的筋骨错缝指的是伤科疾病发生发展的一个时期，是由于筋脉挛急后出现的一种病理状态，并非是一定出现了筋出槽、骨错缝。疾病的治疗在经历了活络、舒筋、理筋之后，临床症状基本已经消失，但最后总会遗留一些不舒适感，这种状态就是"筋骨错缝"。要解决这个问题，必须采用活动关节类手法，充分舒展经筋、滑利关节。整复类手法在伤科疾病中的应用极其重要，起到画龙点睛之效。

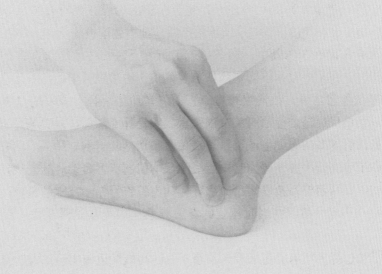

第五章

津沽伤科推拿的
应用注意

第一节　适应证与禁忌证

中医推拿，是中医学的宝贵遗产，是具有丰富学术内涵的一门学科。上溯远古，下逮现今，岁逾五千。津沽伤科推拿作为我国推拿领域中的一个独特流派分支，其发展经历了从纠正异常解剖位置的早期单纯术式操作，到建立时相性辨证施术理论方法体系的转变。在这个历程中不仅扩大了津沽伤科推拿治疗的适应证范围，而且尽可能地缩小了禁忌领域。其中"叶希贤正骨推拿"与"李墨林按摩疗法"是津沽伤科推拿的两大基石，两者在时相性辨证施术理论指导下优劣中和，这也是津沽伤科推拿流派安全有效、适应证广泛的重要原因。

津沽伤科推拿早期治疗的适应证多以因暴力引起的、以解剖位置异常改变为特点的骨关节脱位疾患为主，如髋关节脱位、桡骨头半脱位、肘关节脱位、腕关节脱位等。其流派早期是以叶希贤正骨推拿作为它的主线方法进行施术诊治。在复位陈旧性关节脱位中，叶老的复位方法就有别于其他整复手法，并没有直接采取整复操作，而是更加注重骨、筋、皮、肉等形体部位的损伤。因为脱位时间越长，关节活动度越小，肌肉软组织挛缩也越明显。所以，叶老提倡在正骨前要利用舒筋类手法施术，使挛缩的肌肉软组织逐渐松弛，粘连逐渐松解，必要时可配合牵引，使脱位关节的骨端接近关节臼，为后续正骨推拿奠定基础。待受术者疼痛缓解时，再进行牵拉、矫正重叠移位，从而解决脱位疾患中的骨关节解剖结构的异常。该套施术思路适用于临床各类新鲜及陈旧性脱位疾患，临床疗效显著。虽然叶希贤正骨推拿方法治疗关节脱位有着独特的优势，但是由于现代医学的快速发展，以及中医骨伤、推拿学科的明确划分，脱位疾患的诊疗并没有在推拿学科中有所发展。因此，脱位疾患也在津沽伤科推拿流派治疗适应证中逐渐被淡化。

叶老在长期临床实践中，逐渐形成了自身手法的技术特点。在突出整体观念、辨证论治的同时，强调要根据不同疾病特点及病位，将手法种类配伍并融会贯通。因此，除了初期的脱位疾患之外，在治疗颈椎病、前斜角肌综合征、腰椎间盘突出症、梨状肌综合征、第三腰椎横突综合征、肩关节周围炎、肱骨外上髁炎、腕关节劳损、膝关节骨性关节炎等退行性骨关节疾患中也取得显著疗效。特别是叶老创立的一套治疗腰椎间盘突出症的手法——十步正骨手法，在当时中西医领域均引起巨大轰动。叶老称该套手法可以使突出的髓核回纳，从而根治腰椎间盘突出症。其实随着影像学技术的进步，早已证实了这套理论存在些许不足，然而在当时特定的历史背景下，"十步正骨手法"还是发挥着其应有的作用。

从手法选择、施术顺序来看，本套手法的功效配伍确实可以改善腰椎间盘突出症的临床症状。其自成体系，成为当时津沽伤科推拿流派施术的主要方法。同时，基于"十步正骨手法"的组合配伍思路，也衍生出其他治疗骨关节疾患的组合手法模式。这也使得以腰椎间盘突出症、颈椎病、膝关节骨性关节炎、肩关节周围炎为代表的退行性骨关节病成为当时津沽伤科推拿主要治疗适应证。

"十步正骨手法"的推行，使得推拿科的临床规模逐步扩大，病床数量与日俱增。然而，随着时间的推移，该套手法及治疗理念逐渐暴露其弊端。"十步正骨手法"是每个腰椎间盘突出症患者入院后医生必然选择的治疗方法。然而，由于入院患者数量的增多，却逐渐发现该方法的疗效并不稳定。有些患者经过治疗可以取得立竿见影之效，而有些患者的症状却愈发严重。经过临床研究证实，"十步正骨法"中整复手法的不适当应用是引起症状加重的重要原因。由于急性期腰部肌肉严重痉挛紧张，运用"十步正骨手法"的部分手法时，受术者施治体位难以摆放到医者理想的操作体位，肌肉拮抗力的增加使受术者自身椎间盘内压进一步升高，而且阻碍医者操作手法的发力，此时医者往往加大整复手法的操作力量和幅度，一味地追求整复类手法的完成，甚至进行暴力手法整复，不当地增加椎间盘外压力，使突出的髓核产生不当的位移，容易加剧髓核突出致神经及腰部软组织损伤。但是，在当时的特定社会背景下，推拿医生往往注重手法本身的操作技巧，忽略对腰椎间盘突出症等疾病发病规律的研究，如在治疗时不分发病阶段，一律应用整套手法。而"十步正骨手法"中涉及较多的整复类手法，该类手法具有较强的操作技巧，要求医者必须熟练掌握脊柱解剖学、脊柱节段的运动规律和生物力学等相关专业知识，一般资历的推拿医生很难完全掌握整复手法操作所必须的相关理论和技术。因此，在腰椎间盘突出症的急性期，神经根水肿严重，如果整复手法操作不当，容易进一步损伤水肿的神经根，从而引起医源性损伤。

为了避免医源性损伤的发生，临床上将处于急性期的腰椎间盘突出症、颈椎病等疾患不再列入津沽伤科推拿治疗的适应证。临床规模的增大，却伴随着适应证的减少，这并不是津沽伤科推拿发展的初衷。因此，科室引入了"李墨林按摩疗法"的治疗思路，该疗法以重视取穴与手法相结合为特色，简朴精炼、安全有效。整套手法包括准备和治疗两种，轻柔和缓，先后施加，互为配用。取穴以上肢和下肢多经筋交会处为主。因此，不仅可有效规避急性期对脊柱病变部位及水肿神经根的进一步刺激，还可起到联缀百骸、维络周身的作用。"李墨林按摩疗法"的治疗理念特别适应于以腰椎间盘突出症为代表的骨关节疾病的急性期，这也是推拿病区发生医源性损伤几率较小的重要原因。

"李墨林按摩疗法"不同于"十步正骨手法"的寸力强劲，而是强调"整体有术，巧于细节"，通过四肢远端取多经筋交会部位，并配合不同体位下手法捏按方向的技巧施术。将"十步正骨手法"与"李墨林按摩疗法"优劣中和，并在时相性辨证施术理论指导下前后有序配伍。先以活络舒筋在前，从整体调节以减轻肌肉痉挛紧张和神经炎症水肿，使疼痛缓解，再以理筋整复在后，纠正关节异位。前后手法相互配伍，既可治骨关节疾患之标，又可治气血经脉之本，临床安全有效，这也使得津沽伤科推拿的治疗适应证进一步扩大，在众多推拿流派之中独树一帜。

津沽伤科推拿采用"半开放"式的流派管理模式，对不同推拿流派的特点及优势进行发掘整理，博采众长，荟萃古今，积百年之久，使流派学术群体不断壮大，发扬伤科推拿的特色与优势，使伤科推拿治疗的适应证逐渐扩大，进一步适应临床发展的需要，促进中医推拿学术的繁荣与发展。目前，津沽伤科推拿治疗的适应证主要包括以下几个方面。

①特殊病证：符合手术指征却不宜手术治疗的骨关节疾病，以及骨关节疾病的急性期；②脊柱病证：落枕、颈椎病、寰枢关节失稳、前斜角肌综合征、棘上（间）韧带损伤、脊椎小关节紊乱、急性腰扭伤、腰肌劳损、腰背肌筋膜炎、第三腰椎横突综合征、腰椎退行性骨关节炎、退行性腰椎滑脱症、腰椎间盘突出症、腰椎椎管狭窄症、骶髂关节损伤等；③四肢关节病证：肩关节周围炎、冈上肌腱炎、肩袖损伤、肱二头肌长头肌腱腱鞘炎、肩峰下滑囊炎、肱骨外上髁炎、桡骨茎突狭窄性腱鞘炎、腕关节扭伤、腱鞘囊肿、腕管综合征、梨状肌综合征、臀上皮神经损伤、膝关节内（外）侧副韧带损伤、半月板损伤、髌骨软骨软化症、膝关节创伤性滑膜炎、膝关节骨性关节炎、踝关节扭伤、踝管综合征、跟痛症等。

　　津沽伤科推拿在发展过程中以融古冶今、广征博引、荟萃精英为宗旨，不断优化治疗方法和理念，优选了不同手法中的核心技术，根据疾病发展规律进行处方配伍，在提升临床疗效的同时，也使得推拿施术安全系数逐步增大。正是因为理论指导技术的不断优化，才使得津沽伤科推拿不断突破临床瓶颈，临床适应证逐步扩增，而禁忌证的范围却相对固定。概括起来主要包括：恶性肿瘤、急性传染病、有止血或凝血功能障碍的疾病，皮肤损伤、出血或感染性疾病的局部，内脏器官功能衰竭或者体质极度虚弱者，严重的骨质疏松、精神疾病患者，极度疲劳者，妊娠期妇女的腹部和腰骶部等。

第二节　伤科推拿操作的注意事项

　　推拿是中国传统疗法体系中重要的技法之一，具有悠久的发展历史。外治之理亦内治之理，医理相通，津沽伤科推拿之所以有不断发展的动力，正因为其理论体系的不断完善，"由道而术"的演变和发展，这也造就了津沽伤科推拿手法应用技巧的独有特色。鉴于津沽伤科推拿的手法种类繁多，故而本章节并不详细介绍每类手法的操作注意事项，而是从津沽伤科推拿整体施术的注意事项进行总结，以备参阅。

施术前的准备

　　推拿医者要树立高尚的医疗道德，对待患者要严肃认真、耐心细致。医者应该详细询问病情，根据诊断确定治疗方案。施术前要将本次推拿治疗的方法、力度、治疗中可能出现的问题向患者详细说明。同时，也要告知患者在推拿施术过程中医患如何协作，以期取得患者的信任与密切的配合，提高临床疗效。

　　推拿施术要选择清洁肃静的环境，保持一定的恒温，既不可过冷也不可过热。条件允许的情况下，推拿治疗室应配置可调节升降的治疗床及凳椅，以方便患者合理取位，亦为医者提供科学发力的位置。推拿治疗室内应配备治疗巾、枕头、枕垫及一次性方巾，避免交叉感染。推拿施术前，医者要修剪指甲，不佩戴首饰、手表等硬物，以免划伤患者皮肤。特别是在天气寒冷时，推拿医者要将双手提前搓热或用温水洗手，以避免因医者双手过于寒凉接触患者皮肤后造成不适。此外，医者还要注意推拿施术前后个人的卫生清洁，施术前后双手均需要清洁消毒。

施术中的要点

津沽伤科推拿的临床操作要求动静结合、发挥特色。施术时要注重患者选择合适的体位，常用的体位包括坐位、卧位、立位。根据患者病情及手法操作特点选择合适的体位，不仅可以让患者处于舒适放松的状态，还有利于推拿医者施术操作的发力。同时，医患之间也要随时沟通，根据手法操作随时调整姿势和体位，从而有利于医者发力和持久操作。此外，施术时要选择大小适宜的治疗方巾，以覆盖患者的施术部位。根据病情需要，必须要接触患者体表操作时，要讲究医疗文明，注意男女有别，提前和患者进行沟通，经过同意后方可继续施术治疗。

在临床操作过程中，施术的手法应该按照既定的治疗方案顺序进行，切忌扰乱手法先后次序，草率进行。在施术中还应根据患者反馈的情况及时调整手法的强度和作用时间，并注意观察患者的全身反应，一旦出现头晕、心慌、胸闷、四肢冷汗、脉细数等现象，应立即停止操作，采取对症措施。

施术后的措施

在施术结束后，由于推拿部位的皮肤毛孔扩张，非常容易感受风寒。因此，一定要提醒患者注意保暖，不要立即洗澡或运动。最后，按照方案治疗施术后，应及时观察治疗效果，加以总结，以观察其变化和决定后续治疗方案。

第三节　功法训练

功法训练是成为一名推拿医生必不可少的重要环节。因为手法施术的基本要求是均匀、有力、持久、柔和、深透。若想达到这个水准，不仅要通过平时的手法练习，还要通过日常功法训练的积累。功法训练可以改善推拿医生的体质，增强耐力，使医生具有较强的持久力和爆发力，有助于手法技巧的提升，提高临床疗效。同时，功法训练也可以调动患者的主观能动性，提高机体的调节和控制能力，从而增强体力和抗病能力。因此，功法训练是推拿的传统，既利于医者，又益于患者。

津沽伤科推拿一直注重医生的功法训练，练习内容的雏形来源于津沽推拿名家胡秀章胡老的功法训练操。起初是被应用于提升推拿医生内功底蕴，后经隋卓琴隋老发展，将其拓展至患者人群。现在又在隋老基础上，根据患者的不同疾病、病情、病势，在术式的选择、力度、方向、时间上都进行了科学优化，最终形成一套依托于"津沽推拿"流派体系，而又贯穿于"津沽伤科推拿""津沽脏腑推拿"的"个性化"的功法训练操，并正式开设了全国推拿病房中第一个功法训练室，成为全国推拿领域专科建设的典范。

　　胡老时常强调，推拿医生必须增强自身功法底蕴，提升自身之正气。胡老功法训练操的特点是借鉴太极拳、易筋经、少林内功等经典术式，并按照不同术式的功效整合成为"动功"和"静功"两套训练模式，以动静结合，做到"心、意、气、力"相随。功法训练首先就要练习"心"。只有心静气和，才能排除杂念、全神贯注、意念集中。而"意"，这里不仅是意志力的意思，更重要的是强调意念。通过意念放松内外，以意调息，使气能够随意念升降自如，从而带动功法训练动作的变换，意动形随、形神合一。

　　后来，该套功法训练操由隋卓琴进一步发展，并将适应人群拓展至广大患者。隋老认为"人身以气血为本，气血不足则人弱，气血不畅则人病，气血停止则人死"。让患者进行功法训练，浅言之就是行气血、通经络，扶其正气以攻其邪气，使气血畅行、经络灵通，邪气自去、疾病自除，通过医生之正气引导患者自身之正气，抵抗疾病邪气，达到事半功倍之效，而经过长期的临床验证，患者的治愈率和复发率也进一步改善。

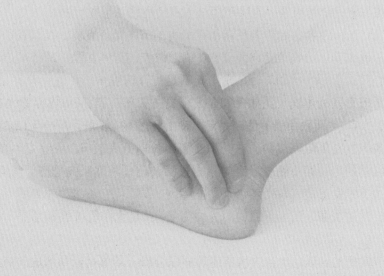

第六章 津沽伤科推拿的临床应用

第一节　项痹病

项痹病是以颈部疼痛、麻木、僵硬甚则转侧不利，或连及肩臂为主要表现的一类病证。其多因正虚邪侵或损伤，而致气血不畅、筋骨失养所引发，包含临床常见病如落枕、神经根型颈椎病、颈部扭挫伤等。中医古代医籍文献中并无"项痹"之名，中医学多是根据历代相关经典医籍描述的症状来命名项痹病，如"痹证""项强""颈肩痛"等。《阴阳十一脉灸经》最早载有项痛，《黄帝内经》也论有项痛、项强、颈项痛、颈项强痛等，其后《针灸甲乙经》《针灸资生经》等针灸著作对本病论述较为详尽，《妇人大全良方》中专门列有"颈项强痛方论"，《证治准绳》在"诸痛门"中，列有"颈项强痛"详论本病。《伤寒论》曰："太阳之为病，脉浮、头项强痛而恶寒。"《太平圣惠方》言："伤风项强，耳鼻俱塞。"《诸病源候论》云："此由体虚，腠理开，风邪在于筋也，邪客于足太阳之络，令人肩背拘急也。"《伤科补要》指出："感冒风寒，以患失颈，头不能转。"这些古医籍记载了项痹病的发病过程及症状。

关于项痹病的中医病因病机，目前大多数学者普遍认为本病早期以实证为主，六淫之邪侵犯颈项，或劳损外伤，形成气滞、血瘀等，阻滞颈项经络而致痹；日久病邪入里，涉及脏腑，肝肾亏虚，颈筋失养，多为虚证或虚实夹杂之证。外感六淫引发本病时多以风寒邪为主，邪客足太阳膀胱经脉、经筋，循经上犯颈项，经络气血运行不利，脉络阻滞而致痹；或外感风热，风热夹痰，凝于颈项，阻滞经脉，而致项痹。《证治准绳》曰："颈项强急之证，多由邪客三阳经也。寒搏则筋急，风搏则筋弛；左多属血，右多属痰。颈项强急，发热恶寒，脉浮而紧。此风寒客于三阳经也。"

疾病日久，或者患者年老肾衰，或房事不节，肾气衰弱，久而及肝，肝肾亏虚，骨弱髓空，颈筋失养，致颈项骨肉酸痛；或缺乏锻炼，身体衰弱，肝肾不足，复受外邪，致经络不畅，气血凝滞，痹阻不通；或先天不足，肾精虚少，骨髓化源不足，气血运行不利，而为先天畸形发为本病。正如《妇人大全良方》所言："肝血虚而筋燥，颈项强急"；《证治要诀》亦言："而致项强不可转移者，皆由肾虚不能生肝，肝虚无以养筋，故机关不利"。

抑或因气滞郁阻而发病，这类患者多因长期低头工作，或睡姿不良、头枕过度偏转，或颈部猛然扭闪、搬重物或攀高等用力过猛，使颈项部肌肉受伤，气血不畅，脉络瘀阻，颈部小关节紊乱错缝，发生疼痛及功能障碍；或跌仆、坠堕等外来暴力，致骨断筋伤，脉络破损，气血凝滞，闭阻不通，而为肿为痛；或足太阳膀胱经脉郁滞不行，气郁气滞而致本病。

本节疾病的辨证论治，应从整体观加以分析，既要辨治局部皮肉筋骨的外伤疼痛这一"标"，又要对外伤引起的气血、津液、脏腑、经络功能的病理生理变化实质这一"本"加以综合分析，这样才能正确认识项痹病的本质和病理现象的因果关系。特别是对颈椎病的认识，西医学根据发病机制及病因的不同，把颈椎病分为颈型、神经根型、椎动脉型、交感神经型、脊髓型等多种分型，传统推拿教材据此也将项痹病的证型分为相应几类，如风寒痹阻证、气滞血瘀证、痰湿阻络证、气血不足证、肝肾亏虚证等，并根据此证型分类施以伤科推拿疗法。我们认为此项痹病的证型分类有悖于中医学以证为主的辨证诊疗方法，颈型、神经根型颈椎病根据临床症状表现应归属项痹病范畴，以伤科推拿治疗手段为主，而椎动脉型、交感神经型、脊髓型颈椎病，根据临床症状从中医辨证角度分析，可归属中医内科学中"眩晕""心悸""痿证"等范畴，治疗上也应以方药和脏腑推拿为首选。这种局部与整体的辨证观，是津沽伤科推拿治疗伤科疾患的原则之一。《医宗金鉴》中曾提到"一旦临证，机触于外，巧生于内，手随心转，法从手出"，津沽伤科推拿尤为重视理论内涵的完善，强调以道论术，本节则重点介绍了以时相性辨证 – 分期论治理论和经筋理论为指导思想的松筋易骨推拿法治疗项痹病的临证施术方案，深度剖析了施术之道。

神经根型颈椎病

神经根型颈椎病是由于颈椎骨质增生、椎间盘退行性变以及颈部损伤等原因导致脊柱内、外平衡失调，刺激或压迫颈神经根而引起的一组综合征。多见于中老年人群。近年来由于工作方式和生活习惯的改变，发病率逐渐上升且有低龄化趋势。

[发病原因]

本病的发生多由长期劳损、骨质增生或椎间盘突出、韧带增厚致使颈椎神经根受压而引发。一般认为，本病发病原因不外内因与外因两端，其中内因多责之于椎间盘退变、先天畸形，外因多责之于急性外伤、慢性劳损与风寒侵袭。

颈椎椎间盘一般从 30 岁以后开始退变，退变从软骨板开始并逐渐骨化，通透性随之降低，髓核中的水分逐渐减少，最终形成纤维化，缩小变硬成为一个纤维软骨性实体，导致椎间盘变薄、椎间隙变窄。由于椎间隙变窄，使前、后纵韧带松弛，椎体失稳，后关节囊松弛，关节腔变窄，关节面长时间磨损，脊柱内、外平衡失调，而导致颈椎椎体、钩椎关节、后关节等部位增生。椎体后关节、钩椎关节等部位的骨质增生以及椎间孔变窄或颈椎管狭窄是造成颈神经根受压的主要病理基础。此外，颈椎的先天性畸形，如颈椎隐性裂、颈椎椎体融合、颅底凹陷、颈肋和颈椎横突肥大以及发育性椎管狭窄等造成颈椎力学上失衡，会促使颈椎提前发生退变。

而外因有三：一为各种急性损伤，如扭伤、碰撞伤、挥鞭样损伤，都可造成颈椎关节、椎间盘、韧带、关节囊等组织不同程度的损伤，从而使脊柱稳定性下降或造成颈椎关节紊乱，直接或间接刺激、压迫神经而产生一系列症状。二为慢性劳损，长期从事低头伏案工作、平时姿势不良、枕头和睡姿不当，均可使颈椎间盘、后关节、钩椎关节、椎体周围各韧带及其附近软组织不同程度地损伤，从而破坏了颈椎的稳定性，促使颈椎发生代偿性骨质增生。若增生物刺激或压迫邻近的神经和软组织则引起各种相应的临床症状和体征。三为风寒侵袭项背部，致肌肉痉挛、血管收缩，影响局部血液循环，神经组织缺血缺氧，从而引起临床症状。

〔临床表现〕

神经根型颈椎病表现为颈项部或肩背呈阵发性或持续性的隐痛或剧痛，受刺激或压迫的颈脊神经走行方向有烧灼样或刀割样疼痛，伴针刺样或过电样麻感；颈部活动时有不同程度受限或发硬、发僵，或颈部呈痛性斜颈畸形；一侧或两侧上肢有放射性痛、麻，伴有发沉、肢冷、无力、握力减弱或持物坠落。

〔治则〕

舒筋活络，解痉止痛，整复错位。

〔治法〕

1. 活络

（1）操作部位：患侧合谷穴、列缺穴、阳谷结、阳溪结、曲池穴、小海结、极泉结、中府结、缺盆结、天鼎结；患侧手阳明、手少阳、手太阴、手太阳经筋上肢循行区域。

（2）手法步骤

①筋穴捏按法：合谷穴、列缺穴、阳谷结、阳溪结、曲池穴、小海结，各1.5分钟；极泉结、中府结、缺盆结、天鼎结，各2分钟。

②经筋推㨰法：手阳明、手少阳、手太阴、手太阳经筋上肢循行区域，每侧2分钟。

2. 舒筋

（1）操作部位：患侧腕关节、肘关节、肩关节。

（2）手法步骤

①舒腕筋：腕关节，操作1次。

②舒肘筋：肘关节，操作1次。

③舒肩筋：肩关节，操作1次。

3. 理筋

（1）操作部位：双侧风池穴、附分穴、魄户穴、膏肓穴。

（2）手法步骤

小旋推按法：风池穴、附分穴、魄户穴、膏肓穴，每穴各3次。

4. 整复

（1）操作部位：头颈部，双侧肩井结。

（2）手法步骤

①拔伸旋转法：头颈部，操作1次。

②提拿法：肩井结，操作1～2次。

〔解析〕

神经根型颈椎病发病早期多由风寒邪久留经筋，并流注经络、血脉，导致"荣血泣，卫气去"，临床表现为"不通则痛"，此期患者颈部疼痛、活动受限。随着病情发展，正不胜邪，缠绵不愈，引起气虚血瘀，气虚推动无力，血瘀滞留不行，不仅引起"不荣则痛"，而且加重"不通则痛"。不论"不通则痛"还是"不荣则痛"，其发病都与气血密切相关，而从不通则痛到不荣则痛，本身就是时相性的变化过程。本病采用推拿治疗多可取得满意效果。传统推拿治疗神经根型颈椎病时多不分期，手法选用及其施用时机的不当会造成一部分患者的神经根粘连，易反复发作，抑或医源性损伤，这些都为临床治疗带来难度。

津沽伤科推拿在治疗本病时遵循时相性辨证分期理论，认为大多数伤科疾病要经历"筋脉拘急证—筋骨错缝证—经络瘀阻证—瘀血阻滞证"的一般发展规律，而发病也是由以肌肉为代表的动力系统向骨性结构为主的静力系统逐渐转化，但在临床就诊时，患者则多是在有效干预下由瘀血阻滞期到经络瘀阻期，再到筋脉拘急期，进而向筋骨错缝期逐渐转归。因此，结合疾病的发病特点进行时相性辨证分期论治，抓住神经根型颈椎病患者发病过程中每个阶段的主要矛盾，针对于不同时期的症状与表现，于不同分期适时选择适宜的推拿手法进行治疗干预。

其中瘀血阻滞期患者临床主要表现为颈肩部疼痛，颈椎活动受限，稍有活动即可使颈肩臂部疼痛加重，疼痛剧烈时难以坐卧，抑或伴有上肢放射性疼痛、头晕沉闷明显、被动以健肢拖住患肢等，影响睡眠。由于此期临床症状多以颈项肩背以及上肢部位出现疼痛、麻木为主，病变多责之上肢经筋，经筋气血流通不利导致患者疼痛明显，故而此时应以治标为主，以通为用，通则不痛。《素问·举痛论》云："寒厥之气交争，致气机逆乱，出现脉满、痛而拒按"，因此颈项局部应慎用手法，或者仅施以按揉手法及于经筋远端进行操作。选取经筋相交的筋结或循行所过之穴位作为作用点，如合谷穴、列缺穴、阳谷结、阳溪结、曲池穴、小海结，根据经筋走行由远及近地施以捏按手法，以活络通经，激发经筋气血运行流转，改善上肢经筋僵滞不利的情况。

筋穴捏按法——合谷穴

津沽推拿的手法特点是法虽相同，但细节各异。如筋穴捏按时，合谷穴是远端第一个操作位置，好比习武健身的起式，要手法标准、认穴准确。具体操作方法如下：受术者取坐位，右侧上肢前伸屈肘（默认右侧为患侧）。施术者站立正对其右侧，以左手掌握住其右侧五指背侧及手背，拇指顶端从受术者虎口推至一二掌骨间近端、第二掌骨桡侧，并向掌心方向按压，其余四指握其小鱼际处，方便使力，施术者右手托住其右侧前臂。受术者即刻感到局部酸胀后，继续加压捏按，以沿手太阴、手阳明经筋向拇指食指放射为佳。

筋穴捏按法——列缺穴

受术者与施术者继前体位。施术者根据用手习惯，以单手掌托其右侧腕部尺侧，拇指关节屈曲顶端吸定压于该穴，其余四指在尺侧腕部对掌运动发力，此手势牢固稳定可以避免列缺穴皮下组织与桡骨茎突处发生相对滑动，最终形成钳合之势以施术。受术者窜麻感可向手太阴经筋拇指处放射。

筋穴捏按法——阳谷结、阳溪结

此处筋结位于腕关节间隙处，可相对用力捏按，故阳谷结、阳溪结多同时操作。双方继前体位。首先嘱受术者右侧掌心向上，施术者先以同侧单手轻握住其右侧尺侧四指并夹于虎口间，向外拽引施力使患肢腕部趋于稍过伸位，腕关节功能位是背伸约 20°，稍过伸位可使关节间隙打开。与此同时，施术者另一手托其患肢腕部，以拇指与对侧食指或中指顶端分别按压阳溪结、阳谷结位置，并嵌入其关节间隙内，持续按压以达解筋活络的作用。以受术者感到患侧腕部手阳明、手太阴及手太阳、手少阴经筋相交周围酸胀为宜。

筋穴捏按法——曲池穴、小海结

曲池穴、小海结亦是钳合相对用力同时操作。双方体位继前。受术者右上肢旋后位，屈肘并掌心向上。施术者以同侧手握持其患侧腕部，另一手以掌心托其患肢肘尖，使受术者前臂自然搭于施术者前臂内侧。施术者将托于肘尖之手的拇指与中指相对置于肱骨外上髁和尺骨鹰嘴尖端尺侧，即曲池穴、小海结的一条力线上，对抗按压如同透穴疗法，刺激深达筋骨，受术者局部酸胀感较为强烈并沿手阳明、手少阴、手太阳经筋向食指、小指窜麻。但手阳明、手少阳经筋肘部区域不宜弹拨，否则可能会造成骨化性肌炎的医源性损伤。

筋穴捏按法——极泉结

受术者取坐位。施术者立于其右侧，嘱受术者右上肢上举过头，施术者左侧手握其腕部向上牵引，右侧拇指指腹在右侧腋窝横纹外上方两筋间取其位，施术者拇指深陷其中，其余四指扶于肩峰助力，拇指指腹在腋动脉前缘处发力，可感到手下搏动感明显，持续一定时间后放平患肢并抬手，则受术者感到热流沿手三阴经筋直至指端、上肢轻松而自然。极泉结位置是临床不宜针刺之处，却是推拿的优势取穴，故“以指代针”治疗伤科疾病，取得了较好的临床疗效。因其解剖结构较为复杂，针灸针刺此处时为防止刺伤血管、神经等组织，常常以极泉下方 1 寸的位置为施术部位，推拿手法则可以直接作用于极泉结的正确位置，取穴准确与否决定了疗效的高低。

筋穴捏按法——中府结

双方体位继前。施术者立于受术者右侧，以右手拇指端在其右侧喙突下缘、胸大肌抵止部上缘的中府结，向肩胛骨外缘方向按压，压强大且深入，刺激中府结气血循经灌注与输布。这里要注意，施术者拇指发力时可借助置于肩部的其余四指，特别是以中指叠放在食指上按压冈上窝外缘，与拇指端相对用力，以强化捏按效果，还可省力增效，更好地达到治疗目的。按压过程中，可注意观察受术者患侧手掌颜色变化，两侧对比其逐渐加深色紫并感麻木发胀方为得气感。

筋穴捏按法——缺盆结

双方体位继前。施术者立于受术者右侧，施术者左手掌置于受术者头顶，受术者向右侧旋转 45°并微低头，施术者右手拇指端按压受术者右侧缺盆结，其余四指置于右侧斜方肌上以稳定用力。在按压时，临床上向内、向后按压方向不同，患者会有不同的感觉。如肩周上肢症状明显，在锁骨上窝锁骨后 1/3 处，拇指垂直发力向下可将臂丛神经锁骨下动脉压于拇指与第一肋骨之间；颈部、肩胛部位肌肉僵紧为主者，拇指端向后内侧颈椎横突方向按压，可将星状神经节压于拇指与横突之间，可改善交感神经生理功能，尤其适用于交感神经型颈椎病。此步操作改善颈部及上肢神经血液循环，按压片刻后松开，患者会出现相应目标部位的酸胀、放电、热流放射等感觉。

筋穴捏按法——天鼎结

双方体位继前。施术者立于受术者右侧，施术者右手扶受术者头部并向右侧一方侧弯20°～30°便于放松筋肉组织，左手拇指于第6颈椎横突前侧、胸锁乳突肌后缘的天鼎结，指向棘突方向按压，并避开颈动脉窦部位。天鼎结在操作上，施术者应保持力度的缓慢柔和，不宜快速暴力，且捏按时间不宜过长，若部分患者出现血压不稳等不适，应立刻停止按压。另外，颈项背部病证明显者，像落枕、痉挛性斜颈、肩周炎等疾病，按压天鼎结的拇指朝向颈椎横突方向会出现头部、肩胛内缘等处的酸胀放射感觉，这也是手法特色所在。

在捏按极泉结、中府结、缺盆结时，应适当延长操作时间，以刺激多条经筋，如同在蛛网中间的位置，能控制整个网络的细微变化，从此处发出波动并沿筋传导各处，促进经筋气血流通再灌注，有效缓解疼痛。

经筋推搣法——手阳明、手少阳、手太阴、手太阳经筋上肢循行区域

双方体位继前。施术者立于受术者右侧，受术者右侧上肢前屈70°左右，肘关节伸直。施术者右手握其右侧腕部，左手型固定，拇指与食指掌面呈环状覆于经筋循行部，即沿手少阳、手阳明经筋从远端向近端平移，维持一定下压力，握其腕关节的手臂内外旋转带动患肢做被动内旋、外旋动作。之后施术者双手交换，左手握其患肢腕部，右手沿手太阴、手太阳经筋重复上述动作。通过被动推按连属的肌肉、筋腱、筋膜、系膜等组织，使阴阳经筋与骨骼、肌肉间相对位移，一张一弛、刚柔并济，达到松筋活络的目的。

经络瘀阻期疼痛症状较之前有所减轻，但颈项肌肉仍然板滞僵硬，颈椎活动受限，遇风寒症状明显，可伴见患肢窜麻疼痛等症状，患者尚可忍受。此阶段是治疗的主要阶段，在活络手法基础上加以舒筋手法，以腕、肘、肩关节的动态调整为主。

舒腕筋——腕关节；舒肘筋——肘关节；舒肩筋——肩关节

受术者取坐位。施术者立于受术者右侧前方，受术者右侧上肢屈肘抬腕。按照经筋循行由远及近，施术者依次在腕关节、肘关节、肩关节做舒筋类手法，具体操作见第四章第二节手法篇中所述。神经根型颈椎病因受压位置不同，症状会有所区别。如引起尺神经损伤，以尺侧一指半手指及小鱼际麻痛萎缩为表现，此时舒腕筋的操作应在阳谷结按压加大力度和尺侧偏屈限度增加；同样，如引起桡神经损伤，桡侧三指半及大鱼际处可出现麻木萎缩，在阳溪结和桡侧偏屈应加大幅度力度；而舒肩筋时，根据臂丛神经损伤情况，在极泉结处可增加3～4次按压弹拨，以增加得气感，受术者会感到上肢窜痛直至指端。

经筋是十二经脉之气结聚散络于筋肉关节的体系。手六经之经筋均结于腕、肘、肩关

节处。在经络瘀阻期，通过均匀柔和的力度，使外力充分透达到腕、肘、肩关节间隙内，做到充分牵拉，可发挥其快速联动的网络功能，调动全身经筋气血运行，使筋骨得养，起到舒筋活络、通经松肌的作用，为后续治疗奠定基础。

小旋推按法——风池穴、附分穴、魄户穴、膏肓穴

受术者取坐位。施术者位于其背侧，两手拇指分别置于两侧风池穴，拇指垂直于穴位方向按压后再向人体中线方向推挤，其他四指自然置于穴位两侧呈扇形借力。两拇指与皮肤没有相对滑动，待向中心横行挤压后，两拇指改变方向向内向下用力挤压，然后再用力向上推挤，后将拇指向外向上旋转，相当于两手拇指同时向下画半圆，再向外上画 3/4 圆，后在风池穴轻轻按揉。施术者两侧拇指同时发力时拇指掌指关节不宜屈曲，手型固定，以肩带肘，最后拇指旋转外旋时，双肘内收、手腕背伸，使拇指重着有力，刺激感强烈，以受术者感到局部皮肤热灼及穴位酸胀为佳。然后，再分别依次施术附分穴、魄户穴、膏肓穴。

筋脉挛急期时疼痛症状已不明显，由于炎症的累积导致部分肌肉出现机化与粘连，临床多表现为颈僵，颈椎活动功能受限。治疗时在舒筋手法基础之上配合以上旋按等理筋手法，使连接颈项部肌肉间相对摩擦滑动，起到理筋解痉、分离粘连的作用。

筋骨错缝期之后颈肩部及上肢麻痛症状消失，但颈肩背及上肢酸沉症状仍存，受凉或劳累后症状加重。此阶段在软组织放松类推拿手法的基础上，配合颈椎的拔伸旋转来整复小关节错位，动作轻巧，又不加重患者疼痛。

拔伸旋转法——头颈部

双方继前体位。拔伸旋转法操作解析可见第四章第四节介绍的方法。临证时注意在施术者双手托住受术者两侧下颌部时，可将两前臂尺侧置于受术者肩部，利用腕部使力，如同杠杆原理撬动抬高头部，达到牵引拉伸颈椎的目的。此时受术者感到颈部轻松疼痛缓解。

提拿法——肩井结

双方继前体位。施术者双手拇指和其余四指置于受术者颈肩部两侧，拇指伸直，四指微曲，指腹相对，吸定于肩井结处皮肤，相对用力捏而提起皮肤及皮下组织，拿而提起，着力持取，使手下肌肤隆起并持续 2～3 秒，迅速放手。受术者先感到肩部挛急酸胀后紧张感、重压感消失，随之呼气放松。

拔伸旋转颈部可以有效加大椎间隙，减少对神经根的压迫，使粘连或错位的筋膜韧带各得其所，缓解局部肌肉痉挛，松解组织粘连，促进血液循环，有利于修复颈椎周围受损的肌肉、韧带等软组织，改善椎间盘、钩椎关节与神经根之间的位置关系，重建椎体间的平衡，修复神经损伤，恢复神经功能。配合提拿肩井结以提振阳气，共同达到放松颈项肌肉、调和颈项经筋气血的作用。

患者经过医生的辨证，当处于筋脉挛急期与筋骨错缝期时可以选择"活络 – 舒筋 – 理筋 – 整复"的一整套方法进行施治，处于经络瘀阻期时选择"活络 – 舒筋"手法施治，若

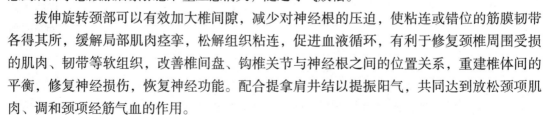

处于瘀血阻滞期则只可施用"活络"手法。经过准确地辨证分期诊治，可以有效避免手法选用及其施用时机的不当所造成的症状加重等问题的出现。由于颈椎病病情复杂，临床症状多样，除推拿治疗外，还可以配合口服汤药、牵引、物理疗法等，有效缓解症状，促进疾病的恢复。

落枕

落枕归属于中医学"项痹病"的范畴，是指休息后出现的以颈部酸胀、疼痛、颈部僵直、活动受限为主要临床表现的一种病证。多因枕头高低软硬不当、卧睡姿势不良或感受风寒等原因引起，因而得名落枕、失枕。本病为颈项部常见病证，多见于青壮年，男性多于女性，冬春季发病率较高，轻者数日可自愈，重者疼痛剧烈，甚至迁延数周不愈，影响工作和生活。

落枕常累及的肌肉有胸锁乳突肌、斜方肌、肩胛提肌以及斜角肌等。其中，胸锁乳突肌的功能是"同侧侧屈，对侧旋转"，只有在头部保持直立位置时，肌纤维束才是最舒展的。长期枕头高低不适会导致颈部肌肉尤其是胸锁乳突肌、肩胛提肌某一侧长期处于挛缩状态。成年人若经常出现落枕，常系颈椎病的前驱症状。

［发病原因］

落枕多因睡卧姿势不良、风寒湿邪侵袭或颈部外伤所致。如因睡眠时枕头过高、过低或过硬，或睡卧姿势不良、颈椎过度偏转等因素，则头颈肌肉处于过伸或过屈状态，导致颈部一侧肌肉长时间受到牵拉紧张，严重时可伴随颈椎小关节扭错，颈部处于过度紧张状态而发生静力性损伤，损伤往往以累及一侧软组织为主，主要表现为肌肉痉挛、局部疼痛不适、活动明显受限等。如因睡眠时受寒、盛夏贪凉，则颈背部肌肉会产生保护性痉挛，或两侧肌张力不对称，以致僵硬疼痛、活动不利。临床中也有少数患者因颈部突然扭转或肩扛重物，肌肉无准备地强烈收缩或被牵拉，导致颈肌纤维或韧带等组织发生损伤；或汽车行驶途中突然急刹车而致颈椎快速前后摆动造成损伤；或素有颈肩部筋伤，稍感风寒或睡姿不良，即可引发"落枕"。

中医学认为，本病的发生多由素体虚弱，缺乏筋肉锻炼，气血不足，循行不畅，筋肉舒缩活动失调，或夜寐颈项部外露，复遭风寒侵袭，致使经络不舒，气血凝滞，筋络痹阻，僵凝疼痛而致。《伤科汇纂·旋台骨》有"因挫闪及失枕项强痛者"的记载，因此颈部突然扭转等颈部外伤，或经常低头工作致使颈肌慢性劳损，也是导致本病的原因。

［临床表现］

患者常表现为颈项部疼痛，动则痛甚，局部痛楚酸胀，肌筋膜有牵拉感，活动受限等，可牵扯到肩背部，部分患者可见上肢疼痛。患者颈项僵硬，相对固定在某一体位，多用手扶持颈项部以减少颈部活动刺激。颈部某一方向活动明显受限，如左右旋转、左右侧弯、前屈与后伸等活动，强行被动活动，则加重疼痛。严重时可有轻微肿胀痉挛，呈被动体位，头部向患侧偏斜，下颌偏向健侧。

〔治则〕

活血舒筋，解痉止痛。

〔治法〕

1. 活络

（1）操作部位：患侧列缺穴、缺盆结、天鼎结、风池穴；患侧足太阳、手阳明经筋颈部循行区域。

（2）手法步骤

①筋穴捏按法：列缺穴、缺盆结、天鼎结、风池穴，各2分钟。

②经筋推搓法：足太阳、手阳明经筋颈部循行区域，单侧共3分钟。

2. 舒筋

（1）操作部位：双侧手三阳经筋颈部循行区域、风府穴、天宗穴、肩外俞穴、肩井结。

（2）手法步骤

①擦法：手三阳经筋颈部循行区域，双侧各3～5次。

②点揉法：风府穴、天宗穴、肩外俞穴，双侧各0.5分钟。

③提拿法：肩井结，双侧操作1～2次。

3. 理筋

（1）操作部位：双侧足太阳、手太阳经筋颈肩部循行区域。

（2）手法步骤

大旋推按法：足太阳、手太阳经筋颈肩部循行区域，双侧共2分钟。

4. 整复

（1）操作部位：颈项部。

（2）手法步骤

颈椎扳法：颈项部，左右扳动各1次。

〔解析〕

落枕的发生与感受风寒湿邪抑或姿势不良有关，如颈项部经脉受邪气侵袭，导致经络不舒、气血凝滞、筋络痹阻，则患者会出现颈项局部活动受限，疼痛明显，并可伴有手三阳经循行部位如肩颈部的挛痛和活动受限。"松筋易骨"推拿法治疗此病疗效确切且见效快。《伤科补要·脱下颏》明确指出小关节错位可能存在于落枕的病理改变之中，"头不能转，使患人低坐，以按摩法频频揉摩，一手按其头，一手扳其下颏，缓缓伸舒，令其正直"，同时也说明整复手法是治疗落枕病的主要手段之一。

对于落枕的经络瘀阻和瘀血阻滞之证，"头项寻列缺"，先以捏按列缺穴开启颈部经络的开关，再施术于颈项部经筋相交的缺盆结、天鼎结，活络通经，以激发经络，促经筋气血运行流转，从而改善手三阳经筋不舒的情况，缓解疼痛。

筋穴捏按法——列缺穴、缺盆结、天鼎结

捏按列缺穴、缺盆结、天鼎结的操作解析见第六章第一节神经根型颈椎病介绍的方法。其中，缺盆结需要向后内侧颈椎横突方向按压，可将星状神经节压于拇指与横突之间，以改善颈部及上肢神经血液循环。上述筋结按压片刻后松开，患者会出现相应目标部位的酸胀、放电、热流放射等感觉。

筋穴捏按法——风池穴

风池穴位于斜方肌上部外缘与胸锁乳突肌上端后缘之间凹陷处。捏按风池穴时，受术者取坐位。施术者立于其右后方（默认右侧为患侧），左手扶于受术者前额，右手拇指置于受术者左侧风池穴，右手中指叠加与食指之上置于右侧风池穴，施术手型呈"马蹄状"即可。然后将受术者头部略向后仰20°左右，使颈部肌群松弛，右手三指使力方向分别指向对侧眼部，充分按压并略向受术者中线挤压，后逐渐将头恢复原位，缓慢起手放松。以受术者感到耳后枕下酸胀为宜。

经筋推揉法——足太阳、手阳明经筋颈部循行区域

在足太阳、手阳明经筋颈部循行区域施以经筋推揉法，其位置与胸锁乳突肌、斜方肌走行相一致。双方继前体位。施术者右手虎口张开置于其颈后部，拇指指腹置于右侧耳后，其余四指掌面贴附于左侧颈部以助力，以前臂的旋前旋后运动带动拇指分别沿右侧经筋自上而下推按至第7颈椎棘突一侧和锁骨前端天突穴一侧，呈一定压力并反复数次，以达到理筋整复、松肌解痉之效。与左侧对比施术者手下可感到其筋肉僵硬、痉挛、硬结等，受术者感到推拿后颈部活动度明显改善。

擦法——手三阳经筋颈部循行区域

双方继前体位。施术者以单侧手掌的小鱼际部位分别着力于手三阳经筋颈部受术部位，其腕关节伸直，使手掌掌面和前臂相平，以肩关节和肘关节联合屈伸运动，带动小鱼际及小指尺侧面沿经筋循行做均匀的往返摩擦运动，以局部发热微红为佳。

点揉法——风府穴、天宗穴、肩外俞穴

双方继前体位。施术者两手拇指指腹叠加着力于受术者风府穴，双手手掌及其余四指环抱受术者头部的颞部和枕后方。手型固定后，拇指做轻柔缓和的小幅度环旋揉动，并带动皮下组织一起运动，由内而外，反复操作。若中指揉时欲增加压力，可将食指叠压住中指指甲以助力，以受术者感到局部酸胀为度。双方体位不变，施术者双手拇指指腹分别依次置于双侧天宗穴、肩外俞穴，双手手掌及其余四指握持肩上部以固定，手型固定后，以拇指指腹为发力点，做轻柔缓和的小幅度环旋揉动，并带动皮下组织一起运动。以受术者感到局部酸胀为度。

辅以以上舒筋理筋手法，作用于手三阳经筋颈部循行区域，可引血归筋，以改善局部筋脉挛急之证，有效促进病位局部的气血运行；配合拇指点揉风府穴、天宗穴、肩外俞穴，亦能有效祛散风邪，疏通局部经筋气血。

提拿法——肩井结

此步操作特色见第六章第一节神经根型颈椎病所述。肩井结位于足少阳经筋，系手三阳、足少阳、足太阳经筋之会，是连接颈肩部活动的门轴，颈、肩、头部各个方向的活动均是以肩井结为支点。提拿法于该处可以使五条经筋张弛有道，缓解肌肉紧张痉挛，改善颈部活动不利等症状。

大旋推按法——足太阳、手太阳经筋颈肩部循行区域

继以在足太阳、手太阳经筋颈肩背部循行区域施以大旋推按法。受术者取俯卧位。施术者立于其右侧，用单侧手掌或掌根部着力于受术者经筋循行区域，即从枕后斜方肌附着点开始分别沿肩胛内外缘，以肘关节为支点，前臂做主动运动，带动腕及手掌做小幅度的环旋揉动，并带动皮下组织一起揉动。此时要求掌根部稍用力下压，以加大深透力，解痉理筋，为下一步整复打好基础。

颈椎扳法——颈项部

最后施以颈椎扳法。嘱受术者坐位，自然放松颈项部肌肉。施术者立于受术者右后方，一手持续托起其下颌，另一手扶持其后枕部，使颈略前屈、下颌内收。施术者双手同时用力向上提拉，维持牵引力量 20 秒，并缓慢左右旋转受术者头部 5～6 次。在颈部微前屈的状态下，施术者两手协调动作，相反方向用力，迅速向右侧加大旋转幅度，把关节旋转至最大活动限度并有阻力感，停留 1～3 秒，在感知医患双方相互配合协调的状态之下，再做一个有持续向上牵引力、瞬间小幅度的旋转扳动的扳动手法，其颈椎局部可有关节弹响。要注意患者头部的角度，以略前倾为宜，既可使颈部筋肉松弛，又利于关节间隙加大，使筋骨舒展、血脉流通，起到滑利关节、纠正解剖位置异常的作用。

手法治疗落枕效果明确，一般 1～3 次治疗后症状可明显缓解或痊愈。反复落枕者需要加强日常生活调护，不宜长时间伏案工作，注意避免颈部受寒，平时加强功能锻炼。

颈部扭挫伤

颈部扭挫伤是由各种暴力使颈部过度扭转、牵拉，或受暴力直接打击，造成的颈部软组织损伤。主要是由于突然扭转、前屈、后伸所致，临床上以颈部疼痛、活动受限为主要症状，可发生于任何年龄，以青壮年为多见。有明确的外伤史，部位多在胸锁乳突肌、斜方肌、肩胛提肌等处。除筋伤外，有时可能合并有颈椎骨折或脱位，甚至可损伤颈段脊髓，需仔细甄别。骨折和脱位不纳入津沽伤科推拿治疗的范围。

〔发病原因〕

本病发生多因颈部骤然扭闪、搬重物或攀高等过程中用力过猛，使颈部肌肉受到过度牵拉；或颈部突然前屈后伸，或反复数次较小的屈伸活动，容易造成颈部筋络损伤；或因钝性物体打击颈部软组织，造成急性损伤。

［临床表现］

伤后颈部一侧疼痛，疼痛可向肩背部放射。颈部活动受限，以旋转侧屈受限明显，因此患者不敢活动颈部，头多偏向患侧。在患处可触及到条索状硬结或肿块，局部有轻度肿胀。有的患者可出现头痛、头胀等症状。

［治则］

舒筋活血，消肿止痛。

［治法］

1. 活络

（1）操作部位：患侧合谷穴、列缺穴、阳谷结、阳溪结、小海结、曲池穴、云门穴、缺盆结、天鼎结；双侧足三阳、手三阳经筋颈部循行区域。

（2）手法步骤

①筋穴捏按法：合谷穴、列缺穴、阳谷结、阳溪结、小海结、曲池穴、云门穴，各1分钟；缺盆结、天鼎结，各2分钟。

②经筋推揉法：足三阳、手三阳经筋颈部循行区域，每侧各2分钟。

2. 舒筋

（1）操作部位：双侧手三阳经筋颈部循行区域、肩井结。

（2）手法步骤

①指揉法：手三阳经筋颈部循行区域，每侧各1分钟。

②提拿法：肩井结，操作1～2次。

3. 理筋

（1）操作部位：双侧附分穴、魄户穴、膏肓穴。

（2）手法步骤

小旋推按法：附分穴、魄户穴、膏肓穴，各3～5次。

4. 整复

（1）操作部位：头颈部。

（2）手法步骤

拔伸旋转法：头颈部，操作1次。

［解析］

从病理生理角度来讲，颈部的运动性较大且不易受保护，其主要依靠头颈部及肩背部肌肉来维持稳定性。因此，颈椎关节、韧带、肌肉及椎间盘等组织常易因跌仆或扭转而损伤，造成肌肉、筋膜、韧带等组织牵拉伤，从而引起颈部疼痛和活动障碍。如果伴有纤维组织撕裂，还可出现局部出血、炎性物渗出、水肿等病理改变。

颈部扭挫伤最易出现筋脉挛急、筋骨错缝的表现，津沽伤科推拿对此证的治疗重在先活络舒筋，后理筋整复。手法治疗多用于急性损伤恢复期及陈旧性扭挫伤。我们选取颈部经筋相交的筋结或循行所过的穴位，如合谷穴、列缺穴、阳谷结、阳溪结、小海结、曲池穴、云门穴，沿经筋走行方向依次施以捏按法，以通经活络，改善局部血液循环，促进上肢气血运行，从而利于局部肿胀、瘀血消散。其中列缺穴、阳谷结、阳溪结、小海结、曲池穴的捏按操作解析见第六章第一节神经根型颈椎病介绍的方法。

筋穴捏按法——合谷穴

针对本病，合谷穴的操作与前文有所不同。具体操作如下：受术者取坐位（默认右侧为患侧）。施术者站立正对其右侧，左手拇指置于合谷穴，其余四指和手掌自然握持手背。手型固定后，施术者以拇指指腹为发力核心，向掌心方向按压，其余四指对抗发力以增强拇指刺激力度，待受术者即刻感到局部酸胀后，继续加压并以垂直于手阳明经筋循行走向的方向进行往返拨动。

筋穴捏按法——云门穴

双方继前体位。施术者以右手大拇指按压于云门穴，其余四指自然放置于受术者同侧肩部，操作过程与第六章第一节神经根型颈椎病中府结操作类似。云门穴的血管、神经分布密集，指端的用力方向会明显影响施术效果。施术拇指的按压方向应垂直体表，目的是准确找到穴位，其余四指搭在肩背侧，起到支点作用。另外，在施术拇指接近锁骨之后，施术者要保证向下按压的力度，继续使手腕向下压，施术手以其余四指为支点，拇指顺势沿锁骨下缘及喙突内侧，再补充施加向上及向外的按压力度。以受术者感到酸胀为度。施术时要以柔和深透、逐渐加力的方式作为施术原则，大拇指缓慢按压，施术时手要缓压缓抬、稳定用力以持续发力。

筋穴捏按法——缺盆结、天鼎结；经筋推揉法——足三阳、手三阳经筋颈部循行区域

本步操作的整体过程可参考第六章第一节神经根型颈椎病介绍的方法，但由于疾病发病机制不同，操作力度会有所调整。颈椎扭挫伤的病变部位和症状多集中于颈项部局部，并不像神经根型颈椎病伴有上肢症状，故本步操作对缺盆结、天鼎结的施术力量点到为止，通过对锁骨下动脉和臂丛神经的有效刺激，改善颈部的血液循环并解除颈部软组织的痉挛状态。再以经筋推揉法操作于颈部阳经经筋，能够消散瘀血，松解肌肉痉挛，通络止痛。此外，推揉法较普通揉法刺激量小，具有舒筋通络、理气止痛的作用，同时又可避免对受损颈部软组织的过度刺激。经筋推揉法操作见第六章第一节落枕。

指揉法——手三阳经筋颈部循行区域；提拿法——肩井结

在指揉手三阳经筋颈部循行区域时，受术者取坐位，施术者站其后侧，除拇指以外，双手其余四指合并，并将指腹分别置于颈部两侧手三阳经筋循行区域，即颈部胸锁乳突肌内外缘、斜方肌外缘等处，施术者四指指腹施加一定压力，以肘关节为支点，前臂做主动摆动，带动腕关节摆动，指腹沿颈部手三阳经筋循行，自上而下做轻柔的小幅度的环绕，

并带动皮下组织一起运动，受术者感到颈部轻松活动增强。通过对手三阳经筋在颈部循行区域的手法操作，以松解局部痉挛的经筋，疏通局部经气，恢复经筋司关节能力，并且有助于增强颈部肌肉力量，维持颈部稳定。之后承接提拿肩井结，可有效调整斜方肌、肩胛提肌等扭挫伤易损的肌肉，起到活血、舒筋、通络之效。提拿肩井结操作见第六章第一节神经根型颈椎病。

小旋推按法——附分穴、魄户穴、膏肓穴；拔伸旋转法——头颈部

随后受术者取俯卧位，施术者立于一侧，采用的理筋整复步骤与第六章第一节神经根型颈椎病操作一致，即配合施用小旋推按法于附分、魄户、膏肓穴以行气通络、助筋行血。最后受术者取坐位，施术者立于其后方，以拔伸旋转的整复手法来改善患者颈部活动受限的问题。具体操作解析见第六章第一节神经根型颈椎病。

整套手法操作后，受术者疼痛及活动受限均减轻，局部筋肉得到松解。由于部分患者可能因痉挛的肌肉压迫神经及椎动脉，从而引发头痛、头晕的症状，因此我们选用的整复手法相对保守，动作较轻柔，既能有效恢复颈椎的活动度，又可防止颈部软组织产生粘连及挛缩。

胸廓出口综合征

胸廓出口综合征是指胸廓出口区锁骨下动、静脉和臂丛神经受压引起的临床症候群，又名前斜角肌综合征、颈肋综合征等。臂丛神经和锁骨下动、静脉经前、中斜角肌与第1肋骨形成的三角形间隙进入锁骨下，再通过锁骨与第1、2肋骨形成的间隙，从胸小肌的深面进入到腋窝。病理情况下，上述间隙变窄均会引起神经、血管的卡压而产生相应的症状。本病临床主要表现为上肢痛、麻、肿、胀、凉、白、紫，也是上臂痛的常见原因之一。

〔发病原因〕

本病多因颈部后伸、侧屈位时，头部突然向对侧旋转，或长期从事旋颈位低头工作，对侧前斜角肌受牵拉扭转而发生损伤，或提拎重物损伤，使斜角肌痉挛、肿胀，刺激或挤压从其间穿越的血管-神经束而产生相应症状。胸廓出口处的肌性和骨性结构及其间隙的异常都可对臂丛神经和锁骨下动、静脉造成压迫，或局部的炎症性增生、粘连和肿块也是造成压迫的原因。其中，骨性结构异常包括颈肋、第7颈椎横突过长以及高位胸骨、高位第1肋骨、外生骨疣、外伤引致的锁骨或第1肋骨骨折、肱骨头脱位等情况，使第1肋骨长期刺激臂丛神经，致使受臂丛支配的前斜角肌发生痉挛，进而加重臂丛神经受压；肌性结构异常是指斜角肌痉挛、肥厚、变性等则易造成锁骨上部臂丛及锁骨下动脉受压。上肢某些动作也会造成间隙变窄，如上臂过度外展、肩部向后下垂、颈部伸展、面部转向对侧以及深吸气等可使肋锁间隙缩小，神经和血管受压迫的程度加重。

〔临床表现〕

胸廓出口综合征因神经、血管受压部位及程度的不同而产生的症状各不相同，一般包

括局部症状、神经症状和血管症状。

局部症状表现为锁骨上窝压痛，有时可触及锁骨下动脉的狭窄后扩张膨大；前斜角肌局部肿胀，常呈手托患肢或上举患肢而不敢下垂。

神经症状包括疼痛和麻痹。患肢有放射性疼痛、麻木或触电感，尤以前臂、上肢尺侧及手指明显。少数患者偶有交感神经症状，如瞳孔扩大、面部出汗、患肢皮温下降等，重者甚至可出现霍纳综合征。任何需要抬高、持续使用上肢或手的活动，包括手臂伸过头顶、举物过头顶、长时间打字或在电脑前工作、开车和打电话，都可使上述症状复发或加重。此外，当臂丛神经长期受压，可出现患肢小鱼际肌肉萎缩、肌力减退、难以持重，有笨拙感。

血管症状是指早期因血管痉挛使动脉供血不足而造成的患肢皮肤温度降低、皮肤颜色苍白，后期可因静脉回流受阻，而出现手指肿、胀、凉、白现象，严重时可见色紫等。

〔治则〕

舒筋活血，通络止痛。

〔治法〕

1. 活络

（1）操作部位：患侧合谷穴、列缺穴、阳溪结、阳谷结、小海结、曲池穴、云门穴、极泉结、中府结、缺盆结；双侧手少阳、手阳明、足太阳经筋颈部及上肢循行区域。

（2）手法步骤

①筋穴捏按法：合谷穴、列缺穴、阳溪结、阳谷结、小海结、曲池穴、云门穴，各 1 分钟；极泉结、中府结、缺盆结，各 2 分钟。

②经筋推�法：手少阳、手阳明、足太阳经筋颈部及上肢循行区域，每侧各 2 分钟。

2. 舒筋

（1）操作部位：患侧腕关节、肘关节、肩关节。

（2）操作手法步骤

①舒腕筋：腕关节，操作 1 次。

②舒肘筋：肘关节，操作 1 次。

③舒肩筋：肩关节，操作 1 次。

3. 理筋

（1）操作部位：双侧肩井结、膏肓穴。

（2）手法步骤

小旋推按法：肩井结、膏肓穴，每侧各 3～5 次。

4. 整复

（1）操作部位：患侧天鼎结、缺盆结，头颈部。

（2）手法步骤

①经筋拨法：天鼎结、缺盆结，各 3～5 次。

②拔伸旋转法：头颈部，操作 1 次。

[解析]

中医学认为，本病多因过度劳累，或风寒外袭，寒邪客于经络，筋脉凝滞，致使经脉运行不通，气血流通不畅，进而发为肿痛；或因病程日久，瘀血阻滞，筋脉失去濡养，不荣则痛，发为本病。本病的发病主要责之于手少阳、手阳明、足太阳经筋，临床大多表现为手少阳、手阳明、足太阳经筋循行部位的疼痛和麻木，因此我们主要选取在腕、肘、肩部相交的筋结和循行所过穴位为作用点。

筋穴捏按法——合谷穴、列缺穴、阳溪结、阳谷结、小海结、曲池穴、云门穴、极泉结、中府结、缺盆结；经筋推㨰法——手少阳、手阳明、足太阳经筋颈部及上肢循行区域

首先，依照第六章第一节神经根型颈椎病和落枕中所描述的筋穴捏按法操作。受术者取坐位，施术者立于其右侧前方（默认右侧为患侧），于合谷穴、列缺穴、阳溪结、阳谷结、小海结、曲池穴、云门穴施以捏按法，初步放松上肢的经筋，再进行捏按极泉结、中府结与缺盆结，这三个筋结是上肢经筋交会较丰富的部位，从解剖学角度来看，此区域正是本病发病部位所在，受术者感到局部酸胀明显。后施术者立于其后方，配合经筋推㨰法推㨰手少阳、手阳明、足太阳经筋颈部及上肢循行区域，也符合本病损伤的臂丛神经支配区域位置，以促进神经修复，可直接调节臂丛神经的神经支配和锁骨下动、静脉的供血情况，充分发挥活络作用。受术者感到受压麻木有所减轻。经筋推㨰法与前文描述一致，可参考第六章第一节神经根型颈椎病和落枕。

舒腕筋、舒肘筋、舒肩筋——腕关节、肘关节、肩关节

由于经脉运行不通，气血流通不畅，久则经筋失于濡养，易产生挛缩、移位等病理状况，要想理顺挛缩的经筋，需要在活络的基础上，将经筋舒展开，因此我们分别针对手三阳经筋循行所过之腕、肘、肩，采取舒腕筋、舒肘筋和舒肩筋手法。两者体位同前，并严格按照第四章第二节手法篇章中操作步骤完成。在舒筋过程中，宜增加腕关节的拔伸力量和肘关节屈伸幅度，便于舒展上肢经筋，对臂丛神经支配区域运动及感觉恢复亦有帮助，同时，在舒肩筋过程中，特别关注受术者上肢的热流窜麻感。这里极泉结的按压不同于之前的筋结捏按操作，是在肩关节不同外展位下进行，此时腋下神经血流均处于不同状态下，持续刺激更能对神经恢复起到积极作用。

小旋推按法——肩井结、膏肓穴

待挛缩的经筋得以舒展，再施用小旋推按法推按肩井结、膏肓穴。受术者取坐位，施术者立其后方。施术者双手拇指指腹置于受术者肩井结，其他四指呈扇形夹紧两侧肩峰以固定，辅助拇指发力，两拇指相向用力往内侧第 7 颈椎棘突方向对挤，顺势向下滑动，再向外上呈外弧形展开对称操作，最后两拇指在肩井轻轻按揉，从而促筋行血、引筋归槽。按照上述操作方式施术于膏肓穴。

经筋拨法——天鼎结、缺盆结；拔伸旋转法——头颈部

受术者继前体位。施术者立于其右前方，在筋骨错缝辨证分期的前提下，顺势于天鼎结、缺盆结施用经筋拨法。施术者左侧单手拇指伸直，以指端先后着力于天鼎结部位，余四指自然放置于项背部以助力，右手置于受术者头部以稳定头颈部。施术者左手拇指适当用力下压到一定深度，待受术者有酸胀感，再向垂直筋肉方向做推－扣回的拨动，力量由轻到重，重点在缺盆结处明显感觉皮下筋肉的滑动和相对摩擦，再轻揉数次以缓解不适，以扩大锁骨下三角形间隙的空间，减轻对臂丛神经和动静脉的压迫。本病多是由前斜角肌受牵拉扭转损伤而引起。故最后一步的颈部拔伸旋转法则需延长颈椎牵引拉伸时间，以充分伸展肌肉，通过肌肉的自然回缩使错位的经筋以归其位、各司其属，进而缓解其卡压症状。

第二节　腰痛病

中医推拿治疗腰痛病历史悠久。腰痛是由外感、内伤、劳损或闪挫导致腰部气血运行不畅、脉络绌急或失于濡养引起的以腰部疼痛为主要症状的一种病证。腰痛可因致病因素的不同伴随着强直、放射感、重着等其他症状，如《太平圣惠方》提及"腰痛强直，不能舒展"、《普济方》提及"肾着腰痛，连腿膝不利"、《金匮要略》提及"身体重，腰中冷……腰以下冷痛，腹重如带五千钱"等内容均是描述腰痛病伴随的兼症。

作为临床常见病，历代医家十分重视腰痛病，从病名划分方法中就可看出对本病研究的不断深入。如腰痛、腰背痛、腰脊痛属于部位划分；跌仆闪挫腰痛、肾着、寒腰痛属于病因划分；腰酸、腰软则属于痛性划分。而随着与现代医学的逐步融合，对于腰痛病的诊断多以西医学病名为主，由此可见，腰痛病其实可以包含腰肌劳损、腰椎间盘突出症、急性腰扭伤、腰椎椎管狭窄症等多种病名。

从腰痛病的发病机制来看，主要体现在"不通则痛"和"不荣则痛"两个方面。"不通"是指循行于腰部的经脉、经筋瘀阻不通，如足太阳经筋、督脉等，因各种因素导致瘀阻而引起不通则痛；"不荣"则是指由于气血津液不足或输布障碍导致不能荣养腰部经络、血脉、肌肉、筋骨而引发腰部疼痛。如《诸病源候论·卒腰痛候》指出"夫劳伤之人，肾气虚损，而肾主腰脚，其经贯肾络脊。风邪乘虚，卒入肾经，故卒然而患腰痛"，这说的是长期劳累，感受风邪，突发腰痛。目前，国内规划教材普遍认可的腰痛病证型不外乎以"不通则痛"和"不荣则痛"来划分，如因不通导致的寒湿型、湿热型、瘀血型，因不荣导致的肾虚型，上述的辨证分型方法还是以中医内科学的空间性辨证思路进行划分。但单纯考虑空间性辨证的弊端是无法准确描述腰痛病的动态变化，缺乏治疗可延展性。因此，津沽伤科推拿依据疾病的发病特点以及变化规律，采取"时相性辨证－分期论治"的方法，在疾病发展的动态过程中合理选择适宜推拿手法进行有效干预，强调施术之初首先以经筋

相交之筋结为施术点，施用捏按法以活络舒筋，在提高疗效的同时降低因手法介入不当引起的医源性损伤，从而发挥推拿手法的最大效能。

腰椎间盘突出症

腰椎间盘突出症是指因腰椎间盘发生退变之后，在外力作用下，椎间盘的纤维环破裂，髓核突出，刺激、压迫神经根等组织引起腰部疼痛、坐骨神经放射痛等一系列临床症状的一种疾病。本病临床症状变化规律符合伤科疾病典型的空间性与时相性辨证相结合合诊治特色，即病程发展的瘀血阻滞期、经络瘀阻期、筋脉挛急期、筋骨错缝期四个动态演变阶段。

〔发病原因〕

椎间盘退变是腰椎间盘突出症发病的关键因素，因为腰椎间盘纤维环后外侧比较薄弱，具有加固作用的后纵韧带分布到腰椎时也逐渐变窄，特别是在腰$_{4\sim5}$和骶$_1$之间，其宽度只有原来的 1/2，故当腰椎活动时就造成了自然结构的薄弱点，由于外力作用或积累劳损导致纤维环破裂，髓核容易向左右侧后方突出，刺激和压迫神经根，甚至与神经根发生粘连，引起典型的腰腿痛症状。

〔临床表现〕

本病一般有明显的外伤史或积累劳损史，主要表现为腰部反复疼痛，逐渐向一侧下肢放射，轻重程度不一。下肢放射痛主要沿着足太阳、足太阴经筋等下肢循行部位走行，严重者不能久坐久立，转侧困难，活动受限，尤以腰部后伸和前屈最为明显，咳嗽、打喷嚏、用力大便时，因腹压增高而疼痛加剧。病程较长者，也会在在足少阳、足阳明经筋下肢循行部位出现麻木感，患侧可伴有臀肌和下肢肌肉萎缩、肌力下降现象。

〔治则〕

活血止痛，舒筋整复。

〔治法〕

1. 活络

（1）操作部位：双侧太溪结、解溪结、足三里结、风市结、气冲结、承山结、委中穴。

（2）手法步骤

筋穴捏按法：太溪结、解溪结、足三里结、风市结、气冲结、承山结、委中穴，每结/穴各操作 1 分钟。

2. 舒筋

（1）操作部位：双侧足太阳经筋背部循行区域、肾俞至膀胱俞、踝关节、膝关节、髋关节。

（2）手法步骤

①大旋推按法：足太阳经筋背部循行区域行，每侧 3～5 次。

②小旋推按法：肾俞至膀胱俞，每穴各 3 次。

③舒踝筋：踝关节，每侧各操作 1 次。

④舒膝筋：膝关节，每侧各操作 1 次。

⑤舒髋筋：髋关节，每侧各操作 1 次。

3. 理筋

（1）操作部位：双侧环跳结、足太阳经筋背部循行区域。

（2）手法步骤

①经筋拨法：环跳结，每侧各 3 ～ 5 次。

②经筋旋卷法：足太阳经筋背部循行区域，每侧各 3 次。

4. 整复

（1）操作部位：腰骶部。

（2）手法步骤

①分按法：腰骶部，操作 2 次。

②搬按法：腰骶部，每侧操作 1 次。

③斜扳法：腰骶部，每侧操作 1 次。

④滚迭法：腰骶部，操作 1 次。

⑤起伏法：腰骶部，操作 3 次。

〔解析〕

　　腰椎间盘突出症无论诱发因素如何，其首要解决的问题就是止痛。腰椎间盘突出症属于慢性疾病，其诱发至症状出现需要长时间的病理产物堆积，这个产物多为瘀血，导致不通则痛。因此，针对疾病的瘀血阻滞期，我们首先采用"活络"手法刺激不同筋结，利用筋穴捏按手法施术于足太阳、足阳明、足少阳、足少阴经筋循行相交的筋结或循行所过的关键穴位，即太溪结、解溪结、足三里结、风市结、气冲结、承山结、委中穴。如果把我们的腰椎比作帆船的桅杆，那经筋就是固定桅杆的绳索，筋结就是绳索捆绑的结。若绳索出了问题，桅杆自然不会稳定。因此，我们首先施术的对象便是经筋及相交的筋结或关键穴位。手法从远端开始施术，因为经筋走向是从四肢远端向心性分布的，以同步激发多条经筋气血运行，经筋连属骨骼，从而加强"主束骨"作用，进而稳定骨关节。

筋穴捏按法——太溪结、解溪结

　　受术者取仰卧位，以受术者右侧为例（无特殊说明，下文均以右侧为例）。施术者站其右侧，左手中指叠于食指之上，放于内踝平面后侧的太溪结，左手拇指置于解溪结上。两"结"一线，形成一个"拱桥"型的施术手型。操作部位和手型固定后，以拇指垂直于解溪结向下发力，而中指、食指则向前推按并用力按压太溪结，这样就形成对两个筋结同步的"钳持之力"。操作过程中，施术者可将左手近端指关节"卡"在受术者外踝尖上，可固定手型，稳定施术部位的精准度和力量的持久。施术力量要循序渐进、逐渐增大，待受术者踝关节局部有酸胀感后可加大施术力度，以足跗前部或五趾出现麻木感为宜。

筋穴捏按法——足三里结

受术者继前体位。施术者站其右侧，左手掌自然放于受术者右侧髌骨之上，拇指则置于足三里结处，其余四指自然握持受术者膝关节内侧缘，拇指向内、向下发力按压足三里结时，掌心及其余四指则同步握持发力，形成以足三里结为核心的压力环。这种操作方法可在增强手法力度之余，有效减轻施术者拇指关节因为长期发力引起的劳损。操作时拇指要徐徐向下压，并与掌心和其余四指相对用力捏按。持续一定时间后，待受术者足三里结局部产生酸胀感后，可继续加压，以受术者腓骨侧产生走窜感觉为宜，后渐渐放松。捏按足三里结时，为了增加筋结刺激量，施术者也可以双手操作。施术者站于受术者右侧，双手拇指叠加按于足三里结处，双手其余四指分别环握受术者膝关节内侧和腓肠肌，同时对立发力，可增强足三里结的施术刺激。

筋穴捏按法——风市结

受术者继前体位。施术者站其右侧，右手拇指置于受术者风市结，其余四指和掌心自然握持股四头肌之上。当拇指垂直于风市结逐渐发力之时，其余四指和掌心则开始辅助加持固定，与拇指施术力线形成对立，以增强刺激强度和深度。待受术者产生局部有酸、麻、胀感觉后持续捏按。手法结束时拇指需要逐渐舒缓，同时可以配合向前、向上的推按动作，以放松外侧髂胫束。捏按风市结时，要特别注意的是定位，必须位于大腿外侧髂胫束的后缘凹陷中，这里局部酸胀感较强，如果拇指按到髂胫束上，受术者会出现不适感且得气较弱。

筋穴捏按法——气冲结

受术者继前体位。施术者站其右侧，将左手拇指置于受术者气冲结之上，以向内、向上方向按压发力，其余四指则置于髂前上棘外缘以固定，同时，施术者左手虎口区还可"卡"在受术者髂前上棘下方。这样，施术者右手呈"四指－拇指－虎口"半圆形压力环。这种施术手型可有效维持手法的定位和力度，有助于血流蓄积。待受术者有酸胀和发热感觉时，停止按压并缓慢上抬。操作时以受术者下肢有放射发热感为宜。此手法对于调整下肢经筋气血运行具有重要的作用，经筋畅通者热流感可达脚趾，而经筋不利者，根据阻滞程度不同热流感传导到的位置也不一。气冲结的深层为股动脉，刺激此处时正是间接压住股动脉，相当于在躯干和下肢间筑起一道临时大坝，待血流蓄积到足够大的能量时，释放对动脉的压力，受术者就会感觉到一股热流冲击而下。

筋穴捏按法——承山结、委中穴

承山结和委中穴手法施术特点相似，这里一并说。此步骤操作受术者需变换体位，取俯卧位，施术者站其右侧，可根据用手习惯，将一手拇指垂直按压于受术者承山结上，其余四指则置于受术者小腿胫骨中段前侧与治疗床之间，自然握持，形成与拇指的平行对立。以承山结为中心支点同步发力，形成一个环形握持加压状态。承山结比较敏感，压痛感较强，施术时要注意及时与受术者沟通，调整施术力度。委中穴的施术特点与承山结相似。施术者拇指置于委中穴之上，其余四指置于受术者髌骨与治疗床之间，自然握持髌骨，以委中穴为中心支点，同步发力捏按。这里还要注意委中穴的按压方向，可直接按压于腘动脉上并向下肢倾斜，且指下有跳动感为佳。操作时以受术者感觉下肢触电感为宜。

活络手法的作用部位多集中于下肢。因为本病发病早期腰骶部较为敏感，若推拿手法在局部操作不当，可能会加重临床症状。故在瘀血阻滞期，手法施术多在经筋循行的下肢部。待受术者腰腿痛症状得到一定程度的缓解，进入经络瘀阻期后，则可在腰背部增加大旋推按、小旋推按手法，以充分舒展挛缩的经筋，缓解腰背部肌肉痉挛。此外，十二经筋不是十二条独立的个体，而是像网络一样相互连接沟通，虽然循行分布起始于四肢末端，但结聚于关节，故治疗上还需辅以舒踝筋、舒膝筋、舒髋筋手法，通过对踝、膝、髋关节的捏拿、按压和牵引等手法操作，以调动全身经筋气血运行，使筋骨得养，为骨正筋柔奠定治疗基础。

大旋推按法——背部足太阳经筋循行区域

受术者取俯卧位。施术者站其右侧，用右手的掌根垂直按压背部一侧足太阳经筋循行区域（以大椎穴水平线作为起点），做自上而下的旋环推揉复合运动，至骶髂关节上缘为止。大旋推法的按揉力度以受术者有酸胀感为度，双侧交替进行。这里有一个细节需要注意，在操作过程中，施术者的左手手掌需按于受术者骶骨部位以固定受术者腰骶部。因为虽然受术者疼痛已减轻，但腰椎病变部位还处敏感阶段，这样做的目的在于防止因施术者右手旋推力度掌握不均，带动受术者身体的小幅度摇摆而加重腰骶部的疼痛。其他动作要点可参考第四章第三节的理筋类手法。

小旋推按法——肾俞至膀胱俞

受术者继前体位。施术者站其一侧，双手拇指分别置于受术者两侧肾俞位置，其他四指环抱两侧髂骨以固定，辅助拇指发力。两拇指同时向脊柱横行相对挤压推按，待拇指分别推到骶棘肌肌腹中部，两拇指则转向内、向下用力挤压，然后再用力向上推挤，此时用力最大，以患者感觉局部酸胀、产生肌肉牵拉感时，吸定一定时间（2～4秒），然后将拇指向外向上旋转，逐渐放松压力，最后两拇指在肾俞轻轻按揉。按照上述操作方式从肾俞至膀胱俞依次施术。

针对腰椎间盘突出症，舒踝筋、舒膝筋、舒髋筋的应用目的在于辅助改善局部经脉痹阻状态，为骨正筋柔奠定治疗基础。故操作有别于第四章第二节介绍的舒筋类手法基本操作方法，会略有简化。比如针对本病的瘀血阻滞期，筋穴捏按中已经涉及解溪结、太溪结、足三里结等，故部分舒筋类操作步骤可省略。

舒踝筋——踝关节

受术者取仰卧位。施术者面对其足底端，以左手托住受术者足跟部，注意拇指要指向受术者的头侧，右手则紧握受术者足掌及足趾，双手合力沿下肢方向牵引踝关节，并在牵引状态下使足外翻，将托其足部左手食指顺势压入扩大的踝关节内侧间隙，然后在牵引状态下使足部内翻，将托其足部左手的拇指顺势压入扩大的踝关节外侧间隙。这样便使施术者左手的食指和拇指共同夹持踝关节两侧间隙，其余三指和手掌则托住患者足跟部，右手则在牵引下将足部分别内翻、外翻、背伸、跖屈2～4次。操作以受术者感觉关节拉伸、松解为宜。

舒膝筋——膝关节

受术者继前体位。施术者站其右侧，将其右下肢踝部夹持于右腋下，同时，右手的手掌托住受术者右小腿的后侧，右手拇指置于受术者膝关节内侧副韧带下附着部。左手拇指及食指夹持髌骨上端联合腱的两侧，先伸直其膝关节，再屈曲膝关节，屈曲的过程中，施术者左手拇指及食指推按股四头肌联合腱前部，并向上提拉，同时，右手拇指沿内侧副韧带向上挤压推按，反复2～3次，再将膝关节放于伸直位。若受术者下肢症状比较明显，还可利用右手大鱼际沿受术者膝内侧向腹股沟方向推按2～4次。

舒髋筋——髋关节

受术者继前体位。施术者坐其右侧，并面向其髋关节。根据受术者身材体型的异同可选择单手拇指或双手拇指合力操作。以双手拇指合力操作为例，施术者双手拇指叠加置于环跳结处并用力向内、向上按压，同时，双手其余四指重叠置于髂前上棘处并辅助用力，以维持拇指按压力度。本步骤作为后续环跳结经筋拨法的前序手法，故力度可以稍柔和，以受术者感觉局部酸胀即可。

根据时相性辨证分期思路，经过活络、舒筋手法的治疗后，还需进一步通过理筋手法，如经筋拨法和经筋旋卷法，解除深层神经的高张力状态，并纠正腰背部筋肉扭曲、翻转、挛缩等现象，有效改善筋脉拘急期的状态，使肌肉能够恢复正常的功能位置，为后续整复治疗奠定基础。

经筋拨法——环跳结

受术者取俯卧位。施术者站其左侧，将右侧肘关节尺骨鹰嘴尖端置于受术者右侧环跳结处，以左手虎口环握于肘关节以稳定用力下压，待受术者有酸胀感时，进一步加大压力，以受术者产生沿坐骨神经走向的窜麻感为宜。再做垂直于足少阳经筋循行方向的往返拨动，然后沿着足少阳经筋走向拨至髂前上棘。本操作也是承接前述的舒髋筋手法，不仅可以疏导下肢经气、通利腰腿，还可增强循经感传，使气至病所。从现代医学角度来讲，环跳结的浅层有臀上皮神经，深层有坐骨神经、臀下神经、股后皮神经和臀下动、静脉，此筋结位于坐骨神经总干的位置，为缓解坐骨神经疼痛的扳机点。因此，用肘拨按环跳结，可直接刺激坐骨神经干，使受术者产生麻电和放射感，既可解除神经的高张力状态，也能在局部产生强烈收缩，从而在一定程度上改善突出的腰椎间盘与神经根的压迫关系，直达病所，减缓疼痛。

经筋旋卷法——背部足太阳经筋循行区域

受术者继前体位。施术者站其右侧，双手掌并排，掌心面向脊柱，并将掌根放置受术者右侧的足太阳经筋循行区域，以施术者右手小指对齐受术者大椎穴水平线为准。双手掌根吸定着力点，向脊柱方向平推至皮肤耸起，其余四指屈曲，并与掌根相对用力，握持住耸起的皮肤及皮下组织并提拿抓起。随着施术者腕关节的屈伸动作，向对侧轻轻地卷起推按，依经筋走行顺延操作至骶骨上缘。同法施术于对侧。经筋旋卷法可充分提拉肌纤维，通过手法力量使肌纤维恢复弹性，重新恢复至原始的功能位置，从而有效纠正因损伤导致的腰背部筋肉扭曲、翻转、挛缩等现象。由于旋卷法操作面积大、施术力量强，故需要经过活络、舒筋手法"松筋"后才能施术。

上述手法的治疗目的是为了使腰椎周围的筋肉能够"松"下来，如果受术者腰部肌肉严重痉挛紧张，其施治时的体位难以摆放到施术者理想操作位置，肌肉拮抗力的增加会使受术者自身椎间盘内压进一步升高，而且阻碍施术者操作手法的发力，容易加剧髓核突出导致神经及腰部软组织损伤。所以上述操作皆是为最后一步的"整复"，也是筋骨错位期治疗做准备，筋柔则骨可正。其主要手法包括分按法、搬按、斜扳、搓迭与起伏。

每个手法的基本操作可参考第四章第四节整复类手法内容，但是部分手法也可根据实际情况有所调整。在正式整复关节前，首先利用分按法纠正肌肉、筋膜或关节间的异常位移，使软组织位于正常的功能位置。辅以搬按法挤压、牵拉前纵韧带，使其弛缓放松，增加椎间隙。待受术者腰椎关节周围软组织充分舒缓放松后，再施以斜扳法纠正腰椎病变关节的异常解剖位置，从而缓解神经根压迫。解剖位置纠正后，施以搓迭和起伏手法，以充分调节病变腰椎关节的活动度，松弛紧张的关节，进一步打开椎间隙，减轻椎间盘内压力。

分按法——腰骶部（第 12 胸椎至第 5 腰椎）

受术者取俯卧位。施术者站其左侧，双前臂呈交叉位置，双手五指并拢，右手手指与脊柱方向平行，指尖朝向受术者头侧，并将掌根抵住第 12 胸椎棘突水平面左下缘。左手小鱼际置于第 1 腰椎棘突水平面右上缘，注意手指与脊柱呈 45° 角，以便发力。此时，右掌根向上推按，左手小鱼际同时向下推按，两手向反方向推按分压。两手距离固定，依第 12 胸椎分按向下至第 5 腰椎，反复操作 2～3 次。

搬按法——腰骶部

搬按法在实际操作中需要根据受术者影像学检查，明确间盘突出定位而调整手法施术部位。以 L_5/S_1 间盘突出为例，具体操作如下：受术者取俯卧位。施术者站其右侧，右手掌根向下按压于 L_5/S_1 位置，同时左手托住受术者左侧大腿股骨下端前面，小腿置于施术者上臂，施术者施以向上抬起的牵引力，双手反向配合，右手下压，左手上牵，犹如腰椎"拧毛巾"一样，使前纵韧带弛缓放松，加宽椎体前部的间隙。注意操作时，两手搬按用力不宜过猛，以免关节受损伤；手法操作时，建议保持动作一定时间，以增强牵伸效果；施术时密切关注受术者疼痛程度，勿要以关节弹响作为手法取效的依据。

斜扳法——腰骶部

斜扳法操作可参考第四章第四节介绍的方法。但是操作时需要注意两个关键点，第一个是两个旋转力的发力点；第二个是要根据患者影像学检查，明确间盘突出定位，位置不同旋转力的交点也不同。发力点上一个是肩前部，一个是臀部。根据力学的杠杆原理可知，臀部与腰椎之间的力矩要比肩部到腰椎的力矩短，因此，一般情况下臀部这个力点是根据定位发力的关键。在实际操作中，施术者一手扶持受术者肩前部，另一侧肘关节内侧抵住受术者臀部。这样做的目的是，施术者可以预留出一只手掌固定病变部位，协调定位，提高定位斜扳的准确性。如果斜扳定位是 L_5/S_1，那发力点应该在在臀部，肩前部只起固定作用；如果斜扳定位是 L_2/L_3，那发力点应在肩前部，而臀部就变成起固定作用了；如果斜扳定位是 L_3/L_4，扳动的力量应在两端，即肩前部与臀部同时用等力。当然，杠杆原理的应用还需施术者临床中去慢慢体会。

搂选法——腰骶部

搂选法操作也需要根据受术者影像学检查结果适当调整部分步骤。比如，受术者腰椎间盘突出位置在右后方，可以将操作方法调整如下：受术者取仰卧位，屈髋屈膝。施术者立于其右侧，以左手扶受术者右膝，右手扶住受术者左膝，进行腰部屈曲摇法，先向顺时针旋转摇动，继而逆时针旋转摇动各 3～5 次。施术者右手推按受术者右膝外侧，使双膝关节向左侧倾斜，膝关节尽量接近床面，同时施术者左手按压住受术者右肩前部，两手同时用力推按 1～2 次，然后保持这个拉伸姿势 5～10 秒，以放松拉伸背部腰肌、扩大椎间隙。同法施于对侧，但可不必保持拉伸姿势。

起伏法——腰骶部

起伏法操作可参考第四章第四节介绍的方法。若患者腰椎间盘突出程度较重，施术者可在起伏法操作后增加一步，具体操作如下：受术者取坐位，屈曲双膝，并以双手十指交叉，环抱小腿锁住膝关节。施术者立于其右侧，以右手扶持受术者两小腿中部，左手扶持受术者项部，使其前后起伏（如不倒翁状），反复 3～5 次。然后使受术者保持环抱小腿锁住膝关节的姿势，并躺于治疗床。施术者将左前臂尺侧缘置于受术者双侧髌骨之上，借助身体的重量，迅速下压 3～5 次，以进一步扩大椎间隙，缓解压迫症状。

上述治疗方案是津沽伤科推拿治疗腰痛病的典型代表，掌握本病治疗思路对于理解津沽伤科推拿流派时相性辨证分期理论及松筋易骨推拿法有着重要的启迪作用。

急性腰扭伤

急性腰扭伤是指腰骶、骶髂及腰背两侧的肌肉、筋膜、韧带、关节囊以及滑膜等软组织的急性损伤，引起腰部疼痛及活动功能障碍的一种病证，是腰痛疾病中很常见的一种。主要是由于人体气血不足，肌肉失于充养，突然剧烈运动或外伤所致。多发于青壮年体力劳动者、长期从事弯腰作业和缺乏运动锻炼的人群。

［发病原因］

本病多因突然遭受暴力所致，或由于腰部活动时姿势不正确、用力不当，或搬抬重物时用力过度，以及跌仆闪挫，使腰部肌肉、韧带受到强烈的牵拉、扭转而发生损伤。

［临床表现］

腰部损伤后即刻出现腰痛，疼痛一般较剧烈，呈持续性，部位局限固定，患者多能准确指出疼痛部位。疼痛轻者以手撑腰能勉强行走，重者则完全不能活动，甚至不能翻身、起床，咳嗽、深呼吸时疼痛加剧。为了减轻疼痛，患者常用一手或两手撑住腰部，行走时步履缓慢，步幅较小。

[治则]

舒筋通络，解痉止痛。

[治法]

1. 活络

（1）操作部位：委中穴。

（2）手法步骤

筋穴捏按法：委中穴，1分钟。

2. 舒筋

（1）操作部位：足太阳经筋背部循行区域、肾俞至膀胱俞。

（2）手法步骤

①大旋推按法：足太阳经筋背部循行区域，每侧3～5次。

②小旋推按法：肾俞至膀胱俞，每穴各3次。

3. 理筋

（1）操作部位：足太阳经筋背部循行区域。

（2）手法步骤

①经筋拨法：足太阳经筋背部循行区域，每侧各3～5次。

②经筋旋卷法：足太阳经筋背部循行区域，每侧各3次。

4. 整复

（1）操作部位：腰骶部。

（2）手法步骤

①摇法：腰骶部，操作4～5次。

②引腰法：腰骶部，操作1次。

③搬按法：腰骶部，每侧操作1次。

[解析]

急性腰扭伤是由于暴力或用力姿势不正确而突然引起的肌肉、筋膜和韧带的损伤。一般情况下，发病时机体的正气并未受损，故在临床治疗中，我们依据松筋易骨的治疗思路，首先要及时梳理局部筋脉，通过筋穴捏按委中穴，以畅通局部气血，能起到明显的止痛效果，以便为后续治疗奠定基础。

筋穴捏按法——委中穴

捏按委中穴的操作既可参考第六章第二节腰椎间盘突出症的操作方法，也可根据患者具体情况调整施术方案。比如急性腰扭伤患者早期局部疼痛会较剧烈，因此，可以调整委中穴的刺激力度。调整方式如下：受术者取俯卧位。施术者站其右侧（默认右侧为患侧），将双手拇指叠加，按于委中穴处，双手其余四指可同时环握受术者髌骨以固定，通过双手拇指的按压和其余四指的握力辅助固定，可有效增强对委中穴的刺激力度。委中穴位于足太阳经筋之上，可增强足太阳经筋气血，改善腰与下肢气血的运行，可有效缓解因腰背部急性损伤导致的疼痛。

活络手法的作用多集中于筋结或腧穴局部，待患者疼痛症状稍缓解时，可增加舒筋类手法，如大旋推按法和小旋推按法。这两种操作方法是在活络手法基础上，以腰三角区以及背俞穴上旋推两侧骶棘肌，能有效舒缓拉伸紧张的骶棘肌，达到舒筋解痉的效果。衔接舒筋之后，便可增加理筋类手法，可在足太阳经筋背部循行区域的竖脊肌两侧做经筋拨法与经筋旋卷法，以提拿梳理腰背部足太阳经筋，理筋复位，为后续整复治疗奠定基础。

大旋推按法——足太阳经筋背部循行区域；小旋推按法——肾俞至膀胱俞；经筋旋卷法——足太阳经筋背部循行区域

大旋推按法、小旋推按法和经筋旋卷法操作解析可参考第六章第二节腰椎间盘突出症的操作方法。但是，操作力度要根据患者耐受程度有所调整。比如急性腰扭伤患者，腰部局部疼痛比较明显，在做经筋旋卷法操作时可适当减小施术者腕关节的屈伸动作角度，以降低受术者皮肤及皮下组织的卷起幅度，缓解经筋旋卷法的刺激面积和力度，避免增加受术者疼痛的风险。此外，在第六章第二节腰椎间盘突出症介绍的小旋推按法操作方法中提到，"两拇指在转向内、向下用力挤压，然后再用力向上推挤时，用力最大并吸定一定时间"，在急性腰扭伤操作时，可以省略"吸定一定时间"的步骤，以降低手法对腰椎局部的刺激量。津沽伤科推拿一直强调疾病的时相性发展规律，要及时根据患者实际情况调整治疗方案。

经筋拨法——足太阳经筋背部循行区域

受术者取俯卧位。施术者站其右侧，以拇指指腹着力于受术者左侧足太阳经筋背部循行区域（以大椎穴水平线作为起点），其余四指自然置于脊柱左侧，拇指适当用力下压至一定深度，待受术者有酸胀感时，做垂直足太阳经筋循行方向的往返拨动。操作过程中，其余四指辅助发力作为支点以固定，同时配合拇指拨动频率，其余四指掌指关节还可做小幅度的屈曲运动，这种操作方法不仅可以增加拇指弹拨力度，还可避免因长期发力导致拇指掌指关节的劳损。施术力量由轻到重，以受术者耐受为度。

以上三个步骤主要施用于急性扭伤后的即刻损伤，活络、舒筋、理筋手法，能有效缓解疼痛、梳理经筋、解除肌肉痉挛。但是如果扭伤后失治误治，紧张的肌肉、韧带导致力量不均，会引起腰椎关节出现功能位置的异常，故需要相应的摇法、引腰、搬按等整复手法进行配合，才能有效解决这一问题。整复手法在牵引、拉伸腰部筋肉、椎体时，可调整关节韧带相对异常的位置。一方面可以理顺筋骨的连结，避免筋伤引发小关节的位置变化；另一方面可以通过被动活动关节，"动则生阳"，加速局部阳气的通行而助血运，血可载气而周流全身，而达"通而不痛"。

摇法——腰部

受术者取俯卧位。施术者站其右侧，将右手掌置于受术者腰椎 4 ~ 5 水平位置，另一手掌则叠放于手背之上，施术者双上肢伸直，以手掌为发力点，首先垂直发力，然后以手掌力量带动受术者腰椎做左右摇摆的动作，做 5 ~ 10 次。垂直按压发力时要明确受术者骨质有无异常，且摇摆的幅度需由轻到重，缓慢增加幅度，结束后亦应缓缓卸力，不可突然撤力。

引腰法——腰部

因急性腰扭伤患者腰骶部局部症状较重，故引腰法操作与第四章第四节介绍的方法有所出入。具体操作如下：受术者取俯卧位，施术者位于床尾，助手位于床头。助手双手置于受术者双肩与治疗床之间，反向环抱固定受术者腋下。施术者则位于床尾，用双手分别握住受术者双侧小腿下端或踝部，施术者为主导，助手为辅助固定，双方利用对抗力量沿身体中线着力引腰。施术者力量需要逐渐增大，以缓缓引腰拉伸，时间持续 0.5 分钟后缓慢收力，重复操作 1 ~ 3 次。

搬按法——腰部

针对急性腰扭伤的搬按法操作与第六章第二节腰椎间盘突出症的操作方法略有不同。具体方法调整如下：受术者取俯卧位，施术者站其右侧，右手掌根向下按压于扭伤部位，左手托住受术者左侧大腿股骨下端前面，小腿置于施术者上臂，右手下压，左手上牵，双手反向配合。注意操作时，两手搬按用力不宜过猛，以免关节受损伤。在这里，操作方法删去了下压、上牵的动作固定维持状态，因为急性腰扭伤的发病机制与腰椎间盘突出症不同。这个动作可以增强牵伸效果，使前纵韧带弛缓放松，加宽椎体前部的间隙，缓解突出椎间盘的压迫。但是并不完全适用于急性腰扭伤，为了避免医源性损伤，故删除了此步骤。施术时勿要以关节弹响作为手法取效的依据。

腰肌劳损

腰肌劳损是指腰部肌肉、韧带等软组织由于积累性、机械性等慢性损伤或急性腰扭伤后失治误治而导致的以慢性腰痛为主的一组症状。引起本病的原因很多，常虚实并见，主要是由于劳逸不当、气血失调、筋骨懈怠而成慢性腰痛。本病的发生多伴有不同程度的劳累或外伤病史，反复发作，体征多无其他明显异常。

〔发病原因〕

本病多是由于以腰部活动为主的工作或长期腰部姿势不正确引起的腰背部筋膜和肌肉劳损，导致局部无菌性炎症反复发作，产生的肌酸不能及时排出，久则继发纤维变性或形成瘢痕和粘连，刺激压迫脊神经后支而引起腰痛。若再感受风寒湿邪侵袭，则会使腰部局部炎症加重，腰痛症状则迁延难愈。

〔临床表现〕

本病的主要临床表现为腰部疼痛，疼痛多呈隐痛，时轻时重，反复发作，劳累后加重，适当活动或者改变体位时可以减轻症状。常喜用双手本能地捶打足太阳经筋的腰部循行部位，少数患者会在臀部和大腿后上部出现胀痛表现。腰部俯仰动作多无障碍，一侧或两侧骶棘肌、髂骨嵴后部或骶骨后部腰背肌止点处有压痛，病情严重时活动稍受限。神经系统检查多无异常。

〔治则〕

活血通络，舒筋止痛。

〔治法〕

1. 活络

（1）操作部位：双侧承山结、委中穴、大肠俞、关元俞。

（2）手法步骤

①筋穴捏按法：承山结、委中穴，每穴各 1 分钟。

②封腰法：大肠俞、关元俞，每穴各 1 分钟。

2. 舒筋

（1）操作部位：双侧足太阳经筋背部循行区域。

（2）手法步骤

大旋推按法：足太阳经筋背部循行区域，每侧 3 ～ 5 次。

3. 理筋

（1）操作部位：双侧足太阳经筋腰背部循行区域、肾俞至关元俞。

（2）手法步骤

①经筋拨法：足太阳经筋背部循行区域，每侧各 3 ～ 5 次。

②小旋推按法：肾俞至关元俞，每穴各 3 次。

4. 整复

（1）操作部位：腰骶部。

（2）手法步骤

①分按法：腰骶部，操作 0.5 分钟。

②引腰法：腰骶部，操作 1 次。

③�（扳？）法：腰骶部，操作 1 次。

〔解析〕

《素问·生气通天论》中提及"阳气者，精则养神，柔则养筋"，足太阳"为诸阳主气"，人体的阳气内可养神，外可柔筋。若因劳损致足太阳经脉、经筋不利，会引起腰骶部肌肉痉挛、疼痛，甚至活动受限。因此，我们依据足太阳经筋循行由远及近的原则，利用筋穴捏按手法和封腰法依次刺激委中穴、承山结、大肠俞和关元俞。通过刺激不同筋结，激发经筋气血运行，在缓解疼痛的同时稳固骨关节。在恢复腰骶部局部气血运行基础上，辅以大旋推按法，在充分舒展挛缩经筋的同时，进一步缓解腰背部肌肉痉挛。

筋穴捏按法——承山结、委中穴

操作方法可根据受术者腰骶部症状进行调整。如受术者局部症状相对较轻，可参考第六章第二节腰椎间盘突出症的操作方法。若受术者腰骶部症状较重，可改变施术手型，加大捏按力度，具体操作可参考第六章第二节急性腰扭伤的操作方法。在强力捏按后，还可配合按揉法，在放松局部肌肉的同时，进一步巩固捏按后的施术效果。以委中穴为例：受术者取俯卧位。施术者站其右侧（默认右侧为患侧），将双手拇指叠加置于委中穴处，双手其余四指环握受术者髌骨前方以固定，双手拇指做有节律的按揉动作，频率50次/分钟，以受术者感觉酸胀为宜，按揉1～2分钟。

封腰法——大肠俞、关元俞

腰肌劳损的封腰法可与摇腰法相结合，以增强封腰效果。以大肠俞为例，具体操作：受术者取俯卧位。施术者站其右侧，并将双手拇指叠加置于右侧大肠俞位置，同时，双手中指叠加置于左侧大肠俞位置，其余三指可自然放置于左侧大肠俞两边，以辅助中指发力。拇指和中指同时向下徐徐按压，待受术者感觉腰部酸胀后，以双肘关节的屈曲运动，通过拇指和中指的支点，带动受术者腰椎做左右摇摆的动作，做5～10次。摇腰结束后，拇指和中指继续在大肠俞位置按压，并加大力度，以受术者出现腰至下肢放射样感觉为宜。按照上述操作方法再施术于关元俞。

大旋推按法——足太阳经筋背部循行区域

在承接筋穴捏按和封腰等舒筋类手法后，可辅以大旋推按法。具体操作可参考第六章第二节腰椎间盘突出症的操作方法。但是针对本病，大旋推按的施术范围不用仅仅局限于足太阳经筋的循行部位，可根据患者临床症状适当增加至全背部（从大椎穴水平线至双侧髂前上棘高点连线之间），通过自上而下贯通松解背部筋肉，调动人体背部整体气血流通再灌注，在进一步缓解挛痛症状的同时，促进肌肉损伤再修复。

根据时相性辨证分期思路，经过活络、舒筋手法的治疗，还需进一步通过经筋拨法和小旋推按法等改善筋脉挛急期的状态，使筋肉能够恢复正常的功能位置。

经筋拨法——足太阳经筋背部循行区域

经筋拨法的操作与第六章第二节急性腰扭伤的操作方法相似，但在操作力度上会强于急性腰扭伤。具体操作方法调整如下：受术者取俯卧位。施术者站其右侧，双手拇指叠加，置于受术者左侧足太阳经筋背部循行区域（以大椎穴水平线作为起点），双手其余四指自然交叉置于脊柱左侧作为支点以固定，双手拇指适当用力下压至一定深度，待受术者有酸胀感时，沿脊柱自上至下，做垂直足太阳经筋循行方向的往返拨动，以松解粘连，从而缓解因肌肉静力性收缩导致的局部组织过度牵扯或伸展劳损状态。

小旋推按法——肾俞至关元俞

小旋推按肾俞至关元俞的操作解析可参考第六章第二节腰椎间盘突出症的操作方法。力度可根据患者耐受程度进行调整，以通过不同方向作用力在竖脊肌和腧穴上进行强力刺激，加速经气运行，使得气感传导扩散，从而达到活血通络、松解粘连、理筋止痛的作用。由于小旋推按法刺激力度较大，故可在小旋推按法后衔接肾俞至关元俞区域的掌揉法和搓法，以促进局部气血运行，缓解小旋推按法对筋肉的强刺激。

最后施以整复手法，以分按法纠正因腰部过于频繁活动导致的肌肉、筋膜或关节间产生的相对位移。再配以一定力量的引腰牵引，充分拉伸腰背部肌肉和腰椎关节，进一步调整腰椎关节的细微异常改变，促进曲度恢复。后以搋迭手法使腰椎被动的屈曲和左右旋转，从而牵伸挛缩的关节囊和韧带，充分增大椎间隙，减轻椎间盘内压力，避免因腰肌劳损导致的进一步损伤。

分按法——腰骶部

腰肌劳损分按法的操作解析可参考第六章第二节腰椎间盘突出症介绍的方法。施术范围可扩大为从第 7 颈椎至第 5 腰椎。由于腰肌劳损的发病机制与腰椎间盘突出症不同，并没有明确的病变关节，故分按第 7 颈椎至第 5 腰椎，以整体纠正背部肌肉、筋膜或关节间产生的相对位移。

引腰法——腰骶部

腰肌劳损属于慢性疾病，与急性腰扭伤发病机制不同，故该引腰法的操作方法不采用第六章第二节急性腰扭伤介绍的双人引腰方法，可直接参考第四章第四节的引腰法，通过受术者的辅助完成即可。

搋迭法——腰骶部

腰肌劳损搋迭法的操作解析与第六章第二节腰椎间盘突出症介绍的方法略有不同。具体操作如下：受术者取仰卧位，屈髋屈膝。施术者立于其右侧，以左手扶受术者右膝，右手扶住受术者左膝，进行腰部屈曲摇法，顺时针、逆时针旋转摇动各 3～5 次。然后使受术者保持屈髋屈膝的动作，并处于中立位。施术者将左前臂尺侧缘置于受术者双侧髂骨之下，借助身体的重量，迅速下压 3～5 次，以充分延伸背部肌肉、拉伸背部腰肌。

腰椎管狭窄症

腰椎管狭窄症是指由于腰椎椎管、神经根管或椎间孔狭窄或变形，压迫神经根或者刺激脊髓而引起的以长期反复腰腿疼痛、间歇性跛行为主要症状的疾病。好发于 40 岁以上的中老年人。腰椎管狭窄症属于中医学"痹证"之腰腿痛范畴。中医学认为，"肝主筋，肾主骨"，先天不足是本病的根源。腰为脊之下枢，督脉之要道，藏诸筋，会诸脉。由于后天劳作过度，耗伤气血；或外伤暴力，气血瘀滞；或外感风寒湿热邪，阻滞经脉，以致筋脉失养，筋肌挛急，从而产生腰腿痛症状。

［发病原因］

腰椎管狭窄可分为先天性和后天性。由于先天发育异常所致的，称为先天性腰椎管狭窄；由于腰椎退变或者外界暴力等因素所引起的，称为后天性腰椎管狭窄。其中由于腰椎及其附属结构发生退行性病变所引起的，称为退变性腰椎管狭窄；由于腰椎峡部不连或退变而发生椎体滑脱，上下椎体前后移位使椎管进一步变窄，称为脊柱滑脱性腰椎管狭窄，同时腰椎滑脱，可促进退行性变，更加重椎管狭窄；脊柱受外伤时，特别是外伤较重引起脊柱骨折或脱位时，亦常引起椎管狭窄；也有因术后引起椎管狭窄的情况，多由于脊柱融合术后引起棘间韧带和黄韧带肥厚或植骨部椎板增厚，尤其是后路椎板减压后再于局部行植骨融合术，其结果使椎管变窄压迫马尾或神经根，引起腰椎管狭窄症。

［临床表现］

腰椎管狭窄症最典型的症状就是腰腿痛和间歇性跛行。患者常在步行一二百米时产生腰腿痛，弯腰休息或下蹲后症状会立即减轻或消失，若继续行走，疼痛又会出现。当神经根管或椎间孔狭窄引起相应的神经根受压，有些患者表现为间歇性跛行，有些则表现为持续性放射性神经根症状，疼痛性质多为酸痛、麻痛、胀痛、窜痛，疼痛的程度因人而异，当脊柱后伸时症状加重，前屈时症状减轻。少数患者因椎管过于狭窄，压迫马尾神经及神经根而影响二便功能，造成大、小便控制力下降甚至失禁，或下肢不完全性瘫痪。

腰椎管狭窄患者往往主观症状重，客观体征少。检查脊柱偏斜不明显，腰椎正常，但有后伸痛。直腿抬高试验多正常，部分患者会有轻中度牵拉痛。少数患者下肢肌肉萎缩，跟腱反射有时减弱或消失。

［治则］

舒筋通络，解痉止痛。

［治法］

1. 活络

（1）操作部位：双侧太溪结、解溪结、足三里结、承山结、委中穴、风市结、气冲结、大肠俞、关元俞。

（2）手法步骤

①筋穴捏按法：太溪结、解溪结、足三里结、风市结、气冲结、承山结、委中穴，每穴各 0.5 分钟。

②封腰法：大肠俞、关元俞，各 0.5 分钟。

2. 舒筋

（1）操作部位：双侧足太阳经筋背部循行区域、肾俞至膀胱俞、髋关节。

（2）手法步骤

①大旋推按法：足太阳经筋背部循行区域，每侧 3～5 次。

②小旋推按法：肾俞至膀胱俞，每穴各 3 次。

③舒髋筋：髋关节，操作 1 次。

3. 理筋

（1）操作部位：双侧环跳结。

（2）手法步骤

经筋拨法：环跳结，每侧各 3 ～ 5 次。

4. 整复

（1）操作部位：腰骶部。

（2）手法步骤

①引腰法：腰骶部，操作 1 次。

②搬按法：腰骶部，每侧操作 1 次。

③揉迭法：腰骶部，操作 1 次。

④起伏法：腰骶部，操作 3 次。

〔解析〕

腰椎管狭窄的病理特征为骨性或纤维性增生、移位导致一处或多处管腔内径狭窄，而其中的骨性增生与纤维增生的问题，也就是中医学理论中的"筋"与"骨"的病变问题。中医学认为，"腰为肾之府"，本病发生的主要内因是先天肾气不足，或后天肾气耗损过度，加之慢性劳损、风寒湿邪等原因，以致邪阻经络，气血瘀滞，经筋失养。《灵枢·经脉》曰："骨为干，脉为营，筋为刚，肉为墙，皮肤坚而毛发长。"筋为刚，主司运动，是发挥关节运动功能的源动力；骨为干，是支持关节运动功能的核心。筋骨并重说的就是软组织与骨需共同调治，"骨正筋柔"才是最佳的机体状态，二者不可偏废。津沽伤科推拿坚持从中医经筋理论和西医解剖学角度出发，强调筋骨并重、动静结合、内外兼治的伤科治疗原则，重视筋骨之间的功能调节，通过不同推拿手法的相互配合，形成了完整的"松筋易骨"治疗方法。

在治疗本病过程中，首先以筋穴捏按作为首要的活络操作，通过对太溪结、解溪结、足三里结、承山结、风市结、气冲结，以及足太阳经筋上的委中穴重点捏按，疏通下肢气血，濡养经筋，为下肢的气血运行扩宽道路，同时经气回环还能反作用于腰部，以疏通腰部痹阻经络。

筋穴捏按法——太溪结、解溪结

太溪结捏按操作：受术者取仰卧位。施术者站于治疗床尾部，面对受术者双足底，将左手拇指置于受术者右侧太溪结上，其余四指环握右侧外踝，以辅助拇指发力按压太溪结（默认右侧为患侧），待受术者出现局部酸胀时，拇指与其余四指继续同时对抗，加压发力形成捏按之势，以受术者有触电、放射感为宜。解溪结捏按操作：受术者与施术者继前体位。施术者双手拇指叠加置于受术者右侧解溪结上，双手其余四指交叉，并环握跟腱后侧，双手同步发力按压，形成与双手拇指的对抗力，以增强解溪结的刺激。太溪结是足少阴肾经所过，解溪结是足阳明胃经所过，二者配合，既可补先天又可滋后天，共奏濡养筋骨之功。

筋穴捏按法——足三里结

受术者继前体位。施术者站其右侧，右手拇指置于受术者右侧足三里结，而中指叠加于食指之上置于受术者右侧阴陵泉穴，形成两点一弧的施术手型。此时，拇指、中指、食指同时发力，以捏按之力同步刺激足三里结和阴陵泉穴。待受术者足三里结局部产生酸胀感后，可继续加压，以受术者腓骨侧产生走窜感觉为宜，后渐渐放松。足三里结是足阳明、足少阳经筋之会，位置正是"上循骭，结于膝"之处，故刺激足三里结，可沟通内外经气，引体内经气外透下肢，有效缓解腰部及下肢疼痛。

筋穴捏按法——风市结

风市结的捏按方法与第六章第二节腰椎间盘突出症介绍的方法相似。由于风市结位于下肢肌肉丰厚处，故可根据受术者体型适当调整操作方法，以增强刺激力度。具体如下：受术者取仰卧位。施术者站其右侧，双手拇指叠加置于受术者风市结，双手其余四指和掌心自然叠加，握持股四头肌之上。当拇指垂直于风市结逐渐发力之时，双手其余四指和掌心则开始辅助加持固定，与拇指施术力线形成对力，以增强刺激强度和深度，待受术者感觉局部有酸、麻、胀后持续捏按。手法结束时双手拇指可保持位置不变，进行风市结的按揉，以放松外侧髂胫束。

筋穴捏按法——气冲结

气冲结的捏按方法与第六章第二节腰椎间盘突出症介绍的方法相似。在这里介绍另一种施术方式。受术者取仰卧位。施术者坐其右侧，面对受术者髋关节，将左手食指、中指、无名指、小指并拢置于腹股沟区，其中中指置于气冲结之上，拇指则自然放置于髂前上棘外下缘固定，辅助其余四指以向内、向上方向按压发力。由于本步骤操作施术时间较长，且需要持续按压，故施术者右手的虎口区还可"卡"在受术者髂前上棘下方，以进一步稳定施术手型，有助于血流蓄积，增加释放对动脉的压力。受术者会感觉到一股热流冲击而下。

筋穴捏按——法承山结、委中穴

关于承山结、委中穴的捏按操作，在第六章已经介绍，有三种不同的操作方法。针对本病的治疗，施术者可以结合受术者临床表现选择不同的操作方法：若下肢症状较轻，可参考第六章第二节腰椎间盘突出症介绍的方法；若下肢症状明显，可参考第六章二节急性腰扭伤介绍的方法；若捏按后受术者局部痛感较剧，可参考第六章第二节腰肌劳损介绍的方法。

封腰法——大肠俞、关元俞

本病的封腰法可参考第六章第二节腰肌劳损的操作方法，但也有略微调整。以大肠俞为例，具体操作如下：受术者取俯卧位。施术者站其右侧，并将双手拇指叠加置于右侧大肠俞位置，同时，双手中指叠加置于左侧大肠俞位置，其余三指可自然放置于左侧大肠俞两边，以辅助中指发力。拇指和中指同时向下徐徐按压，待受术者感觉腰部酸胀后，拇指和中指的按压方向由向下改为向内、向下的方向，形成类似捏按法一样的“钳持之力”，以进一步激发腰部气血流通、改善肌紧张。以受术者出现腰至下肢放射样感觉为宜。然后，以双肘关节的屈曲运动，通过拇指和中指的支点，带动受术者腰椎做左右摇摆的动作，做5～10次。按照上述操作方法再施术于关元俞。

衔接活络手法，继而对腰背部进行大旋推按法、小旋推按法和舒髋筋等舒筋手法，以进一步舒筋活络，避免筋脉的挛缩导致筋骨位置的不协调从而加重椎管的狭窄。由于上述操作并无特殊，故谨守第六章第二节腰椎间盘突出症所提到的特色要素即可，以保证疗效。在这里，则重点介绍经筋拨法——环跳结。

经筋拨法——环跳结

本病介绍的环跳结拨法与第六章第二节腰椎间盘突出症的方法略有不同。具体操作如下：受术者取俯卧位。施术者站其左侧，将右侧肘关节尺骨鹰嘴尖端置于受术者右侧环跳结处，左手的手掌则置于右侧髂前上棘处，右肘与左手掌同步相对发力，可增强对环跳结的按压刺激。待受术者有酸胀感时，再做垂直于足少阳经筋循行方向的往返拨动。这种操作方法可以进一步增强得气感，松解粘连、紧张的筋膜和纤维组织，提高理筋的效果，增加经筋对局部关节约束力。适用于体型肥胖的患者。

最后，在腰部充分放松的前提下，以引腰、搬按、滚迭、起伏等一系列运动关节类手法，调整椎体间位置，拉大椎间隙，解除粘连，增加椎管相对容积，缓解椎管内压力。通过以上操作对筋骨进行整体调节，先松筋后易骨，最终达到骨正筋柔的治疗效果。其中引腰、搬按的操作与前文特点相似，参考第六章第二节腰椎间盘突出症和急性腰扭伤的操作方法即可。在这里，重点介绍滚迭、起伏的操作。

滚迭法——腰骶部

滚迭法操作可参考第六章第二节腰椎间盘突出症的操作方法，但是根据本病的发病特点，操作方法略有调整。具体操作如下：受术者取仰卧位，屈髋屈膝。施术者立于其右侧，以左手扶受术者右膝，右手扶住受术者左膝，进行腰部屈曲摇法。先向顺时针旋转摇动。当完成360° 一周旋转到中立位时，施术者双手推动受术者双膝，使受术者处于过度屈髋屈膝的姿势，并保持5～10秒，以充分拉开椎间隙，缓解压迫症状。此为1次完整动作。按照上述流程做顺、逆时针旋转摇动各5次。然后，施术者右手推按受术者右膝外侧，使双膝关节向左侧倾斜，膝关节尽量接近床面，同时施术者左手按压住受术者右肩前部，两手同时用力推按1～2次，然后保持这个拉伸姿势5～10秒，以放松拉伸背部腰肌、扩大椎间隙。同法施于对侧，但可不必保持拉伸姿势。

起伏法——腰骶部

起伏法操作可参考第六章第二节腰椎间盘突出症的操作方法，但是根据本病的发病特点，操作方法略有调整。具体操作如下：受术者取仰卧位，屈曲双膝，并以双手十指交叉，环抱小腿锁住膝关节。施术者立于其右侧，以右手扶持受术者两小腿中部，左手扶持受术者项部，使其前后起伏（如不倒翁状），反复 3 ～ 5 次。然后受术者在仰卧位时保持屈髋屈膝、环抱小腿锁住膝关节的姿势，而施术者将左前臂尺侧缘置于受术者双侧髌骨之下，以固定受术者姿势一定时间，以充分扩大椎间隙。最后，借助身体的重量，迅速下压 3 ～ 5 次，以充分缓解压迫症状。

腰椎小关节紊乱

腰椎小关节紊乱，俗称闪腰，包括后关节错位、后关节滑膜嵌顿及后关节炎。是指因外伤、退行性改变及先天发育等因素改变了腰椎小关节的正常解剖位置，致使腰椎功能紊乱而产生的一系列临床综合征。腰椎小关节紊乱为临床多见的一种疾病，是引起腰痛的常见原因，以腰部疼痛和功能障碍且不能自行复位等为主要表现，多发于 20 ～ 45 岁青壮年，男性多于女性。本病属于中医学"骨错缝"的范畴，其发病主要与身体劳倦、正气不足、外感风寒湿邪，或腰部用力不当，产生扭挫伤，以致经脉不畅、经筋拘紧、气血瘀滞等因素密切相关。

人体的腰椎小关节有自身的结构特点，其后关节由上位椎骨的下关节突及下位椎骨的上关节突所构成。小关节面有软骨覆盖，具有一小关节腔，周围有关节囊包绕，其内层为滑膜，能分泌滑液，以利关节运动。腰椎关节突、关节面的排列则为半额状位及半矢状位，其横切面近似弧形，对伸屈、侧屈及旋转均较灵活，腰骶部活动范围较大，所以腰骶后小关节亦较松弛。此结构特点是腰椎小关节紊乱发生的源头。

〔发病原因〕

本病多因姿势不良或突然体位改变引起腰椎小关节错缝，部分韧带、关节囊紧张以及反射性肌肉痉挛，使关节处于不正常或扭曲的解剖位置上，引起腰部剧烈疼痛和功能障碍，也可由于急性期治疗不当而形成慢性腰痛。

常见病因有三：一为后关节滑膜嵌顿。多发生于腰骶关节，与该处关节面排列有关。腰骶关节面介于冠状位和矢状位之间的斜位，关节松弛，活动度大，可作屈伸、侧弯和旋转运动。当腰部前屈旋转动作时，可使关节间隙加大，滑膜突向关节腔。在突然伸直时，滑膜被嵌夹于腰骶关节面之间。关节囊有脊神经后支的神经末梢分布，故一旦发生滑膜嵌顿，即可出现难以忍受的腰痛。二为后关节错位。常在腰部负重或激烈运动时，不经意地扭转、闪腰，使脊椎过度扭曲并且腰肌紧张，关节囊、韧带受到牵拉，使后关节移位，引起剧烈腰痛，其疼痛程度较滑膜嵌顿为轻。三为后关节炎（又称后关节劳损）。多因前者处理不当，或因椎间盘变性，引起后关节负量的增加。当腰部后伸活动时，上下关节突间关节面发生冲撞而受阻、反复撞击、磨损，使关节面的软骨破坏。长期的不良刺激，造成关节面硬化，关节突变尖锐，关节滑膜增厚，引起腰部疼痛和僵硬。习惯性姿势不良也可对后关节活动产生不利的影响，久之则出现慢性腰痛。

［临床表现］

本病主要症状是腰部剧痛、刺痛或顽固性酸痛，患者往往屈身侧卧，腰不能挺直，不敢动弹，惟恐别人触碰。常被误诊为急性腰肌扭伤，疼痛局限于受累关节突以下，可有向一侧臀部、骶尾部的发散性疼痛。少数病例可向下肢膝盖平面以上扩散，但疼痛部位较深，且区域模糊。

久病患者，长期处于固定姿势，局部出现僵硬，疼痛加重。症状之轻重与气候变化、活动等因素有关，晨起时腰部剧痛、僵硬，轻微活动后疼痛可减轻，过劳后疼痛增剧。休息加重、活动减轻是本病之特征。

［治则］

通络止痛，理筋整复。

［治法］

1. 活络

（1）操作部位：双侧委中穴、风市结、大肠俞、关元俞。

（2）手法步骤

①筋穴捏按法：委中穴、风市结，各1分钟。

②封腰法：大肠俞、关元俞，每穴各1分钟。

2. 舒筋

（1）操作部位：双侧足太阳经筋背部循行区域、第7颈椎棘突至第5腰椎棘突、肾俞至膀胱俞、髋关节。

（2）手法步骤

①大旋推按法：足太阳经筋背部循行区域、第7颈椎棘突至第5腰椎棘突，每侧各5次。

②小旋推按法：肾俞至膀胱俞，每穴各3次。

3. 理筋

（1）操作部位：双侧环跳结、足太阳经筋背部循行区域。

（2）手法步骤

①经筋拨法：环跳结，每侧各3次。

②经筋旋卷法：足太阳经筋背部循行区域，每侧各3次。

4. 整复

（1）操作部位：腰骶部。

（2）手法步骤

①引腰法：腰骶部，操作1次。

②搬按法：腰骶部，每侧操作1次。

③斜扳法：腰骶部，每侧操作1次。

④搓抖法：腰骶部，操作 1 次。

[解析]

"筋出槽、骨错缝"是腰椎小关节紊乱产生的基本病机。筋出其槽、骨离其位，导致腰椎小关节紊乱，亦引起腰背部的气机失调，气血筋脉不通，筋骨关节不利；脊柱内外源稳定系统的失衡加速了脊柱退变。只有通过临床治疗使筋回槽、骨复位，才能通调气血经脉运行，恢复原有脊柱稳定性，进而减缓退变，减少相应症状的发生，促进机体正常活动。

在纠正"筋出槽、骨错缝"之前，需要以活络、舒筋手法疏通气血，解除筋肉的拘挛紧张，为手法整复做准备。选择足太阳膀胱经远端气血流注的委中穴以及足少阳、足阳明经筋交会处风市结，以按压的手法促进气血灌注于腰背部经络，同时在筋结处"按而留之"，注意选取位置及手法角度的重要性，使力道逐渐渗透循筋传导至疾病所在的层面，达到解除腰背筋脉痉挛的目的。其中，捏按委中穴并无特殊要求。若受术者局部症状较轻，可参考第六章第二节腰椎间盘突出症的操作方法；若局部症状较重，可参考六章第二节急性腰扭伤的操作方法。在这里，重点介绍一下捏按风市结合封腰法的另一种操作模式。

筋穴捏按法——风市结

受术者取俯卧位。施术者站其右侧（默认右侧为患侧），右手拇指按压于风市结处，其余四指则顺势放于受术者股四头肌和治疗床之间。同时，施术者的左手掌置于与拇指同水平位置的大腿内侧，以"右手拇指－右手其余四指－左手掌"三个角度同步发力，形成三个方向的力量钳持，以增强对风市结的刺激力度。

封腰法——大肠俞、关元俞

封腰法的操作在第六章已经介绍过多次。本病的治疗可参考第六章第二节腰肌劳损介绍的操作方法。在这里有个小细节要注意，封腰法是双侧穴位同步施术，一般来讲拇指的作用力度会强于中指力度，故封腰法可以根据受术者双侧症状的异同，调换施术者的方位。如受术者左侧症状较重，施术者的拇指则施术于左侧；若受术者右侧症状较重，施术者的拇指则施术于右侧，以增强刺激力度。

大旋推按法——足太阳经筋背部循行区域、第 7 颈椎棘突至第 5 腰椎棘突

大旋推按法的操作可参考第六章第二节腰椎间盘突出症介绍的方法。针对本病，我们可以增大施术范围。在常规进行大旋推按法的操作后，施术者用右手的掌根垂直置于第 7 颈椎棘突，做自上而下的旋环推揉复合运动，至第 5 腰椎棘突为止。这种操作方法既兼顾了片状范围，又有精确病灶点的结合，以解痉舒筋。

小旋推按法——肾俞至膀胱俞

小旋推按法操作与第六章第二节腰椎间盘突出症介绍的方法相似，但略有调整。具体操作方法如下：受术者取俯卧位。施术者站其右侧，双手拇指分别置于两侧肾俞位置，其他四指环抱两侧髂骨以固定。拇指首先有节律的在肾俞穴按揉半分钟，以疏通气血，放松

局部筋肉，然后两拇指同时向脊柱横行挤压推按，待拇指分别推到骶棘肌肌腹中部，两拇指则转向内、向下用力挤压，然后再用力向上推挤，此时用力最大，以受术者有局部酸胀、肌肉牵拉感时，吸定一定时间（2～4秒），然后将拇指向外、向上旋转，逐渐放松压力，最后两拇指在肾俞轻轻按揉。按照上述操作方式从肾俞至膀胱俞依次施术。

衔接舒筋操作的下一步，是对坐骨神经出口处的环跳结行经筋拨按，此处肌肉丰厚，通常以肘尖作用于此区域，不仅镇痛解痉，更便于促筋回纳。辅以经筋旋卷法彻底放松腰背肌肉，都是为整骨复位奠定基础。

经筋拨法——环跳结

受术者取俯卧位。施术者站其左侧，将右侧肘关节尺骨鹰嘴尖端置于受术者右侧环跳结处，以左手虎口环握于肘关节以稳定用力下压，待有酸胀感时，进一步加大压力，当受术者感觉沿坐骨神经走向的窜麻时，施术者立即快速转动右侧腕关节半分钟，通过腕关节的高频率运动传递至尺骨鹰嘴尖端，以增强循经感传。最后，再做垂直于足少阳经筋循行方向的往返拨动。

经筋旋卷法——足太阳经筋背部循行区域

本操作与第六章第二节腰椎间盘突出症的操作方法类似，但略有调整。具体操作方法如下：受术者继前体位。施术者站其右侧，双手掌并排，掌心面向脊柱，并将掌根放置受术者右侧的足太阳经筋循行区域，以施术者右手小指对齐受术者大椎穴水平线为准。双手掌根吸定着力点，向脊柱方向平推至皮肤耸起，其余四指屈曲，并与掌根相对用力，握持住耸起的皮肤及皮下组织并提拿抓起。施术者双侧腕关节保持背伸状态，使被抓起的皮肤及皮下组织持续卷起牵拉，依经筋走行顺延操作至骶骨上缘。同法施术于对侧。

上述筋穴捏按，封腰，大、小旋推和经筋拨按等方法，均是为最后的"整复"手法做准备。针对此病的"骨错缝"，先以引腰拉伸腰部经筋，增加腰椎间隙，后以搬按手法促使突出关节回纳，以斜扳、搓迭手法使上下关节突向同方向旋转，调整腰椎小关节相对位置，达到整复目的。这里的斜扳强调要在一个两侧的牵引力下发生旋转，不仅安全且疗效更好。通过拉伸、扳按、扭转，使前后纵韧带张弛有度，加宽椎体间隙，促进关节囊和韧带紧附锥体，纠偏畸形，解除神经受压状态，助于恢复脊柱稳定性，减轻退变，有效缓解腰痛症状。其中引腰法、斜扳法、搓迭法的操作并无特殊要求，可参考第六章第二节腰椎间盘突出症和急性腰扭伤介绍的操作方法。

搬按法——腰骶部

本病搬按法的操作与腰椎间盘突出症的操作略有不同。具体操作方法如下：受术者取俯卧位。施术者站其右侧，右手掌根向下按压于腰骶部病变位置，同时左手托住受术者左侧大腿股骨下端前面，小腿置于施术者上臂，施术者施以向上抬起的牵引力。双手反向配合，右手下压，左手上牵，然后，左手托住受术者左侧大腿向施术者怀中方向横向上抬，右手则继续按压腰骶部病变部位，犹如腰椎"拧毛巾"一样，使前纵韧带弛缓放松，加宽椎体前部的间隙。注意操作时两手搬按用力不宜过猛，以免关节受损伤。

第三节　肢体痹证

中医学对伤科肢体疾患的认识最早可以追溯至夏商时期，商代的甲骨文卜辞中就有"疾手""疾肘""疾胫""疾止"等病名的记载。《黄帝内经》中对伤科疾病的原因归纳为"坠堕""击仆""举重用力""五劳所伤"等，张仲景也提出"四肢九窍，血脉相传，壅塞不通，为外皮肤所中也"。归结起来，引起肢体皮肉筋骨损伤的原因主要是外界因素，如跌仆、坠落、撞击、闪挫、负重、持续劳损等所引起的损伤都与外力作用有关。而本节中大部分疾病都与持续劳损有关，《素问·宣明五气》中说："久视伤血，久卧伤气，久坐伤肉，久立伤骨，久行伤筋，是谓五劳所伤。"长时间保持相同姿势，会使肢体某部位的皮肉筋骨持续紧张；或长时间重复一个动作，会使皮肉筋骨被反复多次地牵拉、摩擦等。这种持续的外力刺激就会造成损伤，如果损伤长期积累下去，超出机体的承受范围，就会发病。长时间重复做同一动作，比如打网球时持续挥动球拍，使前臂腕伸肌群反复牵拉，容易引起肱骨外上髁炎。外感六淫也可引起筋骨、关节疾患，导致关节疼痛、活动不利。外力损伤之后，风寒湿邪最容易乘虚侵袭，痹阻经络，以致气机壅塞、血脉不畅，引起肌肉挛缩或松弛无力，进而加重肢体关节功能障碍。

《素问·长刺节论》中说："病在筋，筋挛节痛，不可以行，名曰筋痹。"这句话论述了肢体关节的疼痛及功能障碍多属筋伤、痹证范畴。《伤科汇纂》中对筋伤的不同情况有更详细的描述："如伤筋者，寒则拘紧，热则松弛，在手足所过之处，则支转筋而痛……在肩则肩不能举，在膝则膝不能屈伸……皆筋之病也，亦不可不明。"伤科疾病的发生和发展与皮肉筋骨、脏腑经络、气血津液等都有密切的关系，《正体类要》曰"肢体损于外，则气血伤于内，营卫有所不贯，脏腑由之不和"，强调了肢体损伤与气血脏腑的关系。众所周知，人体是由皮、肉、筋、骨、脏、腑、经、络、气、血、津、液等共同组成的有机整体，多者相互协作共同完成复杂的生命活动，它们无论在生理活动还是在病理变化方面都有着不可分割的联系，既相互联系，又相互制约，既相互依存，又保持着相对的平衡。所以，在本节伤科肢体疾患的诊疗过程中，津沽伤科推拿继承前辈诊治经验，立足整体观念，将空间性辨证与时相性辨证相融合，将推拿手法与疾病变化规律相契合，以时相性辨证 – 分期论治理念为指导思想，以经筋结聚的骨节突出部位为施术重点，适时应用松筋易骨推拿法进行辨证施治，在治疗疾病的同时注重预后调养、瘥后防复。

肩关节周围炎

肩关节周围炎是最常见的肩部筋伤疾病，是指肩关节周围肌肉、肌腱、滑液囊及关节囊的慢性损伤性炎症，临床上以肩关节疼痛和功能活动障碍为主要特征的一种病证，疾病后期可见肩关节僵硬萎缩、活动明显受限。肩关节周围炎归属于中医学"肩痹"范畴，是由外伤、慢性劳损、退变、感受风寒湿邪等多种因素导致。其病名较多，因夜晚睡眠时肩部感受寒邪导致的称"漏肩风"或"露肩风";因肩关节活动受限,如同凝结不动状态的称"肩凝症"或"冻结肩";因常多见于 50 岁左右的中老年人,故又称"五十肩"。

肩关节是人体活动范围最大的关节,由肩肱关节、肩锁关节、胸锁关节、肩胛胸壁关节、盂肱关节、喙锁关节共同构成的关节复合体。肩关节周围囊括了斜方肌、背阔肌、三角肌、冈上肌、冈下肌、肩胛下肌、小圆肌、胸大肌、胸小肌、肱二头肌、肱三头肌、喙肩韧带、喙肱韧带、盂肱韧带等,在诸多肌肉、韧带共同协作下维持肩关节的稳定性与灵活性。肩部尚有诸多关节囊,起到润滑肩关节的作用,以保证其灵活运动。

[发病原因]

肩关节周围炎多是在肩关节周围软组织退行性变的基础上,如冈上肌腱炎、肱二头肌腱炎、肩峰下滑囊炎等,加之肩部受到轻微的外伤、积累性劳损、受凉等因素的作用后,未能及时治疗和坚持功能锻炼,导致肩部活动功能降低,以致肩关节粘连,进而出现肩部疼痛及活动受限的一类疾病。西医学多认为其发病与自身免疫异常有关,因 50 岁左右为更年期阶段,此阶段性激素水平急剧下降,神经、内分泌及免疫功能失调,致使肩袖及肱二头肌长头肌腱等部位磨损后出现自身免疫反应,并逐渐导致弥漫性关节囊炎。此外,本病还与精神心理因素、体内感染病灶等有关。

[临床表现]

本病发病多隐袭进行,初期疼痛轻微,后逐渐加重且受累区域逐渐扩大。肩部自发性疼痛,疼痛常为持续性,可为酸痛、钝痛或呈刀割样痛,夜间痛甚,常影响睡眠。疼痛一般局限在肩部,多以肩关节的前、外侧部为重,可放射至同侧的颈背部、肘部或手部,可因肩臂运动加重。尚有部分颈源性肩周炎,表现为先有颈椎病的症状和体征,继而发生肩周炎。慢性期时肩关节周围广泛压痛,但以肩峰下滑囊、结节间沟、喙突、大结节等部位最明显,且可触及到结节状或条索状阳性反应物。肩关节周围炎发作时各方向活动受限,以外展、外旋、后伸最为显著,难以完成梳头、穿衣等动作,呈现典型的"冻结状态",此期持续时间较长,通常为 2 ~ 3 个月。恢复期时肩痛基本消失,肩关节慢慢松弛,关节的活动度也逐渐增加。恢复期的病程与前期创伤程度以及慢性期粘连的程度直接相关,病程长者可出现肩臂肌肉萎缩,尤以三角肌最为明显。

[治则]

舒筋活络,松解粘连。

[治法]

1.活络

(1)操作部位:患侧云门穴、中府结、缺盆结、天鼎结、肩井结。

(2)操作手法

筋穴捏按法:云门穴、中府结、缺盆结、天鼎结、肩井结,各 1 分钟。

2. 舒筋

（1）操作部位：双侧附分穴、魄户穴、膏肓穴。

（2）手法步骤

小旋推按法：附分穴、魄户穴、膏肓穴，各 3～5 次。

3. 理筋

（1）操作部位：患侧手三阳经筋肩部循行区域、肩关节。

（2）手法步骤

①经筋拨法：手三阳经筋肩部循行区域，操作 3～5 次。

②舒肩筋：肩关节，操作 1 次。

4. 整复

（1）操作部位：双侧肩部及上肢。

（2）手法步骤

①摇臂法：双侧肩部及上肢，每侧操作 3 次。

②运肩法：双侧肩部，每侧操作 0.5 分钟。

③大旋法：双侧肩部及上肢，每侧操作 0.5 分钟。

④双牵法：双侧肩部及上肢，操作 1 次。

⑤和络法：双侧肩部及上肢，操作 1～3 次。

[解析]

肩关节周围炎的发病与手三阳经脉瘀阻、经筋不利密切相关，手三阳经筋循行于上肢及肩部外侧，调节着肩臂肌肉、关节活动。因此，在治疗时我们选用经筋相交的筋结为主要作用点及穴位，如云门穴、中府结、缺盆结、天鼎结、肩井结。

筋穴捏按法——云门穴、中府结、缺盆结、天鼎结、肩井结

上述筋结和穴位的捏按方法可参考第六章第一节神经根型颈椎病和颈部扭挫伤介绍的方法，也可根据受术者疼痛及关节活动程度适度增加捏按力度。如云门穴，可采用双手联合按压的方式，具体操作如下：受术者取坐位。施术者立于其右侧斜前方（默认右侧为患侧），双手拇指相叠置于云门穴，双手其他四指相叠握持受术者同侧肩上部，手型固定后，以双手拇指为核心，其余四指对抗发力捏按云门穴。此种操作手法可增强手法对筋结的刺激力度，但也要注意施术力量要徐徐加压、柔和深透。缺盆结的捏按操作同神经根型颈椎病介绍的方法一致。只不过根据肩周炎症状特点，缺盆结捏按时，拇指应垂直向下发力，可将臂丛神经锁骨下动脉压于拇指与第一肋骨之间，以调畅肩周血运。再如肩井结捏按：受术者继前体位。施术者以单手拇指指腹或顶端吸定该筋结，余四指呈扇形展开并微屈，若面对受术者，四指则置于肩胛上缘以固定助力；若施术者在受术者后方，四指则置于锁骨下以固定助力。按压时施术者上臂伸直与拇指呈一条力线，借助上半身重力下压即可，以受术者感局部酸胀为度。这些施术部位同时也是锁骨下动脉、臂丛神经等肩周重要血管、神经、肌肉起止点的汇集部位，恰恰是肩周软组织的应力集中点，对云门穴的按压

也是刺激肱二头肌长短头肌腱附着点位置。

肩周炎日间活动受限，而夜间痛甚，恰为瘀血大于气滞的表现，利用捏按上述筋结穴位，能够行气活络、疏通血脉，改善局部循环，舒张血管，解除痉挛，进一步松解粘连，增加肩关节的活动，从而阻止肩周病理变化由点到线、由线到面的扩展。同时按压神经走行区域，可以起到麻醉镇痛效果，镇痛有利于松弛肌肉，减轻由创伤带来的肌肉痉挛。此外，活血止痛的效果有利于患者的夜间休息，提高治疗该疾病时的依从性。但需注意的是在治疗初始手法宜轻柔，不可冒进。

小旋推按法——附分穴、魄户穴、膏肓穴

受术者继前体位。施术者立于其后侧，双手拇指分别置于两侧附分穴，其他四指自然置于肩胛骨处以固定，两拇指同时向受术者中轴横行挤压推按，然后两拇指则转向内、向下用力挤压，然后再用力向上推挤，此时用力最大，以受术者感觉局部酸胀、有肌肉牵拉感时，吸定一定时间（2～4秒），然后将拇指向外、向上旋转，逐渐放松压力，最后两拇指在附分穴轻轻按揉。按照上述操作方法对附分穴、魄户穴、膏肓穴施以小旋推按法。中医学认为五旬之人肝肾亏虚，气血不足，经筋失养。足太阳经筋分支，从颈部分出，在腋后外侧与肩相连。津沽伤科推拿在足太阳经筋施以小旋推按法，特别选取足太阳经筋在肩胛部循行区域，主要选取附分穴、魄户穴、膏肓穴，以行气活血、濡养筋肉，改善肩部肌腱粘连，活利关节。

经筋拨法——手三阳经筋肩部循行区域

受术者取坐位。施术者立于其右侧，用拇指指端着力于由颈项部至肩部区域手三阳经筋循行一侧，适当用力下压至一定深度，待受术者有酸胀感时，再做与经筋方向成垂直方向的来回拨动，并带动皮下筋肉产生位移。此步骤自近颈端，由上至下施以垂直于经筋循行方向的拨法，力度渗透。此区域恰恰涵盖了肩峰下滑囊、结节间沟等压痛部位，通过弹拨能够松解粘连、充分放松肌肉、梳理肩周经筋，恢复经筋功能，利于肩关节活动。

舒肩筋——肩关节

受术者取坐位。施术者站其右侧，并面对其肩部，嘱受术者将上肢上举，掌心朝前。由于本病常伴有肩关节粘连、活动度受限，故在舒肩筋时应注意受术者上肢活动角度，以不引起疼痛加剧为度。施术者双手交叉握持受术者右侧腕部，顺势将肢体抬高至最大限度，向上牵引，保持5～10秒。然后施术者左手继续握持腕部，并保持向上牵引状态，施术者将右手拇指置于极泉结处，余四指置于肩部助力以固定，拇指逐渐用力按压，其他四指同时对抗发力。待受术者感觉拇、食、中指麻木后，置右上肢于旋后位，掌心向上，徐徐下落至60°外展位，施术者继续按压0.5～1分钟，逐渐放松拇指，受术者感觉热流通过上肢，或伴随有舒畅、麻木无力感。最后施术者以拇指在极泉结按揉数次，并使受术者上肢归于自然体位。针对本病的舒肩筋，集点按极泉结、拨伸、内外旋肩周于一体，通过刺激臂丛神经及腋动脉，以促进肩关节损伤修复，起到解痉消瘀、滑利关节的作用。

肩周炎因存在关节囊及周围软组织的广泛慢性无菌性炎症，使得肩周组织挛缩，肩关

节滑囊、关节软骨间粘连。"动则阳升"，通过摇臂、运肩、大旋、双牵、和络的整复手法，全方位、多层次地充分帮助患肢做外展、内收、前屈、后伸等动作，既增加肩关节活动度，又避免粘连带来进一步损伤，使其预后良好。《灵枢·经脉》讲到"骨为干，筋为刚"，治疗上讲求筋骨并重。通过以上方法综合运用，目的是遏制肩周软组织的病理变化，促进气血运行，恢复肩部经筋的正常功能，以重塑肩关节的生理活动。

摇臂法——双侧肩部及上肢；运肩法——双侧肩部

受术者取坐位。施术者站于其右侧斜后方，左手掌置于受术者右侧肩上部，五指自然握持以固定，右手握其腕部，嘱受术者肘关节伸直，以肩关节为中心做环形圆摇动，幅度由小渐大，顺、逆时针各做 2 ～ 5 次。继而，将受术者右肩外展，施术者双手交叉，置于受术者右肩上部，将受术者右臂穿过施术者双臂之间，放于施术者右肘上部，施术者继以两手交叉扣握其右侧肩部，以腰带肘摇动右肩 3 ～ 5 次，然后用右手拇指按压肩贞穴和腋后窝数次。对侧同前。

大旋法——双侧肩部及上肢

受术者继前体位。施术者站在其右侧前外侧，施术者以左手托握住受术者右腕关节，右手握住其右手拇指，两手同时用力呈垂直位将受术者右上肢上提过顶，施术者将左手握紧其右腕部，施术者右上肢前臂与受术者右前臂平行紧贴，并持续 10 ～ 20 秒。

双牵法——双侧肩部及上肢；和络法——双侧肩部及上肢

双牵法、和络法的体位及肩部整复类手法操作解析均按照第四章第四节手法篇描述操作即可。这里要注意的是，整复类手法要根据受术者病情，在肩关节活动时疼痛不加剧的情况下，最大限度拉伸、旋转、外展、上举等，避免医源性筋肉牵拉伤。以推拿之后受术者感到肩部微痛，活动度增加为宜。

肩部扭挫伤

肩部扭挫伤是肩部受到外力的打击或碰撞、过度牵拉或扭曲等因素导致的肩关节囊、韧带、肌肉、筋膜等组织的损伤。其主要是由于跌挫、打击等原因所致的肩部脉络破裂、气血凝滞、疼痛瘀肿等。临床上以肩部疼痛、肿胀、压痛、活动受限为主要症状。可发生于任何年龄，有明显外伤史，以闭合伤为特点。肩部扭挫伤根据外力的作用方向与部位的差异，可发生不同部位的损伤，多在肩部上方或外侧方。一般易发生局部气滞血瘀的属于扭挫伤，多由于钝性暴力导致，可表现为皮下青紫、钝性压痛、主动活动疼痛加剧。

推拿治疗肩部扭挫伤时需在诊断明确，排除骨关节、肩袖损伤等其他病变的前提条件下进行。临床 X 线检查即可初步诊断，一般钝性扭挫伤可见损伤局部肿胀阴影，合并骨折脱位者可见相应病理损伤影像并伴有阳性体征。但 X 线并不是全面的，由于损伤的复杂性，若考虑合并有肌腱韧带部分撕裂则需进行肩关节核磁共振检查。肩部扭挫伤发病迅速，筋脉挛急、经络瘀阻、瘀血阻滞各证可合并存在，并以疼痛为主症。手法应轻柔和缓，以活血止痛、疏通经络、理筋整复顺序施治，先改善局部血液循环，促进炎症吸收，后以恢复关节活动为主。手法应深透，以舒筋活血、荣养筋肉、消除粘连、滑利关节、促进关节功能的恢复为主。

［发病原因］

本病发生多因间接外力造成肩关节过度牵拉、扭转，引起肩部筋膜、肩关节囊的损伤或撕裂；或因在前臂旋前位时重物直接打击、碰撞肩部，引起肩部肌肉或脉络的挫伤或撕裂，发生急性损伤；或上肢突然外展或外展的上肢受外力突然下降，造成冈上肌腱部分或全部断裂。

［临床表现］

伤后肩部肿胀，疼痛逐渐加重，皮下常出现青紫、瘀肿，局部有钝性压痛，肩关节活动受限，但多为暂时性受限。亦有患者在受伤当时无明显不适，休息后开始出现症状，逐渐加重，伴或不伴有瘀肿，但有压痛，在 1 周内症状明显好转。病情重者，可出现组织的部分纤维撕裂或伴发小的撕脱性骨折，病程可迁延数周。一般预后较好，部分年龄段可继发肩周炎。

［治则］

活血舒筋，通络止痛。

［治法］

1. 活络

（1）操作部位：患侧合谷穴、阳谷结、阳溪结、曲池穴、小海结、云门穴、缺盆结、天鼎结、肩井结。

（2）手法步骤

筋穴捏按法：合谷穴、阳谷结、阳溪结、曲池穴、小海结，各 1 分钟；云门穴、缺盆结、天鼎结、肩井结，各 2 分钟。

2. 舒筋

（1）操作部位：双侧附分穴、魄户穴、膏肓穴，患侧肩关节。

（2）手法步骤

①小旋推按法：附分穴、魄户穴、膏肓穴，各 3 ～ 5 次。

②舒肩筋：肩关节，操作 1 次。

3. 理筋

（1）操作部位：双侧手三阳、手少阴经筋肩部及上肢循行区域，肩井结。

（2）手法步骤

①经筋拨法：手三阳、手少阴经筋肩部及上肢循行区域，操作 3 ～ 5 次。

②经筋旋卷法：肩井结，操作 3 次。

4. 整复

（1）操作部位：双侧肩部及上肢。

（2）手法步骤

①运肩法：双侧肩部，每侧操作 0.5 分钟。

②双牵法：双侧肩部及上肢，操作 1 次。

③和络法：双侧肩部及上肢，操作 1 次。

[解析]

从解剖上分析，肩关节具有关节盂小而浅，关节囊薄弱、宽大而松弛的解剖特点，因此，肩部发生扭挫伤时多伤及肩前部，同时造成肩周冈上肌、冈下肌、小圆肌和肩胛下肌以及邻近的滑囊、韧带等软组织损伤。如跌仆的侧向传导暴力会损伤肩锁关节，或肩外侧的直接暴力容易伤及喙锁韧带。

筋穴捏按法——合谷穴、阳谷结、阳溪结、曲池穴、小海结

从经筋循行上看，手三阳、手少阴经筋肩部及上肢循行区域均涉及上肢及肩周部位，其条带状的分布几乎涵盖了肩部的肌肉、肌腱、神经、血管等组织系统。虽然本病为肩关节局部损伤，但肩部手法不当可能会造成肩关节再度损伤。因此，可以选取合谷穴、阳谷结、阳溪结、曲池穴等经筋循行及相交会的远端筋结和穴位，沿经筋走行方向从轻至重地依次施以捏按手法，好像并联的开关，控制着远处的电器，给上肢多条线路打通充电，以疏解经筋、通经活络，促进上肢气血运行，并有利于局部肿胀、瘀血消散。但是针对本病的筋穴捏按与前文所述有所不同，会适当增加弹拨或按揉手法以增强远端筋结或穴位的手法刺激力度。以曲池穴和小海结为例，具体操作如下：受术者取坐位，施术者立于受术者右侧（默认右侧为患侧），受术者右上肢旋后位，屈肘并掌心向上。施术者以右手握持其右侧腕部，左手掌心托其患肢肘尖，使受术者右侧前臂自然搭于施术者右侧前臂内侧。施术者左手拇指与中指相对置于曲池穴和小海结上，对抗按压如同透穴疗法，刺激深达筋骨，待受术者局部酸胀感较为强烈并沿手阳明、手少阴、手太阳经筋向食指、小指窜麻后，施术者左手拇指中指位置不变，在曲池穴和小海结处进行缓缓的按揉以维持手法得气感。其他筋结或穴位捏按法可直接参考第六章第一节神经根型颈椎病介绍的方法即可。其中，合谷穴捏按配合弹拨法，阳谷结、阳溪结、曲池穴、小海结捏按后配合按揉法。

筋穴捏按法——云门穴、缺盆结、天鼎结、肩井结

衔接远端筋结和穴位操作，再以捏按手法刺激云门穴、缺盆结、天鼎结和肩井结，打通肩部上下通道，并通过短时间内改变上肢血液的流速以刺激调整患肢的供血状态，从而疏通经络、调摄气血、缓急解痉。这四个位置构成的经筋联络区域，在肩部经筋组织范围内最为重要，是多经筋会合之处，可有效改善肢体的血液循环以及解除软组织的痉挛状态，提高疗效。由于筋结在应用时会产生各自的功效，那么就会存在不同筋结效应相互补充的情况，因此在手法治疗时建议联合使用以增强疗效。上述部位施术时要根据患者局部症状，合理调配手法力度。此外，肩井结捏按在前文肩周炎描述基础上，宜捏提斜方肌数

次，以施术者单手拇指与其余四指相对，分别置于受术者肩井结前后两侧，相对用力捏拿斜方肌上缘，提起后放松，反复数次，增加肩部经筋松弛度后使受术者感到肩部自然放松。

对于经络瘀阻、筋脉挛急期，以小旋推按法作用于足太阳经筋在肩胛部区域的附分穴、魄户穴及膏肓穴，以缓急解痉、濡养筋肉、活利关节。再配以舒肩筋法，按压极泉结，可同时作用多条经筋，极泉结能够起到提纲挈领的效果。在操作时选择适当的施术体位可以更有效地产生得气感，通过刺激臂丛神经与腋动脉，会产生热流通过上肢的舒适感，犹如"泉水"自腋下肩臂内侧灌泽整个上肢，以此疏通肩部及上肢经脉瘀滞，达到宣通气血的效果，同时又有麻醉止痛之功。

小旋推按法——附分穴、魄户穴、膏肓穴；舒肩筋——肩关节

受术者取坐位。施术者立其后方，小旋推按法操作同第六章第三节肩周炎内容，不过临证时需根据受术者疼痛症状合理调节施术力度。之后施术者移步至受术者右侧斜前方，因本病存在肩部肌肉拉伤，故舒肩筋时施术者不再使其患侧上肢上举牵引，只用一手握其腕部，使其上肢外展 60° 左右，前臂外旋位，以另一手拇指按压极泉结，逐渐施力，其余步骤不变。以受术者感到肩部酸麻并向手部放射热流感为佳。具体操作方法见第六章第三节肩周炎。

经筋拨法——手三阳、手少阴经筋肩部及上肢循行区域

手三阳经筋拨法同第六章第三节肩周炎所述，弹拨直至腕部经筋即可。手少阴经筋拨法操作如下：受术者取坐位。施术者坐其右侧（默认右侧为患侧），施术者以左手握其腕部，并使其患侧上肢伸直外展，右手拇指置于腋下手少阴经筋处，余四指置于右上肢背侧助力。施术者拇指沿手少阴经筋施以拨法至腕部尺侧，以受术者感到上肢经筋走行的筋肉酸胀为度。此步骤以经筋拨法于手三阳、手少阴经筋肩部及上肢循行区域，以缓解痉挛、理筋回纳。

经筋旋卷法——肩井结

受术者继前体位。施术者位于其后侧，双手四指在前、掌根在后，分别置于受术者两侧肩井结，掌根与四指相对用力，使肩井结处皮肤耸起。施术者两手提拿肩井结筋肉并做腕关节的屈伸活动，使受术者肩部筋肉随之而动，以受术者感到肩部紧缩为度。经筋旋卷法施用于肩井结，亦调动肩周阳气，具有行气止痛、消肿散结之功。由于旋卷手法作用面积相对宽泛，可有效避免对肩周软组织的直接刺激，防止二次损伤。通过以上方法共同施用，共奏条达逆乱气血、疏通瘀滞经络之功。

运肩法——双侧肩部；双牵法——双侧肩部及上肢；和络法——双侧肩部及上肢

肩部扭挫伤患者常常因疼痛而惧怕活动，或活动幅度不到位，久之则会使肩关节粘连，进一步影响肩关节活动，发病日久者可引起肩关节周围炎。因此，治疗最后施以运肩、双牵、和络的整复手法，受术者仍取坐位，按照第六章第三节肩周炎介绍的方法和步骤行运肩、双牵、和络方法。通过拔伸、牵拉等运动关节类手法增加患者肩关节的被动运

动，增强肩部及上肢的气血运行，从而有效改善和恢复肩关节的正常功能活动。

值得注意的是，手法治疗多用于急性损伤恢复期及陈旧性扭挫伤，肩关节遇到外伤时要及时治疗，防止迁延不愈，变成慢性劳损，日久形成肩周炎。此外，如遇到肩关节骨折、脱位等外伤，要在医生指导下及早行肩关节功能锻炼，以主动活动为主、被动活动为辅，防止关节粘连，影响预后。

肱骨外上髁炎

肱骨外上髁炎属于中医学"肘痹病"范畴，肘痹病是由多种因素导致的以肘部长期疼痛为主要临床表现的一种疾患。其病因主要是由于人体正气不足，肘部感受外邪或外伤、劳损等所致。临床以肘部疼痛、肘关节活动受限为主要症状，主动活动、受寒或劳累后加重，可反复发作，严重者可掣引上臂及前臂。肘痹病既是一个独立疾病，又可以是其他疾病的兼症。

西医学认为，肱骨外上髁炎是指由于急、慢性损伤而致的肱骨外上髁周围软组织的无菌性炎症。临床上以肘关节外侧疼痛、旋前功能受限为主症的一种疾病，常见于反复做前臂旋前、用力屈伸肘腕关节，或长期从事上述单一动作者。该病多见于网球运动员，故又称网球肘。

［发病原因］

本病多发生在前臂旋前位做腕关节主动背伸时，突然猛力动作致使前臂桡侧腕伸肌强烈收缩，造成急性损伤；或者由于工作关系，前臂旋前位经常性的做反复拉伸动作，致使前臂伸肌腱反复牵拉，积劳而发生损伤。

［临床表现］

肱骨外上髁炎起病缓慢，一般表现为肘部后外侧酸痛，疼痛呈持续渐进性发展，其疼痛在前臂旋转、背伸、提拉、端、推等动作时更为剧烈，同时疼痛沿前臂桡侧向下放射，休息时减轻或消失，症状可反复发作，严重者可伴有前臂无力、握力减弱，甚至持物落地等表现。主要体征表现在手阳明、手少阳、手太阴经筋肘部的循行区域，即肱骨外上髁及肱桡关节处明显压痛，并且沿腕伸肌行走方向广泛压痛，有时可见肱骨外上髁局部肿胀，病程较长者，在压痛部位可触及明显的条索状结节。

［治则］

活血通络，理筋止痛。

［治法］

1. 活络

（1）操作部位：患侧合谷穴、神门结、阳谷结、阳溪结、曲池穴、小海结、极泉结。

（2）手法步骤

筋穴捏按法：合谷穴、神门结、阳谷结、阳溪结、曲池穴、小海结，各 1.5 分钟；极泉结，2 分钟。

2. 舒筋

（1）操作部位：患侧肘关节。

（2）手法步骤

舒肘筋：肘关节，操作 1 次。

3. 理筋

（1）操作部位：患侧手阳明、手少阳、手太阴经筋肘部循行区域。

（2）手法步骤

经筋拨法：手阳明、手少阳、手太阴经筋肘部循行区域，操作 3～5 次。

4. 整复

（1）操作部位：双侧肩部及上肢。

（2）手法步骤

①摇臂法：双侧肩部及上肢，操作 3 次。

②和络法：双侧肩部及上肢，操作 1～3 次。

〔解析〕

肱骨外上髁炎一般表现为肘部后外侧酸痛，尤其在手阳明、手少阳、手太阴经筋肘部循行区域有明显压痛。由于其经筋循行于上肢桡外侧，经过肘关节，支配大部分与肘关节运动相关的肌群，所以手阳明、手少阳、手太阴之经脉、经筋气血运行不利时，会出现循行部位颈、肩、肘部的疼挛痛，甚至活动功能受限。

这里我们选取多经筋交会处的神门结、阳谷结、阳溪结、小海结等，以及经筋循行所过之合谷穴、曲池穴为作用点，遵循规定操作在经筋循行路线上由远端到近端采用筋穴捏按手法，以缓解痉挛、松解粘连，达到舒筋通经活络的作用，从而改善肘关节活动功能。其中合谷穴、阳谷结、阳溪结的操作见第六章第三节肩周炎介绍的方法。

筋穴捏按法——神门结

受术者取坐位。施术者坐其对面，左手掌托受术者右侧肘关节（默认右侧为患侧），并使其右侧前臂保持旋外位置。然后将右手拇指置于受术者右侧神门结处，其余四指和手掌环握同侧腕关节。手型固定后，以拇指指腹为核心发力点，五指同步对抗发力，当受术者感到局部酸胀之时，继续加压，以受术者感到窜麻沿尺神经向小指放射为宜。

筋穴捏按法——曲池穴、小海结、极泉结

针对本病的病变部位特殊性，曲池穴和小海结可分开施术。双方继前体位，施术者左手手掌托其右侧肘关节尺侧，右手握其右侧腕部，以保持受术者施术体位。然后，施术者左手拇指置于曲池穴之上，其余四指和手掌自然握持尺骨鹰嘴及肘关节尺侧，并以拇指为发力核心点，五指和手掌同步发力，以有效刺激曲池穴。双方体位不变，施术者将左手手掌翻转，将拇指放置小海结之上，其余操作同前，继续刺激小海结即可。上述操作以受术者产生沿手阳明、手少阴、手太阳经筋向食指、小指窜麻感为宜。极泉结捏按操作见第六章第一节神经根型颈椎病，以受术者右侧手部发胀、颜色暗红为度。

此手法可以刺激上肢多条经筋，可达"牵一发而动全身"之效，有效促进经筋气血畅通，同时捏按手法能够对臂丛神经产生挤压作用，有利于改善神经功能，缓解上肢疼痛麻木症状。

舒肘筋——肘关节；经筋拨法——手阳明、手少阳、手太阴经筋肘部循行区域

针对本病发病特点，舒肘筋的操作在第四章第二节介绍的方法基础上略有微调。具体操作：受术者取坐位，将右侧腕关节旋后位放于桌面上。施术者面对受术者，以右手握持其腕部，四指在上，拇指在下。施术者左手垫于受术者右肘关节下，以左手拇指放于肘横纹桡侧，相当于肱骨外上髁处曲池穴处；食指或中指放于尺骨鹰嘴尖端的尺侧，相当肱三头肌抵止部的内缘处小海结。拇、中指对掌用力抓握以固定肘关节，按压 30 秒。然后施术者右手握持受术者腕部且伸直其肘关节至最大范围，保持 10 秒，然后逐渐屈曲肘关节到最大范围，保持 10 秒，以上手法反复操作 2～4 次。后双方继前体位，沿用第六章第三节肩周炎中介绍的经筋拨法施术于手阳明、手少阳、手太阴经筋，缓解上肢和肘关节局部肌紧张，促进局部血液循环，起到松肌解痉、祛瘀生新的作用，有利于恢复肘关节屈伸功能，以受术者感到肘关节活动度增加为佳。

摇臂法——双侧肩部及上肢；和络法——双侧肩部及上肢

最后施以整复手法，摇臂法、和络法操作与体位均按第六章第三节肩周炎中的描述实施。二者均以上肢经筋的被动活动为目的，通过摇抖、拔伸、屈曲等动作，松解粘连，使错位的筋膜韧带复原，减轻关节内压力，进一步增加关节活动度，同时摇臂也能促进上肢气血运行，有效降低暴力手法带来的损伤并促进疾病恢复。

经筋之用，"主束骨而利机关"，在治疗肘痹病过程中，捏按手法主要解决的是上肢经筋内部气血的问题，理筋整复手法主要解决的是关节功能的问题，两者相辅相成、相互为用才能达到标本兼治之效。

腕管综合征

腕管综合征归属于中医学"腕痹病"范畴。腕痹病是指人体机表、经络因感受风、寒、湿等外邪或长期劳损导致经脉拘挛，出现以腕关节疼痛、屈伸不利、活动受限以及其周围肌肉酸痛、麻木、重着、无力等为主症的一类病证。腕痹病最常见的就是腕管综合征。

腕管综合征是指腕管绝对或相对狭窄，导致腕管内压增高，内容物压迫腕管内正中神经的一组综合症状。以桡侧手指麻木、刺痛、感觉异常为主要表现，又称腕管卡压综合征、正中神经受压症。腕管位于腕掌侧，是一个由腕骨和屈肌支持带组成的骨纤维管道。前者构成腕管的桡、尺及背侧壁，后者构成掌侧壁。腕管顶部是横跨于尺侧的钩骨、三角骨和桡侧的舟骨、大多角骨之间的屈肌支持带。正中神经和屈肌腱由腕管内通过，屈肌腱包括拇长屈肌腱、4 条指浅屈肌腱、4 条指深屈肌腱，正中神经居于浅层，处于肌腱与腕横韧带

之间。本病多与职业损伤有关，女性多于男性，右侧多于左侧，受寒或劳损时加重。

〔发病原因〕

腕管有一定容积，正常情况下，拇长屈肌腱和指深、浅屈肌腱在腕管内滑动，不影响正中神经。由于腕部损伤、退变等因素，当腕管内容物体积增大或腕管缩小时，就会挤压腕管内肌腱及正中神经而出现症状。引起管内容积变小的主要原因有3个，①腕管绝对狭窄：桡骨远端骨折、腕骨骨折脱位、腕骨骨质增生、腕横韧带增厚、脂肪瘤、腱鞘囊肿、钝性创伤所致局部血肿，导致腕管绝对狭窄，正中神经被卡压而发生神经压迫症状；②腕管相对狭窄：屈肌腱无菌性炎症，使肌腱肿胀，导致腕管相对狭窄，刺激压迫正中神经而发生神经压迫症状，还可能由于糖尿病、甲状腺功能减退等内分泌紊乱因素导致；③职业因素：长期从事手工作业者，如IT行业、电脑操作员等，容易引起腕部劳损。

〔临床表现〕

本病多有急性损伤或慢性劳损史，大多发病缓慢，临床较多见的是因指深、浅屈肌腱炎性改变后腱鞘水肿导致腕管相对狭窄。早期表现为手腕桡侧三个半手指（拇、食、中指及无名指桡侧半指）感觉麻木、刺痛，但用力甩动手指，症状可缓解。后期可表现为患侧手的大鱼际肌萎缩及肌力减弱，或拇指、食指、中指及无名指桡侧半指感觉消失，拇指手掌的一侧不能与掌面垂直。特殊检查如屈腕试验、叩诊试验有助于协助诊断。临床应用肌电图检查可见正中神经出现神经变性，可协助诊断；肌骨超声（双侧对比）较为简便，一般可观察到患者腕管内正中神经肿胀与扁平等受压改变。临床需注意与神经根型颈椎病、胸廓出口综合征、多发性神经炎鉴别。

〔治则〕

宣痹通络，舒筋活血。

〔治法〕

1. 活络

（1）操作部位：患侧合谷穴、阳谷结、阳溪结、内关穴、中府结、极泉结；手厥阴经筋腕部及前臂循行区域。

（2）手法步骤

①筋穴捏按法：合谷穴、阳谷结、阳溪结，各2分钟；内关穴、中府结、极泉结，各1.5分钟。

②经筋推揉法：手厥阴经筋腕部及前臂循行区域，操作2分钟。

2. 舒筋

（1）操作部位：患侧腕关节。

（2）手法步骤

舒腕筋：腕关节，操作1次。

3. 理筋

（1）操作部位：患侧手厥阴经筋腕部及前臂循行区域。

（2）手法步骤

经筋拨法：手厥阴经筋腕部及前臂循行区域，操作 2～4 次。

4. 整复

（1）操作部位：患侧腕关节。

（2）手法步骤

拔伸法：腕关节，操作 2～4 次。

〔解析〕

腕管综合征的发生不论是由于腕管的绝对狭窄还是相对狭窄，亦或是长期劳损，用中医学理论解释，不外乎风寒湿邪痹阻经络或气血瘀滞经络，发病部位归属于手厥阴经脉、经筋。发病的初起主要表现为手厥阴经筋腕部循行部位的筋脉挛急，以挛痛和活动受限为主。津沽伤科推拿在治疗时以活络为主，操作部位首先选取腕部附近的穴位和筋结，如合谷穴、阳谷结、阳溪结、内关穴。

筋穴捏按法——合谷穴、阳谷结、阳溪结、内关穴、中府结、极泉结；经筋推揉法——手厥阴经筋腕部及前臂循行区域

受术者取坐位，施术者立于其右侧斜前方（默认右侧为患侧）。合谷穴、阳谷结、阳溪结、中府结、极泉结的筋穴捏按操作解析可见第六章第一节神经根型颈椎病中的描述。这些穴位和筋结部位有交感神经节和神经通过，故针对本病的操作可适当增强手法力度，通过刺激可使其血管暂时失去交感神经控制，血管得到舒张，从而解除痉挛，还可使神经暂时失去传导功能，起到麻醉止痛的效果。内关穴捏按手法与第六章第三节肱骨外上髁炎中神门结操作相似，而受术者感觉则是以手掌侧及桡侧三指的窜麻为主。再选取远端的手三阴经筋的交会部中府结、极泉结进行捏按，从上游使局部动脉血流产生暂时的变化，放松压迫时血流向远端骤然流去，再次获得灌注的微小血管充满血液，从而使肢体局部微循环得到改善。最后配合手厥阴经筋腕部及前臂循行区域处进行经筋推揉法以调整经筋气血，操作与第六章第一节神经根型颈椎病类似，只不过受术部位是以前臂中线为主要施术经筋。通过上述操作，可以达到很好的活络、舒筋的功效。

舒腕筋——腕关节；经筋拨法——手厥阴经筋腕部及前臂循行区域

双方继前体位。以第四章第二节手法篇舒腕筋法施术于右侧腕关节，同时注意掌屈受术者腕关节时要缓慢屈至最大限度后停留 5～8 秒，再恢复自然放松位后停留数秒。经筋拨法类似于第六章第三节肩部扭挫伤中的拨法操作。受术者右侧上肢平直、肩关节前屈，施术者左手握其腕部，右手以拇指置于其前臂中线手厥阴经筋位置，余四指扶于前臂后侧，施术者拇指从肘部至腕部做拨按手法，此时施术者拇指端深入肌层，直接作用于正中神经，拨按时受术者手掌麻木得气感强。

筋脉挛急若得不到及时治疗，随着病程进展，疼痛所致的位置内肿胀偏移则易形成筋骨错位，久之伴随经络瘀阻、瘀血阻滞之证。我们在活络松筋基础上，采用的舒腕筋法是针对腕周的经筋，利用软组织的弹性形变，使其得到最大限度的松解，然后再沿手厥阴经筋腕部及前臂循行区域处进行经筋拨法以理顺经筋位置，达到通络祛瘀、缓解痉挛的目的。

拔伸法——腕关节

受术者取坐位，曲肘抬腕，手背朝上。施术者立于其右侧斜前方，两手握受术者掌部，右手在桡侧，左手在尺侧，两拇指平放于腕关节的背侧，以拇指指端按入腕关节背侧间隙内。双手同时用力向施术者方向牵拉其腕部，然后将手腕在拇指按压下背伸至最大限度随即屈曲，并左右各旋转其手腕 2～4 次。此时施以腕部拔伸整复手法，以纠正"筋出槽、骨错缝"的筋骨偏移，令患者病痛得到缓解。

对腕部的创伤要及时、正确处理。在手法治疗操作中，做腕关节的拔伸牵引和被动运动时，切忌强力、暴力，以免发生新的损伤。在治疗期间，腕部应避免用力与受寒，必要时复位手法后配合腕关节的悬吊固定。待症状消失后需及时活动腕关节，防止废用性肌萎缩和粘连。经保守治疗无效者，应尽快手术治疗，防止正中神经受压而变性。

桡骨茎突狭窄性腱鞘炎

腕痹病中另外一个常见的疾病是桡骨茎突狭窄性腱鞘炎。西医学的定义是指桡骨茎突部腱鞘内肌腱反复摩擦产生的一种无菌性炎症，以桡骨茎突处肿胀、疼痛、活动受限为主要特点。狭窄性腱鞘炎在手腕、手指、踝、趾等部位均可发生，但以桡骨茎突部最为多见。本病多发于腕部频繁活动者，女性发病率高于男性，男女之比约为1∶6。

〔发病原因〕

在日常生活与工作中，腕部及拇指的频繁活动引起拇长展肌腱和拇短伸肌腱在纤维性鞘管中的过度摩擦是导致本病的主要原因。桡骨茎突表面的纤维性鞘管的伸展空间有限，拇指内收和腕关节过度尺偏动作使肌腱走行方向发生角度改变，引起肌腱、腱鞘的损伤性炎症。或者由于各种外因的刺激，使肌肉痉挛，增加了肌腱的张力，增强了肌腱与腱鞘间机械性摩擦力，早期发生充血、水肿、渗出等无菌性炎症反应，腱鞘因水肿受挤压而变细，两端增粗形成葫芦状，以致肌腱从腱鞘内通过困难，影响拇指的功能活动。

〔临床表现〕

桡骨茎突处有明显压痛、轻度肿胀，可触及条索状结节，质似软骨状。拇指做外展、背伸时，可触及桡骨茎突处有摩擦感或摩擦音，功能障碍常固定出现在拇指活动到某一位置时，待肌腱有摩擦跳动后则又能活动。临床上常伴有握拳尺偏试验阳性，有助于诊断本病。

〔治则〕

舒筋活血，消肿止痛。

［治法］

1. 活络

（1）操作部位：患侧合谷穴、太渊穴、阳谷结、阳溪结、曲池穴、小海结；手阳明、手太阴经筋腕部及上臂循行区域。

（2）手法步骤

①筋穴捏按法：合谷穴、太渊穴、阳谷结、阳溪结、曲池穴、小海结，各 1 分钟。

②经筋推揉法：手阳明、手太阴经筋腕部及上臂循行区域，操作 2 分钟。

2. 舒筋

（1）操作部位：患侧腕关节。

（2）手法步骤

舒腕筋：腕关节，操作 1 次。

3. 理筋

（1）操作部位：患侧手阳明、手太阴经筋腕部循行区域。

（2）手法步骤

经筋拨法：手阳明、手太阴经筋腕部循行区域，操作 2～3 次。

4. 整复

（1）操作部位：患侧拇指。

（2）手法步骤

拔伸法：患侧拇指，操作 3～5 次。

［解析］

桡骨茎突狭窄性腱鞘炎主要责之于手阳明、手太阴经脉、经筋不利，出现循行部位腕部桡侧的挛痛和活动受限。

筋穴捏按法——合谷穴、太渊穴、阳谷结、阳溪结、曲池穴、小海结；经筋推揉法——手阳明、手太阴经筋腕部循行区域

受术者取坐位，施术者立于右侧斜前方（默认右侧为患侧）。在太渊穴捏按时，受术者右侧上肢伸直，桡侧向上，施术者左手托其尺侧腕部，右手拇指伸直，拇指螺纹面着力于太渊穴上，其余四指张开扣握于托手背侧起支持作用，然后拇指逐渐用力下压，使受术者产生酸、麻、重、胀和走窜等感觉，持续数秒后，渐渐放松。其余筋结捏按与经筋推揉法等同第六章第一节神经根型颈椎病操作。

选取腕关节局部经筋相交的筋结及穴位为作用点，选用捏按手法施术于合谷穴、太渊穴、阳谷结、阳溪结，目的是活络通经、解除痉挛。再捏按腕关节远端的曲池穴和小海结，以及行手阳明、手太阴经筋腕部和上臂循行区域经筋推揉法，以打通上肢经筋上游以舒筋活血，改善腕关节的供血。

舒腕筋——腕关节

双方体位同前。舒腕筋法施术同第六章第三节腕管综合征，要注意受术者腕关节桡侧偏屈时，至最大限度后停留 5 ～ 6 秒，再恢复自然放松位后停留数秒。根据手阳明经筋循行起于食指背侧，上行结聚于腕背，沿前臂桡侧上行，可见桡骨茎突狭窄性腱鞘炎最主要发病部位正是在手阳明经筋，因此舒腕筋时以松解桡侧的经筋为主，使腕关节经筋在得到舒缓的基础上，又在动态中得到彻底松解。以上则为"松筋"施术理念。

经筋拨法——手阳明、手太阴经筋腕部循行区域

双方体位同前。手阳明、手太阴腕部经筋拨法与第六章第三节肱骨外上髁炎相似。"松筋"之后即应"易骨"，在经筋病变部位施行经筋拨法，可修复受损的桡神经，理顺经筋，使其各归其位。

拔伸法——患侧拇指

双方体位同前。施术者以一手握住受术者患侧腕部，另一手以拇指及食指呈前后位捏住其患侧拇指做对抗牵引，顺势予以拔伸拇指，增加桡侧腕关节间隙，不仅使错位的经筋更容易复位，同时也减少了受术者的疼痛感。与纠正科利斯骨折相似，先通过拔伸来增加手法调整空间，再纠正错误的"邻里关系"。因为桡骨茎突狭窄性腱鞘炎主要是拇长展肌腱和拇短伸肌腱的病变，所以拔伸拇指旨在使拇长展肌腱和拇短伸肌腱的位置得以恢复，从而纠正"筋出槽"的问题。诸法合用，疗效更显。

梨状肌综合征

梨状肌综合征是指因急、慢性损伤使梨状肌受到牵拉，引起局部充血、水肿、痉挛、变性等炎症反应，导致梨状肌上、下孔变狭窄，刺激或压迫坐骨神经，出现臀部疼痛、活动受限以及下肢放射性疼痛、麻木的一种疾病。中医学没有具体描述这种疾病的病名，据古籍及相关文献记载，该病被认为属于中医学中"痹证""腰痛""下肢痛"范畴。它是由髋部损伤、慢性劳损等引起，可导致局部气滞血瘀；或者由于感受风寒邪气，阻滞筋脉，不通则痛；或者由于患者年老体虚，肌腱受损，从而使筋脉失于濡养，不荣则痛。

〔发病原因〕

一是臀部外伤出血、粘连、瘢痕形成；或注射药物使梨状肌变性、纤维挛缩；还有髋臼后上部骨折移位、骨痂过大均可使坐骨神经在梨状肌处受压。此外，梨状肌综合征是引起急、慢性坐骨神经痛的常见疾病。一般认为，腓总神经高位分支自梨状肌肌束间穿出或坐骨神经从梨状肌肌腹中穿出。少数患者因坐骨神经出骨盆时行径变异，穿行于梨状肌内，当髋外旋时肌肉强力收缩，使坐骨神经受到过大压力，长此以往产生坐骨神经的慢性损伤。

［临床表现］

疼痛是本病的主要表现，以臀部为主，并可向下肢放射，严重时不能行走或行走一段距离后疼痛剧烈，疼痛性质呈"刀割样"或"烧灼样"，需休息片刻后才能继续行走。患侧下肢不能伸直，自觉下肢短缩，间歇性跛行或呈鸭步移行。髋关节外展、外旋运动受限。在梨状肌体表投影处可触及条索样痉挛或弥漫性肿胀的肌束隆起，日久可出现臀部肌肉松弛、无力，重者可出现萎缩。患者可感觉疼痛位置较深，疼痛放射主要向同侧下肢大腿后侧及足部区域，有的伴有小腿外侧麻木、会阴部不适、双腿屈曲困难、双膝跪卧、夜间睡眠困难等。大小便、咳嗽、打喷嚏时会因腹压增加而使患侧肢体的窜痛感加重。

［治则］

活血通络，理筋止痛。

［治法］

1. 活络

（1）操作部位：患侧太溪结、解溪结、风市结、急脉穴；患侧足三阳经筋下肢循行区域。

（2）手法步骤

①筋穴捏按法：太溪结、解溪结、风市结、急脉穴，每穴操作各1分钟。

②经筋推揉法：足三阳经筋下肢循行区域，操作2分钟。

2. 舒筋

（1）操作部位：患侧髋关节。

（2）手法步骤

舒髋筋：髋关节，操作1次。

3. 理筋

（1）操作部位：患侧环跳结。

（2）手法步骤

经筋拨法：环跳结，操作3～5次。

4. 整复

（1）操作部位：腰骶部。

（2）手法步骤

①引腰法：腰骶部，操作1次。

②搬按法：腰骶部，每侧操作1次。

③滚选法：腰骶部，操作1次。

［解析］

梨状肌的局部充血、水肿、粘连和挛缩导致的疼痛为本病主要表现，且疼痛主要在臀部并向下肢放射，疼痛剧烈时严重影响患者生存质量，故在手法调治时急则治其标，以止痛为主。本病发病符合伤科疾病传变特点，以筋脉挛急、筋骨错缝为首发之证，后出现经脉瘀阻及瘀血阻滞的情况。治疗时先选取下肢及臀部局部关节处或肌肉丰满处等多经筋交会的筋结和穴位为作用点，施术于太溪结、解溪结、风市结、急脉穴，以活血通络为基础，从远及近，循序渐进，操作特色与腰椎管狭窄症治疗相似。并配合下肢足三阳经筋的推㨰，打通气血流注的关键节点后再松解挛缩的肌肉，使通则不痛。

筋穴捏按法——太溪结、解溪结

太溪结和解溪结既可同时施术，也可分开操作。若受术者下肢症状较轻，可参考第六章第二节腰椎间盘突出症所提到的操作解析。若患者下肢症状较重，则需要分别刺激太溪结和解溪结，操作解析可见第六章第二节腰椎管狭窄症。

筋穴捏按法——风市结

本病对风市结的施术操作较前文章节有所不同，刺激力度更为强烈。具体操作如下：受术者取仰卧位，施术者站其患侧（以右侧为例，如无特殊说明，右侧均为患侧），并面向受术者。施术者左手拇指置于受术者风市结，其余四指自然伸入受术者右侧大腿与治疗床之间，同时，施术者右手手掌紧贴于受术者右侧大腿内侧，与其左手拇指形成对立。手型固定后，左手拇指指腹垂直于风市结持续按压，其余四指自然抓持受术者右下肢后侧肌肉辅助固定，而右手手掌垂直于左手拇指方向对抗发力。这种施术方法可进一步增强对风市结的刺激强度和深度。待受术者有局部酸、麻、胀感觉后持续按压。手法结束时可利用左手掌对风市结进行按揉，以放松外侧髂胫束。

筋穴捏按法——急脉穴

急脉穴捏按的施术操作和气冲结相似，但施术者手下的感觉有所区别。具体操作如下：受术者继前体位。施术者站其右侧，将左手拇指置于急脉穴之上，拇指以向内、向上方向按压发力，其余四指则置于髂前上棘外缘以固定。急脉穴位于气冲穴外下腹股沟股动脉搏动处。施术者左手拇指按压的手下感觉会有如下过程：感觉有动脉搏动—动脉搏动最大—动脉搏动减弱。当按压到动脉搏动减弱时，需保持按压力度和深度，待受术者有酸胀和发热感觉时，停止按压并缓慢上抬，可明显改善下肢血运，受术者感觉下肢犹如汤沃之状。由于本操作对施术手型和时间有所要求，故施术者左手虎口区还可"卡"在受术者髂前上棘下方，有效维持手法的定位和力度。

经筋推㨰法——足三阳经筋下肢循行区域

受术者继前体位。施术者站其右侧，左手拇指指腹置于足第 2 趾外侧端，右手握持受术者右侧踝关节内侧以固定患肢。固定施术手型后，左手拇指垂直于足阳明经筋循行走向，做来回推按动作，并沿经筋循行移动操作。这里有点需要注意，施术者右手也要跟着左手推按节奏移动，以始终可以固定受术者患肢，稳定操作力度。然后按照上述操作方法推按足少阳和足太阳经筋。

随着治疗的深入，待气血逐渐通畅之时，行调整筋肉手法，舒髋筋和弹拨环跳结可合并施术于臀大肌深面。因坐骨神经由骨盆出闭孔内肌上方的梨状肌下孔处，该处的体表定位在髂后上棘与坐骨结节连线的中点，向下则投影在坐骨结节与股骨大转子连线中点稍内侧，即环跳结处，在此处操作能有效刺激坐骨神经及梨状肌，改善下肢功能。而髋部经筋与梨状肌联系紧密，强刺激手法重拨局部经筋，使筋肉归位，以促进血液灌注，进一步修复肌肉组织，恢复下肢经筋功能。

舒髋筋——髋关节；经筋拨法——环跳结

针对梨状肌综合征的病变特点，本病将舒髋筋和经筋拨法联合操作，在这里一并介绍。具体操作方法如下：受术者取俯卧位。施术者坐其左侧，并面向其髋关节，将右侧肘关节尺骨鹰嘴尖端置于受术者右侧环跳结处，左手的虎口卡住右侧肘关节尺骨鹰嘴尖以固定。施术手型固定后，右侧肘关节用力下压，待受术者有酸胀感时，进一步加大压力，以受术者产生沿坐骨神经走向的窜麻感为宜。然后，将左手掌置于右侧髂前上棘处以固定受术者髋部，右肘再做与垂直于足少阳经筋循行方向的往返拨动，以梳理粘连、紧张的筋膜和纤维组织，提高理筋的效果。

最后行腰骶部的整复手法，通过引腰拔伸、搬按、揉选等动作，拉伸梨状肌，减轻梨状肌的紧张度，调节骶髂关节位置，促使易位梨状肌还纳，减少梨状肌对周围血管、神经的挤压，有效缓解患侧臀部及下肢的疼痛，促进预后恢复，巩固疗效。

引腰法——腰骶部

受术者继前体位，双手握住床头。施术者位于床尾，用双手环握受术者患侧的小腿下端或踝部，然后以受术者患侧臀部为力线中点，双方利用对抗力量着力引腰。施术者力量需要逐渐增大，以缓缓引腰，充分拉伸梨状肌，时间持续 0.5 分钟后缓慢收力，重复操作 1 ～ 3 次。

搬按法——腰骶部；揉选法——腰骶部

搬按法操作解析见第六章第二节腰椎间盘突出症的操作方法。揉选法操作如下：受术者取仰卧位，右侧下肢屈髋屈膝。施术者立其右侧，以左手扶受术者右膝，右手扶住受术者右踝，进行屈曲摇法，先向顺时针旋转摇动，继而逆时针旋转摇动各 3 ～ 5 次。然后，受术者双下肢屈髋屈膝，施术者右手推按受术者右膝外侧，使双膝关节向左侧倾斜，膝关节尽量接近床面，同时施术者左手按压住受术者右肩前部，两手同时用力推按 1 ～ 2 次，然后保持这个拉伸姿势 5 ～ 10 秒。

膝关节骨性关节炎

膝关节骨性关节炎，中医学称之为"膝痹病"，又名"膝内伤筋"，它是在膝部筋脉劳损内伤、肝肾亏虚、气血不足等基础上，加之风、寒、湿等邪气侵袭膝关节，而引起的以气血不和、筋脉阻滞导致膝部不通则痛或不荣则痛的一种病证。

西医学又名其为退行性膝骨关节炎、膝关节增生性关节炎等。本病是生理上的退化和慢性积累性关节磨损共同作用的结果，以膝关节疼痛和活动受限为主要症状表现，甚者出现膝关节的肿胀和关节畸形。临床中以中老年发病较为普遍，尤其以 50～60 岁的人群最多见，女性患者多于男性。

［发病原因］

本病多因关节软骨积累性损伤导致关节软骨的胶原纤维变性，而使关节软骨变薄或消失，关节活动时产生疼痛与受限，后期关节囊出现纤维化、增厚，滑膜充血肿胀肥厚，软骨呈象牙状骨质增生。同时，膝关节周围肌肉因受到刺激而表现为先痉挛后萎缩。总之，其病理表现是一种软骨退行性变化引起的骨质增生，继发出现滑膜的炎症。

［临床表现］

膝关节骨性关节炎的膝关节疼痛症状初期为发作性，后期则可持续性出现。临床上以膝关节疼痛，劳累、夜间、活动和阴雨天加重为特征，或同时伴有膝关节主动活动受限，关节活动时可有摩擦或弹响声。后期可出现关节肿胀和畸形，膝关节间隙有深压痛，膝关节被动屈伸活动明显受限，可伴有不同程度的股四头肌萎缩。

［治则］

舒筋活络，通利关节。

［治法］

1. 活络

（1）操作部位：患侧太溪结、解溪结、气冲结、伏兔结、血海结、丰隆结。

（2）手法步骤

筋穴捏按法：太溪结、解溪结、气冲结、伏兔结、血海结、丰隆结，每穴各 1 分钟。

2. 舒筋

（1）操作部位：患侧膝关节。

（2）手法步骤

舒膝筋：膝关节，操作 1 次。

3. 理筋

（1）操作部位：患侧足三阴、足三阳经筋膝部循行区域。

（2）手法步骤

经筋拨法：足三阴、足三阳经筋膝部循行区域，操作 3～5 次。

4. 整复

（1）操作部位：患侧膝关节。

（2）手法步骤

拔伸法：膝关节，操作 1 次。

〔解析〕

本病以膝关节疼痛和活动受限为主要症状，在临床上以局部治疗为主。足三阳经筋行经膝部，当其经脉气血失和，则会出现循行部位膝关节处的疼痛和活动受限。临床操作中选取经筋相交的筋结处，如太溪结、解溪结作为作用点，施用捏按手法，以活血通经。然后分别刺激伏兔结、血海结、丰隆结、气冲结，既疏通膝关节上下经脉，松解周围筋肉，改善膝关节的活动度，又刺激多条经筋，调气血，润经筋，沟通周身，有助于足三阳经筋气血的流通再灌注，同时有利于下肢神经的损伤修复，从而缓解局部疼痛。

筋穴捏按法——太溪结、解溪结、气冲结、伏兔结、血海结、丰隆结

太溪结、解溪结的操作解析见第六章第三节梨状肌综合征中介绍的方法。气冲结的操作解析见第六章第二节腰椎间盘突出症中介绍的方法。伏兔结、血海结的操作：受术者取仰卧位。施术者坐其右侧，将右手拇指置于伏兔结处，同侧中指叠加于食指之上置于血海结处。此时，形成以血海结和伏兔结为力点的"拱桥"型施术手型。然后，拇指、食指、中指同步发力垂直下压，待受术者局部有明显酸胀之时，三指再相对用力捏按，以增强对筋结的刺激力度，以受术者膝部有放射、热流、麻胀等感觉为宜。这里要注意的是，津法伤科推拿经过临床验证，认为跪取伏兔结所产生的得气感强度及传感宽度均高于仰卧位取穴。

丰隆结操作：受术者取仰卧位。施术者坐其右侧，右手拇指置于受术者右侧丰隆结处，其余四指自然握持受术者右下肢胫骨前端，并与拇指形成对立。拇指向内发力按压丰隆结时，掌心及其余四指则同步握持发力，形成以丰隆结穴为核心的压力环，以增强手法力度。由于丰隆结得气感较强，故捏按片刻，受术者即有下肢酸麻胀、发热等得气感。

除了上述的基本治法外，根据患者局部症状，临床上也可增加三阴交和阴陵泉两个常用穴位的捏按刺激。如受术者继前体位，施术者坐其左侧，右手拇指置于受术者右侧三阴交穴上，逐步向内发力按压，同时，其余四指自然握持受术者右下肢小腿外侧，以固定下肢，辅助拇指发力。阴陵泉穴操作与三阴交穴相同：受术者和施术者均继前体位。施术者右手拇指置于阴陵泉穴，其余四指置于右侧髌骨之下，拇指为发力点，并与掌心和其余四指相对用力捏按。上述操作时拇指要徐徐向内压，持续一定时间后，待受术者局部产生酸胀感后，可继续加压，以受术者右下肢内侧产生走窜感觉为宜，后渐渐放松。

筋穴捏按法之后为舒膝筋法及经筋拨法，以放松膝关节周围经筋、经脉，此时以动态操作代替静态点按，更能有效缓解局部肌肉筋脉紧张度，放松被挤压的膝关节，增加膝关节上下骨间隙，促筋回槽，同时改善下肢和膝关节局部血液循环，起到舒筋活络、滑利关节的作用。

舒膝筋——膝关节

舒膝筋的第一步为捏按足三里结。受术者仰卧位。施术者站其右侧，将左手拇指指腹放于受术者右侧足三里结处，强力按压 1 分钟，同时，其余四指和手掌则自然置于受术者右侧胫骨内上方以对抗用力，从而加强足三里结的捏按效果，以受术者感觉酸胀为宜。舒膝筋的第二步为拿法。沿着受术者右侧胫骨两侧向下捏拿，至踝关节为止，反复操作2～4次。舒膝筋的第三步为屈曲膝关节。施术者面向受术者头部，将其右下肢踝部夹持于右腋下。施术者右手手掌托住受术者右小腿后侧，右手拇指放于其膝关节内侧的下端相当内侧副韧带下附着部，左手拇指及食指捏住髌骨上端联合腱的两侧。先伸直其膝关节，再屈曲膝关节，屈曲时左手拇指及食指推按股四头肌联合腱前部，并向上提拉；右手拇指沿内侧副韧带向上挤压推按，反复2～3次，再将膝关节放于伸直位。再以右手大鱼际沿受术者膝内侧向腹股沟方向推按2～4次。

经筋拨法——足三阴、足三阳经筋膝部循行区域

受术者继前体位。施术者站其右侧，左手拇指指端着力于受术者右侧足大趾内侧端，右手握持受术者右侧踝关节内侧以固定患肢。固定施术手型后，施术者拇指指端适当用力，并沿着太阴经筋循行方向进行推按，当推至漏谷穴时，拇指指端则下压至一定深度，待受术者有酸胀感时，再做与足太阴经筋循行方向成垂直方向的来回拨动，并沿经筋循行移动操作，直至血海结为止。此外，施术者右手也要跟着左手拨动节奏移动，以始终可以固定受术者患肢，稳定操作力度。然后按照上述操作方法施术于其他足三阴、足三阳经筋。

最后通过拔伸法作用于膝关节，调整内侧副韧带的位置与作用，使"筋归槽"，增加膝关节稳定性，恢复膝关节的活动功能，从而进一步增大膝关节活动范围。

拔伸法——膝关节

受术者继前体位。施术者将受术者右踝部加持于右腋下，右手手掌托住其右小腿的后上部，拇指放于膝关节内侧的下端，伸直其膝关节，向远端持续拔伸0.5分钟，后将膝放于伸直位。这里通过牵拉之法，使粘连或错位的筋膜韧带各归其位、各司其职，使预后良好。对于膝关节肿胀严重者，应予以休息，减轻膝关节的负荷，避免膝关节过度运动。在手法治疗时，动作应轻柔有力，切忌使用暴力和蛮力，尽量避免使用重弹拨类手法，以防损伤软组织、增加膝关节局部肿胀，反而影响治疗效果。

踝关节扭伤

踝部筋伤疾病是由于踝关节受力不均而引起的以踝关节疼痛、走路受限或伴有肿胀、瘀斑等为主要临床表现的一种疾病。主要由于人体正气不足，或突受外力而引起的踝部失稳，若休养不足则易反复出现扭伤而缠绵难愈。本病可发生于任何年龄，但以青壮年较多。

踝部筋伤疾病最常见的是踝关节扭伤，临床可分为内翻扭伤和外翻扭伤两类。内翻扭伤中以跖屈内翻扭伤多见，因踝关节处于跖屈时，距骨可向两侧轻微活动而使踝关节不稳定，容易损伤外侧的距腓前韧带；单纯内翻扭伤时，容易损伤外侧的跟腓韧带。由于三角韧带比较坚强，外翻扭伤较少发生，但严重时可引起下胫腓韧带撕裂。

［发病原因］

本病多因踝关节突然受到过度的内翻或者外翻暴力而引起，如在不平整的路面走路或跑步，上下楼梯、走坡路时过快或失足踩空，骑车、踢足球、跳舞等运动时不慎跌倒，使得踝关节出现过度内翻或外翻而发生踝关节扭伤；或因直接外力打击，导致踝关节损伤、韧带损伤，甚则出现骨折或脱位。

［临床表现］

临床中常有明显外伤史，扭伤后踝关节肿胀、疼痛，走路受限，局部压痛，伤后2～3天内局部可出现瘀斑。内翻扭伤时，在外踝前下方肿胀、压痛明显，若将足部做内翻动作，则外踝前下方会发生剧痛；外翻扭伤时，在内踝前下方肿胀、压痛明显，若将足部做外翻动作，则内踝前下方会出现剧痛。严重扭伤疑似有韧带断裂或合并骨折脱位时，应做与受伤姿势相同的内翻或外翻位 X 线摄片检查。

［治则］

活血消肿，舒筋止痛。

［治法］

1. 活络

（1）操作部位：患侧太溪结、解溪结、照海结、冲门穴。

（2）手法步骤

筋穴捏按法：太溪结、解溪结、照海结、冲门穴，每穴各1分钟。

2. 舒筋

（1）操作部位：患侧踝关节。

（2）手法步骤

舒踝筋：踝关节，操作1次。

3. 理筋

（1）操作部位：患侧足三阴、足三阳经筋踝部循行区域。

（2）手法步骤

经筋拨法：足三阴、足三阳经筋踝部循行区域，操作4～6次。

4. 整复

（1）操作部位：患侧踝关节。

（2）手法步骤

拔伸法：踝关节。

［解析］

踝部足三阳、足三阴经筋所过皆有韧带分布，从解剖学角度来看，踝关节周围主要的韧带有内侧副韧带、外侧副韧带和下胫腓韧带。内侧副韧带又称三角韧带，起于内踝，自下呈扇形止于足舟骨、距骨前内侧和跟骨的载距突，内侧副韧带相对坚强不易损伤。外侧副韧带起于外踝，包括止于距骨前外侧的距腓前韧带、止于跟骨外侧的跟腓韧带、止于距骨后外侧的距腓后韧带，外侧副韧带相对薄弱，容易损伤。下胫腓韧带又称胫腓联合韧带，为胫骨与腓骨下端之间的骨间韧带，是保持踝穴间距、稳定踝关节的重要韧带。因此踝部筋伤必然引起经筋循行部位韧带松弛或挛缩，出现踝关节失稳及相应的功能障碍。

当足三阳、足三阴经筋及踝部气血亏虚时会导致经气不足、稳定失司，加之外力作用，则会引起踝关节失稳，出现扭伤。我们选择足三阳、足太阴、足少阴的经筋交会处的太溪结、解溪结、照海结，以手法调整经筋，对踝关节扭伤后出现的瘀血阻滞、经络瘀阻期，有舒筋活络、止痛活血之功。配合照海结、冲门穴以通运下肢气血，强筋健骨，促进踝关节气血运行，濡养足踝部筋肉。后辅以舒踝筋法、足三阴三阳经筋拨法，解除筋脉挛急，促进筋肉复位，进一步激发下肢血运，使瘀去新生，恢复关节灵活度。

筋穴捏按法——太溪结、解溪结

针对踝关节损伤，太溪结、解溪结的捏按操作有所不同。具体操作如下：受术者取仰卧位。施术者站在床尾，右手拇指放于受术者右侧太溪结（默认右侧为患侧），同侧中指叠于食指之上，置于解溪结上。施术手型固定后，施术者左手托住受术者右侧足跟，沿下肢方向牵引右侧踝关节。在牵引状态下，右手拇指、食指、中指三指发力，用力捏按太溪结和解溪结。操作以受术者感觉局部酸胀并有关节拉伸、松解为宜。

筋穴捏按法——照海结

受术者继前体位，双脚自然分开。施术者站在床尾，右手拇指置于受术者照海结处，其余四指和掌心自然握持足底和外踝，同时，左手握持右侧跟腱及足跟，双手同步发力，沿下肢方向牵引右侧踝关节。在牵引状态下，对照海结进行捏按刺激。捏按后亦可顺时针或逆时针摇动踝部，以催得气。

筋穴捏按法——冲门穴

冲门穴捏按与前文急脉穴操作相同，同样是改善下肢远端的血液循环再灌注。具体操作可参考第六章第三节梨状肌综合征介绍的方法。本操作只是将拇指施术位置调整为冲门穴即可。

在上述基本治法基础上，根据患者局部症状，也可增加阳陵泉穴、三阴交穴、昆仑穴的捏按以辅助治疗。阳陵泉穴捏按操作如下：受术者继前体位。施术者站其右侧，右手拇指置于受术者阳陵泉穴，其余四指及掌心置于其右侧髌骨下，并自然握持胫骨前端。手型固定后，施术者以拇指为发力核心，其余四指和掌心同步对抗发力对抗，待受术者局部产生酸胀感后，可继续加压，以受术者右下肢外侧产生走窜感觉为宜，后渐渐放松。三阴交穴的捏按操作参考第六章第三节膝关节骨性关节炎介绍的方法。昆仑穴捏按操作如下：受术者继前体位。施术者站其右足旁，左手拇指端垂直于受术者昆仑穴徐徐按压，其余四指和掌心环握跟腱及外踝，以固定辅助拇指发力，待受术者产生酸胀感后继续加压，以受术者右下肢外侧产生走窜感觉为宜。

舒踝筋——踝关节

受术者继前体位。施术者站在床尾，利用擦法施术于受术者右侧踝关节周围，以调动局部气血运行。然后，施术者左手托受术者右侧足跟部，右手紧握其足掌及足趾，沿下肢方向牵引，保持 0.5 分钟后，使右足外翻扩大踝关节内侧间隙，以左手食指压入其间隙内。继而仍在牵引下内翻足部，扩大踝关节外侧间隙，以左手拇指压入关节外间隙内，使拇指食指夹持踝关节两侧间隙，另一手在牵引下将足部左右摇摆，内翻与外翻 2～4 次。之后停止牵引状态，但保持上述手法施术姿势不变，左手拇指和食指向两侧踝关节间隙用力向足跟方向挤按，持续 0.5 分钟后，则向足趾方向提拉 0.5 分钟。后以右手将踝关节背伸跖屈 2～4 次。最后，再以擦法施术于受术者右侧踝关节周围，促进局部气血运行。

经筋拨法——足三阴、足三阳经筋踝部循行区域

受术者继前体位。施术者站其右侧，左手拇指指端着力于受术者足大趾内侧端，右手握持受术者右侧踝关节内侧以固定患肢。固定施术手型后，施术者拇指指端适当用力下压至一定深度，待受术者有酸胀感时，再做与足太阴经筋循行方向成垂直方向的来回拨动，并沿经筋循行移动操作，直至三阴交为止。然后按照上述操作方法施术于其他足三阴、足三阳经筋。

最后以整复手法调整踝部各关节位置，促进周围炎性组织吸收及血液循环。同时加强踝关节周围肌肉韧带力量，以保护和加强踝关节功能。

拔伸法——踝关节

受术者继前体位，下肢自然放松。施术者位于床尾，左手拖住受术者右侧足跟部，右手握持足掌，呈放松角度。然后，双手同时用力，沿纵轴向施术者方向牵拉踝部，维持 0.5 分钟后，再间断牵引 10 次，每次持续 1 秒。最后，在牵引状态下，使踝关节环旋转动 5～10 周，结束操作。

在这里要提醒一下，刚发生踝部筋伤，瘀肿较严重时可先进行局部冷敷，以防局部血液淋巴的渗透，减缓踝关节肿胀程度。临床上手法治疗可选取经筋循行的远端操作，以防止加重损伤。行手法治疗时应保持轻柔，用力适度，防止出现二次损伤。当踝关节严重扭伤、韧带撕裂时应慎重手法治疗，必要时结合西医相关检查，考虑是否属于手术或药物注射等方法的适用范畴。